心血管病
证候学研究

王阶 ◎ 著

人民卫生出版社
·北 京·

图书在版编目（CIP）数据

心血管病证候学研究 / 王阶著. — 北京：人民卫
生出版社，2023.4
　ISBN 978-7-117-34260-5

　Ⅰ.①心… 　Ⅱ.①王… 　Ⅲ.①心脏血管疾病－辨证－
研究 　Ⅳ.①R259.4

中国版本图书馆 CIP 数据核字（2022）第 244456 号

人卫智网	**www.ipmph.com**	医学教育、学术、考试、健康，
		购书智慧智能综合服务平台
人卫官网	**www.pmph.com**	人卫官方资讯发布平台

心血管病证候学研究
Xinxueguanbing Zhenghouxue Yanjiu

著　　者：王　阶
出版发行：人民卫生出版社（中继线 010-59780011）
地　　址：北京市朝阳区潘家园南里 19 号
邮　　编：100021
E - mail：pmph @ pmph.com
购书热线：010-59787592　010-59787584　010-65264830
印　　刷：天津科创新彩印刷有限公司
经　　销：新华书店
开　　本：710×1000　1/16　　印张：20
字　　数：327 千字
版　　次：2023 年 4 月第 1 版
印　　次：2023 年 5 月第 1 次印刷
标准书号：ISBN 978-7-117-34260-5
定　　价：69.00 元

打击盗版举报电话：**010-59787491**　　E-mail：**WQ @ pmph.com**
质量问题联系电话：**010-59787234**　　E-mail：**zhiliang @ pmph.com**
数字融合服务电话：**4001118166**　　　E-mail：**zengzhi @ pmph.com**

前　言

中医药学博大精深、源远流长，是中华文明的重要组成部分，几千年来一直守护着中华民族的生命健康，为中华民族的繁荣昌盛做出了巨大贡献。昔伏羲制九针、岐黄论医道、神农尝百草、伊尹造汤液，华夏先民在与疾病的不断斗争中，积累了丰富的经验，逐渐形成了以藏象、经络、证候、方药为主要体系的中医理论。其中，"证候"作为中医学特有的对疾病本质规律的认知形式，是中医诊断、治疗疾病的核心，更是中医治疗的优势所在。

区别于疾病和疾病亚型的概念，证候是指人体在各种致病因素作用下反馈的全部信息的病理性概括，经过医者全面诊查及辨识思考，对疾病的病因、病性、病位、病势等多方面信息进行归纳，成为辨证论治规范，以指导临床。辨证论治通过四诊获得患者的刻下症状、舌脉等疾病变化的证据，对证据进行明确的分析、判断，得出证候诊断，进而立法选方。中医辨证论治是一套独特的以"证候"为主的不同于现代医学的疾病诊疗体系，正是由于这一体系的系统、独到，中医学才能历经千年而不衰。

西医通过微观认识人体生理、病理机制来诊治疾病；中医从宏观判断人体状态，把握证候。一个世纪以来，在中、西医交流汇通之中，中西医结合医学应运而生，在疾病的预防及临床诊疗中摸索出一套"病证结合"的全新医学模式，实现了中、西医的优势结合与互补，更促进了现代医学向更高层次、更高境界发展。目前，心血管疾病仍为全球首位的死亡原因，给全世界带来了重大的经济负担。在未来，疾病种类及死亡数还会持续增加，是广大医务工作者面临的巨大挑战。要早日攻克心血管疾病这一世界难题，就必须坚定不移地走"病证结合"之路，发挥中医药治疗心血管疾病的特色和优势，通过科研攻关，提高研究水平和临床疗效。

从 1988 年起，我带领我的研究团队针对心血管疾病，以血瘀证作为切入点，进行了病证结合、证候要素的客观量化研究。经过长期序贯研究，阐释了证候要素内涵，构建了以证候要素为中心的中医量化诊疗范式。中医证候界限模糊是制约临床疗效的关键因素，影响了辨证的精准性，在古典辨证诊断的基础上，为了适应现代的要求，我们将中医临床实践与科学计量基准和测量方法相结合，筛选并验证了与血瘀证相关的 33 个症状和 10 个实验室指标，在随后 30 多年的研究中，规范了血瘀证量化的 19 项条目池，由此制定的《血瘀证量化诊断量表》有较好的内部一致性和标准关联度，基于 1 000 余例冠心病心绞痛患者进行验证，临床疗效由 70% 提高到 88%。突破了传统简单加权求和思路，首次实现证候定量化转变，获国家科学技术进步奖一等奖。

2006 年，我们又提出"冠心病证候要素"概念，基于多中心经冠状动脉造影确诊的 1 069 例冠心病心绞痛患者，确定的 8 个证候要素和 6 个叠加组合，可覆盖85%以上病例。通过"文献研究-专家咨询-临床调查-复杂统计-临床实践"构建了《冠心病心绞痛中医证候要素诊断量表》，与 1990 年《冠心病中医辨证标准》相比诊断准确率从 76.2% 提高到 86.9%，推广到脑血管病、肿瘤、妇科、消化科等其他临床学科，成为采用客观定量方法、中西医结合研究中医证候的范例，使中医对于疾病的认识更贴近其病变本质，大幅提高了临床疗效，获省部级二等奖。

介入是冠心病里程碑式的进展，介入术后随时间变化患者中医证候发生改变。我们首次运用生存分析和连续重复测量方法，研究 202 例介入患者前后 835 个时点的四诊信息，发现介入后血瘀、寒凝等实性证候要素先减少后增加，气虚、阳虚、阴虚等虚性证候要素显著增加；中药治疗能使上述证候要素随时间变化并朝优化方向演变，形成《冠心病心绞痛介入前后中医诊疗指南》，该指南按介入时间依据证候推荐运用血府逐瘀汤、生脉散等方药，对于动态把握冠心病证治规律、提高临床疗效具有重要意义，获省部级一等奖。

通过系统整理笔者近40年的心血管疾病证候研究成果，包括证候诊断、证候标准化研究、证候生物学基础研究、证候临床研究、心血管病中医诊疗指南规范、证候类中药新药研发等方面，撰写《心血管病证候学研究》一书，以期为现代中医证候研究开拓新思路，挖掘新方法，提升新水平，达到新高度。

本书是在团队众弟子及学生的帮助协调下完成的。"师者，所以传道受业解惑也。……是故弟子不必不如师，师不必贤于弟子。"教学相长，团队合作，是中医学术传承、发展和创新的源泉。在本书即将付梓之际，衷心感谢团队每一位成员对本书撰写给予的支持和帮助，在此还要特别感谢李军主任医师、姚魁武主任医师、邢雁伟主任医师、张振鹏主任医师。限于能力和水平，书中不当或纰漏之处在所难免，恳请广大读者批评指正。

王阶

2021年10月

目 录

第一章 证候内涵与诊断 1

    第一节 证候内涵 2

    第二节 证候诊断 9

第二章 证候流行病学调查研究与方法 22

第三章 方证相应研究及应用 32

    第一节 方证相应的内涵 33

    第二节 方证相应理论应用 36

第四章 证候标准化研究 45

    第一节 证候标准化研究意义 46

    第二节 证候标准化研究思路与方法 49

    第三节 冠心病中医证候分布规律 56

    第四节 介入术后中医证候动态演变规律与诊疗常规 60

    第五节 证候诊断量表的研究方法 66

    第六节 冠心病证候诊断量表 73

    第七节 证候疗效评价标准研究方法 78

    第八节 冠心病证候疗效评价标准 85

第五章　证候生物学基础研究 **100**

    第一节　证候生物学基础研究思路与方法 101

    第二节　基因组学在心血管证候基础研究中的应用 110

    第三节　蛋白质组学在心血管证候基础研究中的应用 134

    第四节　代谢组学在心血管证候基础研究中的应用 140

    第五节　多组学在心血管证候基础研究中的应用 144

第六章　病证结合临床研究 **149**

    第一节　临床研究方法学概述 150

    第二节　冠心病证候临床研究 163

    第三节　高血压证候临床研究 170

    第四节　心律失常证候临床研究 176

    第五节　心力衰竭证候临床研究 185

    第六节　临床研究报告规范 192

第七章　心血管病中医诊疗指南规范 **216**

    第一节　疾病证候诊疗指南制定的方法 217

    第二节　《冠心病稳定型心绞痛中医诊疗指南》编制说明 237

    第三节　冠心病稳定型心绞痛中医诊疗指南 245

第八章　证候类中药新药研发 **258**

    第一节　证候类中药新药研发的相关中医理论基础探讨 260

    第二节　证候类中药新药研发流程与方法 278

    第三节　证候类中药新药研发举例 283

第一章

证候内涵与诊断

　　疾病在某一特定阶段时，其病因、病位及病势具有一定的特点，揭示其病理本质的概念即为证候。证候是中医诊断学的概念，遵循中医司外揣内、见微知著、以常衡变等基本理论。人体在一定病因的损害性作用下，因自稳调节紊乱而发生异常生命活动的过程中，机体出现功能、代谢和形态结构的异常变化，致使其与内、外环境之间失衡而引起的各种症状、体征和行为异常，称为疾病；借助于望、闻、问、切四诊及理化检查来获取的，以一定阶段病机为基础、由一组可被观察到的外在表现所构成的，即证候，它是机体内因和环境外因综合作用下的机体整体反应状态，具有与时空相关联的特征，是辨证的依据；辨析出来，体现疾病本质，反映病因、病位、病性、病态等病理要素者，即证型，证型属诊断概念，它与病机紧密联系；与生理、病理相关联，以病机学说为基础，并能由可测量和观察到的症状、体征等信息集合直接表达的病机单元和诊断学概念，即证候要素，其可降低证候的维度，便于分析、探讨其病机，实现辨证的目的。"疾病 - 证候 - 证型 - 证候要素"是中医辨证论治的过程，能够促进中医规范化、标准化发展，指导中医药治疗的精准辨识、靶向运用，从而提高中医药治疗疾病的临床疗效。

|第一节|

证候内涵

一、证候概念

　　证候是在疾病发生、发展过程中某一病理阶段或特定时间内病机本质的概括。中医"证候"一词，首见于晋代王叔和《伤寒例》："今搜采仲景旧论，录其证候。"而"证"，乃"証""證"的简化字，《增韵》载证为"候也，质也。"《说文解字》云"候，伺望也"，具有占验、征兆之义；而《十三经注疏》说"质，犹本也"，故而证的内涵应当包括以外在征兆反映事物本质之意。

　　"证"与"病""症"是疾病过程中既相互联系、又存在不同的三个概念。"病"即疾病，是在病因的作用下，机体邪正交争，阴阳失调，出现具有一定发展规律的演变过程。它是对病理全程发展的纵向把握,由若干特定的症状、体征和实验室指标组成,在不同的疾病阶段可出现相应不同的证候。"症"即症状,是疾病的外在表现,也是患者主观感觉到的异常不适或某些病态改变,为临床上辨识证候和诊断疾病提供外在客观依据。广义的症状还包括体征,即患者可能自己未觉察到,但可以被医生观察或检查到的异常表现。"证"即证候,是疾病进展过程中某一阶段病因、病位、病性及病势等病机本质的概括,它包括三个方面的内涵:①证候是由一组相对固定的、有内在联系的、能揭示病变本质的证据集构成,具有特定的证候学名称。它是疾病过程中某一阶段或某一类型的病理概括,而不单纯指代患者的临床症状、体征。②它是病因、病位、病性、病情、病势等的综合体现,能反映疾病特定阶段的病机本质。③证候是指导临床处方施治的关键环节,辨证论治具有规范中医诊疗和提高疗效的临床意义。因此,作为症状、体征等临床外象与病机病理等内在本质之间的桥梁,证候在中医诊断与治疗疾病中发挥着不可替代的作用。

二、证候与证型

证候是指导临床处方施治的关键技术环节,也是中医理论的特色。同一疾病在不同阶段可有不同的证候。证型即对疾病证候的分型。心血管疾病常见中医证型包括心气亏虚证、心血亏虚证、心阴亏虚证、气阴两虚证、心阳亏虚证、阳虚水泛证、水气凌心证、心火炽盛证、痰火扰神证、心血瘀阻证、痰瘀互结证、寒凝心脉证、心肺气虚证、心脾两虚证、心肾阳虚证及心肾不交证等。

1. **心气亏虚证** 心气亏虚证是指由于心气不足,鼓动乏力所表现的证候。症见心悸怔忡,胸闷气短,神疲乏力,动则诸症加剧,自汗,面色淡白,舌淡苔白,脉弱。本证多由久病体虚,先天禀赋不足,年老脏气虚衰或暴病伤正所致。心气不足,鼓动乏力,则心悸怔忡。心居于胸中,心气亏虚,胸中宗气运转无力气机不畅,故胸闷气短。心神失养,则神疲乏力。动则气耗,故活动劳累之后诸症加剧。汗为心之液,心气虚则心液不固而外泄,故自汗。气虚则运血无力,血脉不充,故面色淡白,舌淡,脉弱。

2. **心血亏虚证** 心血亏虚证是指心血不足,心失濡养所表现的证候。症见心悸怔忡,失眠多梦,健忘,眩晕,面色淡白或萎黄,唇舌色淡,脉细弱。本证多由久病耗伤阴血；或失血过多；或情志不遂，气火内郁，暗耗阴血所致。心血不足，心失所养，则心悸怔忡。血不养心，心神不宁，则失眠多梦。血虚不能上荣头面，故见头晕，健忘，面色淡白或萎黄，唇舌色淡。血虚不能充盈脉道，则脉象细弱。

3. **心阴亏虚证**　心阴亏虚证是指心阴亏虚，虚热内扰所表现的证候。症见心悸怔忡，心烦，失眠多梦，五心烦热，潮热，盗汗，颧红，咽干，舌红少苔，脉细数。本证多因思虑太过，暗耗心阴；或热病、久病耗伤阴液所致。心阴不足，心失所养，心动不安，故心悸怔忡。心阴虚则心神失养，且虚热扰心而心神不安，故心烦，失眠多梦。阴不制阳，虚热内生，则五心烦热，潮热，盗汗，颧红，咽干。舌红少苔，脉细数，为阴虚内热之象。

4. **气阴两虚证**　气阴两虚证是指因气虚阴伤，心气不足引起的证候。症见心胸隐痛，时作时休，心悸气短，动则益甚，伴倦怠乏力，声息低微，面色白，易汗出，舌质淡红，舌体胖且边有齿痕，苔薄白，脉虚细缓。气虚无力鼓动心血则见心胸闷痛、心悸气短，动则气耗故动则益甚，气阴两虚无力固气，无液养汗故见汗出。舌质淡红，舌体胖且边有齿痕，苔薄白，脉虚细缓或结代皆为气阴两虚之象。

5. **心阳亏虚证**　心阳亏虚证是指心阳虚衰，温运无力，虚寒内生所表现的证候。症见心悸怔忡，心胸憋闷，或心痛，唇舌青紫，气短自汗，畏寒肢冷，面色白，舌淡胖，苔白滑，脉沉迟无力，或微细，或结代。本证多由心气虚进一步发展，心阳虚衰、虚寒内生所致。心阳不振，鼓动无力，心动失常，故心悸怔忡。胸阳不振，阳虚则寒凝，寒凝则经脉气血不通，轻则胸闷气短，重则心痛而唇舌青紫。心阳虚衰，卫外不固，则自汗。阳气亏虚，形体失于温煦，则畏寒肢冷。心阳虚衰，无力运血上荣，故面色白。舌淡胖，苔白滑，脉沉迟无力或微细，均为阳虚寒盛之象。阳虚寒凝，脉气不相接续，则脉结或代。

6. **阳虚水泛证**　阳虚水泛证是脾阳不足运化水湿功能失职；或肾阳不足蒸腾气化功能减退，导致水液运行障碍，蓄积体内，泛滥于脏腑与躯体之间而成为水肿等病证。症见身体浮肿，腰以下尤甚，按之没指，小便短少，畏冷肢凉，腹部胀满，或见心悸，气短，咳喘痰鸣，舌质淡胖，苔白滑，脉沉迟无力。

7. **水气凌心证**　水气凌心证是由于阳虚不化水，或感受寒湿引动停饮，致水寒内盛，上凌于心的证候。症见心悸，胸闷痞满，渴不欲饮，小便短少，或下肢浮肿，形寒肢冷，伴恶心，欲吐，舌淡胖，苔白滑，脉弦滑或沉细而滑。

8. **心火炽盛证** 心火炽盛证是指心火炽盛，热扰心神所表现的证候。症见心烦失眠，面赤口渴，尿黄便结，或生舌疮，腐烂疼痛，或吐血、衄血，或小便赤涩、灼、痛，甚或狂躁，神昏谵语，舌尖红绛，脉数有力。本证多因外邪化火入里；或情志抑郁，气郁化火；或嗜食肥腻厚味、辛辣之品，日久化热生火所致。心主神明，火热内炽，扰乱心神则心烦失眠，甚或狂躁，神昏谵语。火邪伤津，故口渴、尿黄、便结。心之华在面，开窍于舌，火热循经上炎，则面赤、口舌生疮、腐烂疼痛。热伤血络，迫血妄行，则见吐血、衄血。心热下移小肠，故小便赤、涩、灼、痛。舌尖红绛，脉数有力，为心火内盛之象。

9. **痰火扰神证** 痰火扰神证是指痰火内盛，扰乱心神，以神志失常为主的证候。症见发热气粗，面红目赤，躁狂谵语，便秘尿黄，或胸闷，喉间痰鸣，痰黄稠，心烦失眠甚则狂躁妄动，打人毁物，力逾常人，胡言乱语，哭笑无常，不避亲疏，舌红苔黄腻，脉滑数。本证多因七情郁结，气郁化火，灼津为痰；或外感热邪，炼津为痰，以致痰火扰乱心神。

10. **心血瘀阻证** 心血瘀阻是指由瘀血、痰浊、阴寒、气滞等病邪引起的一系列证候，症见心悸，心前区刺痛或闷痛，并常痛引臂内侧，且以左臂为多见。舌质黯红，或有瘀点、瘀斑，脉涩或结、代。心脉的正常运行与心气充沛、血液充盈、脉道通利三者有关。若因久病体虚，思虑劳心过度，或痰湿内阻，或失血过多等，使脉不充盈，心之阳气不足以推动血液运行，则容易导致瘀血内阻、气机阻滞，而使心脉受阻出现心血瘀阻证。该证常因劳累、感受寒邪，或情志变化而诱发、加重。

11. **痰瘀互结证** 痰瘀互结证是指痰浊与瘀血相互搏结，以心前区或局部肿块刺痛，或胸闷、憋气，或痰中带紫黯血块，舌紫黯或有斑点，苔腻，脉弦涩等为常见症的证候。心血的运行依赖于脉络的通利，痰瘀互结阻滞脉络，血运不畅，不通则痛，则见心前区或局部肿块刺痛。血能载气，血瘀则气滞不通，故见胸闷、憋气等症状，舌紫黯或有斑点、苔腻、脉弦涩皆为痰瘀互结之征象。

12. **寒凝心脉证** 寒凝心脉证是指素体阳虚，阴寒凝滞，气血痹阻，心阳不振所致的一类证候，症见心前区疼痛，甚则心痛彻背，喘息不得平卧，苔薄白，脉沉紧或沉细。可因气候骤冷或突感风寒而发病或加重。素体阳虚，胸阳不振，阴寒之邪乘虚而入，寒凝气滞，胸阳不振，血行不畅，心脉痹阻不通，而发本证。

13. **心肺气虚证** 心肺气虚证是心肺两脏气虚，两者功能减退所表现的证候，症见心悸，咳喘，胸闷，气短，动则加重，痰液清稀，面色淡白，头晕，神疲乏力，语声低微，自汗，舌淡，苔白，脉沉弱或结代。本证多由久病咳喘，耗损肺气，累及于心，导致心肺两脏俱虚；或素体亏虚，年迈体弱，劳倦过度，精气渐亏，心肺之气无所养，故而出现心肺气虚证。

14. **心脾两虚证** 心脾两虚证是心血虚证与脾气虚证同时存在的证候，症见心悸，怔忡，眩晕，耳鸣，失眠，食欲不振，腹胀，便溏，面色萎黄或无华，神疲乏力，女子月经量少色淡，或淋漓不尽，舌淡嫩，脉细弱。本证多由思虑过度，饮食不调，或慢性失血，久病失养，耗损心血、脾气而致。临证时多由脾气亏虚，不能化生精血，心失其养，导致心血不足，故而成为心脾两虚证。

15. **心肾阳虚证** 心肾阳虚证指心与肾的阳气亏虚所表现的证候，症见心悸，水肿，小便不利，形寒肢冷，神疲乏力，腰膝酸软。舌淡，苔白滑，脉弱。多因心阳虚衰，病久及肾，肾阳亦虚；或肾阳亏虚，气化无权，水气凌心所致。心阳虚衰，鼓动无力，故心悸怔忡；肾阳虚衰，气化失司，水湿内停，外泛肌肤，甚则水气凌心，故肢体浮肿，小便不利常与心悸怔忡并见。心肾两脏阳虚，形体失于温养，脏腑功能衰退，故形寒肢冷，神疲乏力，腰膝酸软。舌淡，苔白滑，脉弱为虚寒证常见之征。

16. **心肾不交证** 心肾不交证是心与肾生理协调失常所表现的证候。症见心烦失寐，心悸不安，眩晕，耳鸣，健忘，五心烦热，咽干口燥，腰膝酸软，遗精，带下，舌红，脉细数。多由肾阴亏损，阴精不能上承，因而心火偏亢，失于下降所致。或思虑过度，或者心情抑郁，心火亢盛，则心神不宁，向下损耗肾水，肾失阴液濡养，或者过劳伤肾，则腰酸、头晕、健忘。肾阴不足，肾阳相对偏亢，出现手心热，咽干口燥，舌红等假（虚）热的表现。

三、证候要素

　　证候要素是中医术语，是表述中医证候病因病机的最小单元。它连接中医诊疗与西医病理学，关联人体生理和病理，并由可测量的一组临床信息直接表达出来，具有病理学与诊断学的双重概念。它是运用中医证候学方法，对以往的辨证体系进行提取并降维升阶。根据以上定义，证候要素必须符合两个条件：一是要具有病机概念，二是可以通过可测量的信息集合给予确定、直接的表达，不能是被抽象化的。因此，将复杂的证候分解为概念相对清晰、数量相对局限的证候要素，再将这些最基本的证候要素进行组合并与其他各种辨证方法进行交叉，此即应证组合，进而做出临床诊断。这有助于促进中医证候的规范化与标准化研究，进而提高中医药治疗心血管疾病的临床疗效，对中医的规范化、标准化工作有着重要的促进作用，同时可以提高中医药的疗效。证候要素的提取降维和应证组合规律探讨升阶是这一辨证方法新体系构建的两个重要环节。

　　1. **证候要素的提出**　　由于疾病的证候诊断缺乏系统证治规范指导，在一定程度影响了辨证的规范性及精准性，这已成为中医药临床疗效客观评价体系形成的制约因素。王永炎院士提出"以象为素，以候为证，病证结合，方证相应"理论，这对证候规范化研究和辨证方法新体系的构建具有指导意义。王永炎院士提出了新的中医辨证体系，但仍然是证候与证候要素的雏形，其提议与古代医家诸多辨证体系的相似点在于都是从临床出发，以传统中医药经典为依据，结合当代医学研究的现状，这是历史的要求，也是中医学发展的必然。

　　2. **证候要素的特点**　　证候要素是构建新的证候辨证的重要环节，其数量相对局限，内涵相对清晰。证候要素的提取过程是对复杂、多变、多维多阶的证候系统降维的过程。以往的应证结合是一种或多种具体证候单纯的线性联系组合平面，证候要素是复杂的多维多阶立体交叉非线性组合，这是证候要素不同于以往传统应证结合方式的特点，使用者可以通过清晰的证候要素表达寻找复杂的临床疾病证候，并且这种复杂的辨证方法体系具有可控性。

　　证候要素以象为依据内容，是何象则为何素。象指现象、征象，是使用者通过证候的感受分析表达。临床包括舌象、脉象、病象、气象等。素是因素、元素、要素，是构成事物的基本内涵，证候要素是构成证候的基本成分。不同的证候要素既是在证候同一层面的同类概念，又具有证候不可再分解性，即为单要素。不同的证候要素组合形成不同的证候，是一种标准化、特定化、规范化的证候单元。

证候要素的"证"，属于病机或状态的概念，是从中医临床诊疗特点出发，对事物特征进行处理分析，并将具象化的事物理论化的结果，它必须是以候为基础的。"候"即可以被观察到或采集到的表现，包括主观感受和客观表现，例如胃胀即为主观感受、发热即为外在表现，它表明事物的动态变化。候和象的区别在于象是单一的表现，而候是象的复杂体，可以是一个表现，也可以是一方面表现，可以是单要素，也可以是多要素的结合。有鉴于此，可以认为证以候为依据，候由素来组合，素由象来表现，我们从根本上研究证候，将数量局限、概念清晰的证候要素用于研究动态的、多变的、复杂的证候。

证候通过降维成为证候要素。维指维度、关联性，是关联证候与证候要素的途径。通常情况下，维度越小（基础），其操作性越强。采用降维，把复杂的证候简单化、清晰化，研究其各个部分，即证候要素，对相同维度的证候单元研究得越深入，随后升阶的应证结合或方证对应越可靠，使用者的可操作性越大。证候要素与其他辨证方法的区别在于其非线性特征，符合证候的复杂性、多变性、动态性特点。同时，从使用者角度出发，证候要素有更加自由的使用空间，易于操作；证候要素经过规范化、标准化处理，更易于理解；证候要素是一种新的辨证方法，能够与传统六经辨证、八纲辨证、三焦辨证、卫气营血辨证等体系重新组合；证候要素来源于临床诊疗，是临床证候的最小单元元素，用之有效，经得起推敲和考验。

四、证候、证型、证候要素的关系

证候、证型和证候要素是中医辨证论治中常用的三个概念。其中，证候是对某一特定阶段或时间的病理概括，反映了病机本质。而证型是对疾病证候的特定分型，具有相应的证型名称，不能反映病机本质。证候要素则是构成证候的最小单元，具有不可分割的性质，相比证候的复杂性和多维性，它更利于临床理解和灵活运用。不同的证候要素可以叠加组合成复杂多变的证候，形成临床上多样的证型。例如，冠心病的核心病机是"阳微阴弦"，临床上常常因人、因地、因时而表现出错综复杂的证候变化，形成了心血瘀阻

证、痰瘀互结证、寒凝心脉证、气阴两虚证、心肾阳虚证等多种证型,但其
证候要素不离血瘀、痰浊、气虚、阴虚、阳虚、气滞、寒凝等。冠心病临床
常见的气虚血瘀证即是气虚与血瘀两种证候要素的叠加,而痰瘀互结证则为
痰浊与血瘀两种证候要素的组合。通过把握证候要素能更好地理解证候的变
化规律,从而根据不同证型灵活治疗。此外,在生物学基础研究过程中,证
候要素为中医证候客观化和规范化发挥了重要作用。一方面证候要素符合现
代科学实验对单一变量的要求,通过先降维再升阶能够揭示证候多层次、多
方位的网状生物学基础;另一方面,虽然中医证候随时空变化无有穷尽,但
可以通过对有限的证候要素进行生物学基础研究,从而把握其变化的内在规
律。因此,证候、证型和证候要素在概念上虽有不同,但三者之间紧密联
系。厘清它们之间的相互关系,有助于指导中医临床处方施治和现代化科学
研究,从而促进中医药临床疗效的提高。

| 第二节 |
证候诊断

    证候诊断是辨证论治过程中的一个重要环节。它是指在中医理论的指导
下,通过望、闻、问、切四诊合参采集病证资料,辨别临床证候要素和证
候,进而做出证候判断,指导中医治疗。常用辨证方法有八纲辨证、脏腑辨
证、六经辨证、卫气营血辨证和三焦辨证等。

一、四诊合参

    疾病的发生发展一般表现为在外的症状、体征、脉象、舌象等,通过
望、闻、问、切的诊断方法,将表现在外的资料进行详细的搜集、整理、综
合、分析,从而做出相应的疾病和证候诊断。

    《黄帝内经》首先提出望、闻、问、切四种方法,被认为是传统中医证
候诊断的四大手段。《难经》指出:望而知之谓之神,闻而知之谓之圣,问
而知之谓之工,切脉而知之谓之巧,何谓也? 然望而知之者,望见其五色以
知其病。闻而知之者,闻其五音以别其病。问而知之者,问其所欲五味,以

知其病所起所在也。切脉而知之者，诊其寸口，视其虚实，以知其病，病在何脏腑也。在临床中，须综合望、闻、问、切四诊收集的资料，做到四诊合参，再结合疾病发生的外部环境和发病的时间与条件，才能做出正确的诊断。

（一）望诊

望诊，即医者通过视觉观察患者整体、局部情况以及相关的排出物，根据形、色、神、态等特点，获得疾病诊治的信息，通过"有诸内者，必形诸外"的方法，以诊察体内环境的变化。在心血管疾病诊疗中望诊主要包括以下内容：

1. **望神** 神的含义有二，一为脏腑功能活动的外在表现；二为人的思维、意识、情志活动。《灵枢·本神》云"故生之来谓之精，两精相搏谓之神"，《素问·灵兰秘典论》曰"心者，君主之官也，神明出焉"，故观察神志可以了解心的功能强弱和精、气、血的盛衰。正常者为得神，即《景岳全书·传忠录·神气存亡论》所说："以形证言之，则目光精彩，言语清亮，神思不乱，肌肉不削，气息如常，大小便不脱，若此者，虽其脉有可疑，尚无足虑，以其形之神在也。"异常者有少神、失神、神乱、假神等之别，为正气不足，或气机逆乱，甚至危候。

2. **望面色** 《灵枢·邪气脏腑病形》曰："十二经脉，三百六十五络，其血气皆上于面而走空窍。"心主血脉，其华在面，故面部的血脉丰盛，为心之气血所荣，心系病证均可通过面部色泽的变化而反映于外，因而心系以望面色为主。正常面色为红黄隐隐，明润含蓄。病色为晦暗暴露，面部皮肤枯槁而无光泽，面色异常显露于外。《灵枢·五色》以五色分五脏，"青为肝，赤为心，白为肺，黄为脾，黑为肾"；以五色反映疾病性质，则"黄赤为风，青黑为痛，白为寒"。对临床有一定指导意义。

3. **望舌** 舌诊主要包括舌质和舌苔两个方面的变化，《灵枢·脉度》曰："心气通于舌，心和则舌能知五味矣。"正常舌象为"淡红舌，薄白苔"，心主血脉，心血上荣于舌，故气血运行的情况可反映在舌的颜色上；心主神明，因而舌体运动灵活与否，言语是否清晰与神志密切相关，故舌象可以反映心、神之变化。例如，瘀斑舌：患者舌上出现青而黑的斑点，为瘀血停积之表现，多见于胸痹、真心痛等病证。

（二）闻诊

闻诊包括听声音和嗅气味，听声音即医者用自己的听觉器官听患者的声音，嗅气味包括嗅出异常气味、排出物气味以及病室气味。《素问·脉要精微论》以声音、言语、呼吸等来判断正气盛衰和病邪深浅。《备急千金要方·论诊候》谓"古之善为医者，上医医国，中医医人，下医医病。又曰上医听声，中医察色，下医诊脉。又曰上医医未病之病，中医医欲病之病，下医医已病之病。若不加心用意，于事混淆，即病者难以救矣"，可见闻诊在四诊中的重要性。心系病证的闻诊主要注重听声音的异常，言为心声，语言的反常常与心病密切相关。

（三）问诊

问诊主要包括一般情况、主诉、现病史、既往史、个人史、家族史等。询问现在症状主要用十问歌即："一问寒热二问汗，三问头身四问便，五问饮食六问胸，七聋八渴俱当辨，九问旧病十问因……"心血管病常见症状包括：

1. **心悸**　《金匮要略·惊悸吐衄下血胸满瘀血病脉证治》言"寸口脉动而弱，动即为惊，弱则为悸"，临床表现为：心搏增强，心率加快或减慢，兼见气短乏力，神疲懒言，严重者可见虚里跳动。多由于气虚、血虚、停饮、气滞血瘀所致。常见于心律失常如心动过速、心动过缓、房性早搏或室性早搏、心房颤动或扑动、房室传导阻滞、束支传导阻滞、病态窦房结综合征、预激综合征等病症。

2. **心痛**　《黄帝内经》中多篇论及心痛，并有"卒心痛""厥心痛""真心痛"等病名。主要特征为胸痛憋闷，痛引肩臂，或两臂内侧痛，胸背彻痛剧烈，痛有压榨感，面色青灰。多因心气不足，邪闭心脉所致，甚至心阳衰微，心脉不通，与西医学冠心病心绞痛、心肌梗死的临床表现类似。

3. **失眠**　《灵枢·大惑论》言："卫气不得入于阴，常留于阳，留于阳则阳气满，阳气满则阳跷盛，不得入于阴则阴气虚，故目不瞑矣。"轻者不易入睡，睡后易醒，或时寐时醒，重者彻夜不眠。心肾水火不济或心脾血虚，心神失养，或痰饮水停等多种因素造成心神不安。

4. **嗜睡**　临床表现为精神不振，神疲困倦，经常不自主地入睡，呼之即醒。《灵枢·寒热病》言："阳气盛则瞋目，阴气盛则瞑目。"嗜睡多见于痰湿困脾，心肾阳虚，或温病邪陷心包，蒙蔽心神者，常见于老年人，尤其是脑动脉硬化、老年痴呆、肥胖患者。

5. **健忘**　健忘是指记忆力减退，遇事易忘的一种病症，此为后天所得。《灵枢·大惑论》曰："上气不足，下气有余，肠胃实而心肺虚，虚则营卫留于下，久之不以时上，故善忘也。"临床表现为记忆力减退，遇事好忘，虚证居多，多因心脾虚损，心肾不交，年迈神衰，痰瘀闭阻所致，兼见心悸、少寐等心脾肾虚之象。多见于西医神经衰弱、脑动脉硬化等病症。

（四）切诊

切诊包括脉诊和按诊，是医者用手和指端对患者体表某些部位进行触摸按压的检查方法。检查内容主要包括脉象的变化，胸腹癥块，皮肤肿胀，手足温凉，疼痛的部位等。心病的主要脉象变化有迟、数、疾、结、代、促、涩、细、滑、弱等脉。《灵枢·邪客》言："宗气积于胸中，出于喉咙，以贯心脉。"在按诊方面，心系病证主要注重虚里按诊。

1. **脉诊**

迟脉："迟属脉阴，脉象不及；往来迟慢，三至一息"，迟脉多见寒象。迟脉可见于如窦性心动过缓、完全性或不完全性传导阻滞、冠心病、心肌梗死、心肌病、心肌炎、病态窦房结综合征等。

数、疾脉："数脉属阳，象为太过，一息六至，往来越度"，多见于热证。"疾为急疾，数之至极；七至八至，脉流薄疾"，左寸见疾脉，则为心火亢盛，不能敛藏；右寸见疾脉，则为心火乘伤肺金，病情危重，预后较差。

结、促、代脉："结为凝结，缓时一止；徐行而怠，颇得其旨"。左寸脉结为寒阻于心脉，心阳被遏。"促为急促，数时一止，如趋而蹶，进则必死"，由火热亢盛所致。"代为禅代，止有常数；不能自还，良久复动"，代脉多主脏气衰微，气血亏损，元气不足，其病多危重。

涩脉："涩脉蹇滞，如刀刮竹；迟细而短，三象俱足"，见于营血亏少，肾精耗损，气滞血瘀，癥瘕积聚等实证。

2. **按诊**　虚里按诊的内容主要包括有无搏动、搏动部位及范围、搏动强度和节律、频率、聚散等，用于了解宗气的强弱、疾病的虚实、预后的善恶，在危急病证寸口脉不明显时，虚里处的按诊尤为重要。

二、辨证方法

辨证论治是中医学的基本特点之一，而辨证是中医诊断疾病的核心，是指导临床处方施治的关键环节，也是取得疗效的关键。它是在中医理论指导下，结合四诊收集的各种病情资料，经过综合辨别和分析后诊断出具体证候类型的思维与实践过程。

心血管疾病的常用辨证方法包括八纲辨证、脏腑辨证、六经辨证、卫气营血辨证及三焦辨证等。

（一）八纲辨证

八纲，即表、里、寒、热、虚、实、阴、阳八个辨证的纲领。程国彭在《医学心悟·寒热虚实表里阴阳辨》中言："病有总要，寒、热、虚、实、表、里、阴、阳八字而已，病情既不外此，则辨证之法亦不出此。"

1. **阴阳辨证**　阴阳是中医八纲辨证的总纲，既可以统领其他六纲，又具有自身特定的内容。清代程钟龄《医学心悟》中强调"两纲"统"六变"，指出："至于病之阴阳，统上六字而言，所包者广。热者为阳，实者为阳，在表者为阳；寒者为阴，虚者为阴，在里者为阴。"《类经·阴阳类》说"人之疾病……必有所本，或本于阴，或本于阳，病变虽多，其本则一"，指出了证候虽然复杂多变，但总不外阴阳两大类，因此阴阳辨证是八纲辨证的总纲，在临床治疗中具有重要意义。

凡符合"阴"的一般属性的证候称为阴证，如里、虚、寒证属于阴证。阴证在望诊上有面色苍白或黯淡，身体蜷卧，精神萎靡，苔白舌淡胖嫩等表现；在闻诊上有语声低微，静而少言，呼吸怯弱，气短气少，排泄物微腥不臭等情况；在问诊上有畏寒怕冷，大便溏薄，小便清长或短少浮肿，饮食减少，口中无味，不烦不渴或喜热饮等症状；在切诊上有身寒足冷，腹痛喜按，脉象沉微细涩、迟弱无力等征象。凡符合"阳"的一般属性的证候称为阳证，如表、实、热证属于阳证。阳证在望诊上有面赤、喜冷、狂躁不安，口唇燥裂，舌红苔黄或燥裂，或起芒刺等表现；在闻诊上有语声壮厉，烦而多言，呼吸气粗，喘促痰鸣，狂言叫骂等情况；在问诊上有大便干结或奇臭难闻，口干烦渴引饮，小便短赤等症状；在切诊上有腹痛拒按，身热足暖，脉象浮洪数大、滑实有力等征象。

2. **表里辨证**　表里辨证主要辨别疾病病位的内外浅深和病势趋向。表和里是相对的概念。就病位而论，通常身体的皮毛、肌腠、经络为外，属表；脏腑、骨髓、血脉为内，属里。一般将外邪侵袭肌表引起的病证称为表证，病位深在脏腑、气血、骨髓者称为里证。表证病浅而轻，里证病深而重。临床辨别表里证候时，并非机械地将表里当作固定的解剖部位来理解，而是以临床表现为依据，得出表里病位的判断。

表证是指病位浅在肌肤的证候，一般为六淫外邪从皮毛、口鼻侵入机体后，邪留肌表，出现正气（卫气）拒邪的一系列症状，常见于外感热病的初期。表证具有起病急、病程短、病位浅和病情轻的特点。症见发热恶寒（或恶风），头痛，舌淡红苔薄白，脉浮，兼见四肢关节及全身肌肉酸痛、鼻塞、流涕、咽喉痒痛、咳嗽等症状。里证是与表证相对而言，是病位深于内（脏腑、气血、骨髓等）的证候。其成因大致有三种情况：一是表证进一步发展，表邪不解，内传入里，侵犯脏腑而成；二是外邪直接入侵内脏而发病，如腹部受凉或过食生冷等原因可致里寒证；三是内伤七情、劳倦、饮食等因素，直接引起脏腑功能障碍而成。因此，里证的临床表现是复杂的，凡非表证的一切证候皆属里证。无新起发热恶寒并见，以脏腑症状为主要表现，其基本特征是一般病情较重，病位较深，病程较长。

3. **寒热辨证**　寒热是辨别疾病性质的两纲，是用以概括机体阴阳盛衰的两类证候，一般来说，寒证是机体阳气不足或感受寒邪所表现的证候，热证是机体阳气偏盛或感受热邪所表现的证候。所谓"阳盛则热，阴盛则寒""阳虚则寒，阴虚则热"。辨别寒热是治疗时使用温热药或寒凉药的依据，所谓"寒者热之，热者寒之"。

寒证是感阴寒之邪（如寒邪、湿邪）或阳虚阴盛导致脏腑阳气虚弱、功能活动衰减所表现的具有凉、冷特点的证候，可分为表寒证和里寒证。表寒证多见恶寒重，发热轻，头身疼痛明显，无汗，流清涕，口不渴，舌质淡红，苔薄白，脉浮紧。里寒证症见畏寒、形寒肢冷，口不渴或喜热饮，面色苍白，咳白色痰，腹痛喜暖，大便稀溏，小便清长，舌质淡，苔白而润，脉沉迟或紧等。热证是感受阳热之邪（如风邪、热邪、火邪等）或阳盛阴虚致脏腑阳气亢盛和阴液亏损、功能活动亢进所表现的具有温、热特点的证候。症见发热，不恶寒，烦躁不安，口渴喜冷饮，面红目赤，咳痰黄稠，腹痛喜凉，大便燥结，小便短赤。舌质红，苔黄，脉数。

4. **虚实辨证**　虚证与实证反映疾病发展过程中正气和邪气的盛衰变化

及力量对比。《素问·通评虚实论》谓："邪气盛则实，精气夺则虚。"心血管疾病后期，心功能减退，常常表现出以不足、松弛、衰退为特点的虚性症状，可见乏力、气短及喘憋等临床表现。

虚证因体质素弱（先天、后天不足），或因久病伤正，或因出血、失精、大汗，或因外邪侵袭损伤正气等原因而致"精气夺则虚"。症见面色苍白或萎黄，精神萎靡，神疲乏力，心悸气短，形寒肢冷或五心烦热，自汗盗汗，大便溏泻，小便频数失禁，舌少苔或无苔，脉虚无力等。实证患者体质素壮，因外邪侵袭而暴病，或是因脏腑气血功能障碍引起体内某些病理产物的产生，导致气滞血瘀、痰饮水湿凝聚、虫积、食滞等。临床表现由于病邪的性质及其侵犯的脏腑不同而呈现不同证候，其特点是邪气盛，正气衰，正邪相争处于激烈阶段。常见症状为高热，面红，烦躁，谵妄，声高气粗，腹胀满疼痛而拒按，痰涎壅盛，大便秘结，小便不利，或有瘀血肿块，水肿，痰饮、水湿、食滞并见，虫积，舌苔厚腻，脉实有力等。

八纲各自反映病证某一方面的病理特征，它们之间密切联系而不可分割，并随着病程发展而不断变化，故而呈现出临床上复杂多变的证候。有鉴于此，在临床辨证时，既要注意八纲基本证候的识别，也要注意八纲证候之间的联系，以全面认识病证，从而做出正确的诊断。

（二）脏腑辨证

脏腑辨证是根据脏腑的生理功能和病理特点，辨别脏腑病位及脏腑阴阳、气血、虚实、寒热等变化，为治疗提供依据的辨证方法。《素问·五脏别论》说："所谓五脏者，藏精气而不泻也，故满而不能实。六腑者，传化物而不藏，故实而不能满也。"脏腑辨证包括脏病辨证、腑病辨证及脏腑兼病辨证，其中脏病辨证是脏腑辨证的主要内容。脏腑的病变复杂，证候多种多样，本节仅介绍与心系疾病相关的一些证候。

1. **肝与胆病辨证** 肝主疏泄，主藏血，其气升发，性喜条达而恶抑郁。胆贮藏排泄胆汁，以助消化，并与情志活动有关，因而有"胆主决断"之说。肝胆经脉相互络属，肝与胆相表里。肝的病证有虚实之分，虚证多见肝血，肝阴不足。实证多见于风阳妄动，肝火炽盛，以及湿热寒邪犯扰等。胆病常见口苦发黄、失眠，以及胆怯易惊等情志异常。

肝阴虚证：是指肝脏阴液亏虚所表现的证候。多由情志不遂，气郁化火，或慢性疾病、温热病等耗伤肝阴引起。症见头晕耳鸣，两目干涩，面部烘热，胁肋灼痛，五心烦热，潮热盗汗，口咽干燥，或见手足蠕动，舌红少津，脉弦细数。本证一般以肝病症状和阴虚证共见为辨证要点。

肝郁气滞证：是指肝失疏泄，气机郁滞所表现的证候。多因情志抑郁，或突然的精神刺激以及其他病邪的侵扰而发病。症见胸胁或少腹胀闷窜痛，喜太息，情志抑郁易怒，或咽部梅核气，或颈部瘿瘤。妇女可见乳房作胀疼痛，月经不调，甚则闭经。本证一般以情志抑郁，肝经循行部位发生胀闷疼痛，以及妇女月经不调等作为辨证要点。

肝火炽盛证：是指肝脏之火上逆所表现的证候。多因情志不遂，肝郁化火，或热邪内犯等引起。症见头晕胀痛，面红目赤，口苦口干，急躁易怒，不眠或噩梦纷纭，胁肋灼痛，便秘尿黄，耳鸣如潮，吐血衄血，舌红苔黄，脉弦数。本证一般以肝脉循行部位的头、目、耳、胁表现的实火炽盛症状作为辨证要点。

肝阳上亢证：是指肝肾阴虚，不能制阳，致使肝阳偏亢所表现的证候。多因情志过极或肝肾阴虚，致使阴不制阳，水不涵木而发病。症见眩晕耳鸣，头目胀痛，面红目赤，急躁易怒，心悸健忘，失眠多梦，腰膝酸软，头重脚轻，舌红少苔，脉弦有力。本证一般以肝阳亢于上，肾阴亏于下的证候表现作为辨证要点。

2. **心与小肠病辨证**　心主血脉，又主神明，小肠主受盛化物，泌别清浊。心与小肠经络相互络属而构成表里关系。心的病变主要表现为血脉运行失常及精神意识思维改变等方面。如心悸，心痛，失眠，神昏，精神错乱，脉结代或促等症常是心的病变。小肠的病变主要反映在清浊不分，转输障碍等方面，如小便失常、大便溏泄等。

心气虚、心阳虚与心阳暴脱证：心气虚证，是指心脏功能减退所表现的证候，症见心悸怔忡，胸闷气短，活动后加重，面色淡白，或有自汗，舌淡苔白，脉虚。心阳虚证，除心气虚的表现外，兼见畏寒肢冷，心痛，舌淡胖，苔白滑，脉微细。心阳暴脱证，是指阴阳相离，心阳骤越所表现的证候，表现为突然冷汗淋漓，四肢厥冷，呼吸微弱，面色苍白，口唇青紫，神志模糊或昏迷。心气虚证，以心脏及全身功能活动衰弱为辨证要点；心阳虚证，以在心气虚证的基础上出现虚寒症状为辨证要点；心阳暴脱证，以在心阳虚的基础上出现虚脱亡阳症状为辨证要点。

心血虚与心阴虚证：心血虚证，是指心血不足，不能濡养心脏所表现的证候。心阴虚证，是指心阴不足，不能濡养心脏所表现的证候。两者常由久病耗损阴血，或失血过多，或阴血生成不足，或情志不遂，气火内郁，暗耗阴血等因素引起。心悸怔忡，失眠多梦，若兼见眩晕，健忘，面色淡白无华，或萎黄，口唇色淡，舌色淡白，脉象细弱等症，为心血虚；若见五心烦热，潮热，盗汗，两颧发红，舌红少津，脉细数，为心阴虚。

心火亢盛证：是指心火炽盛所表现的证候。凡五志、六淫化火，或因劳倦，或进食辛辣厚味，均能引起此证。症见心中烦怒，夜寐不安，面赤口渴，溲黄便干，舌尖红绛，或生舌疮，脉数有力。甚则狂躁谵语，或见吐血、衄血，或见肌肤疮疡，红肿热痛。本证以心及舌、脉等处出现实火内炽的症状为辨证要点。

心脉痹阻证：是指心脏脉络在各种致病因素作用下出现痹阻不通所反映的证候。常由年高体弱或病久正虚以致瘀阻、痰凝、寒滞、气郁而发作。症见心悸怔忡，心胸憋闷疼痛，痛引肩背内臂，时发时止。若痛如针刺，并见舌紫黯，有紫斑、紫点，脉细涩或结代，为瘀阻心脉。若为闷痛，并见体胖痰多，身重困倦，舌苔白腻，脉沉滑，为痰阻心脉。若剧痛暴作，并见畏寒肢冷，得温痛缓，舌淡苔白，脉沉迟或沉紧，为寒凝之象。若疼痛而胀，且发作时与情志有关，舌淡红，苔薄白，脉弦，为气滞之证。本证一般以胸部憋闷疼痛，痛引肩背内臂，时发时止为辨证要点。

痰热扰心证：多因五志化火，灼液成痰，痰热内盛或外感邪热，夹痰内陷心包所致。症见心慌失眠、胸闷憋气、头晕目眩、急躁易怒、大便黏滞，舌红苔黄腻，脉滑数。本证以心慌、胸闷、心烦、便黏、苔黄腻为辨证要点。

3. **脾与胃病辨证**　脾胃共处中焦，经脉互为络属，具有表里的关系。脾主运化水谷，胃主受纳腐熟，脾升胃降，共同完成饮食物的消化吸收与输布，为气血生化之源，后天之本，脾又具有统血、主四肢肌肉的功能。《素问·太阴阳明论》说："脾与胃以膜相连。"脾胃病证，皆有寒热虚实之不同。脾的病变主要反映在运化功能失常和统摄血液功能障碍，以及水湿潴留、清阳不升等方面；胃的病变主要反映在食不消化，胃失和降，胃气上逆等方面。心系疾病常见脾胃相关证候有：

脾气虚证：指脾气不足，运化失健所表现的证候。多因饮食失调，劳累过度，以及其他急慢性疾患耗伤脾气所致。症见纳少腹胀，饭后尤甚，大便溏薄，肢体倦怠，少气懒言，面色萎黄或㿠白，形体消瘦或浮肿，舌淡苔白，脉缓弱。本证以运化功能减退和气虚证共见为辨证要点。

脾阳虚证：指脾阳虚衰，阴寒内盛所表现的证候。多由脾气虚发展而来，或过食生冷，或肾阳虚，火不生土所致。症见腹胀纳少，腹痛喜温喜按，畏寒肢冷，大便溏薄清稀，或肢体困重，或周身浮肿，小便不利，或白带量多质稀，舌淡胖，苔白滑，脉沉迟无力。本证以脾运失健和寒象表现为辨证要点。

中气下陷证：指脾气亏虚，升举无力而反下陷所表现的证候。多由脾气虚进一步发展，或久泄久痢，或劳累过度所致。症见脘腹重坠作胀，食后尤甚，或便意频数，肛门坠重；或久痢不止，甚或脱肛；或子宫下垂；或小便浑浊如米泔。伴见气少乏力，肢体倦怠，声低懒言，头晕目眩。舌淡苔白，脉弱。本证以脾气虚证和内脏下垂为辨证要点。

4. 肺与大肠病辨证 肺居胸中，经脉下络大肠，与大肠相为表里。肺主气，司呼吸，主宣发肃降，通调水道。大肠主传导，排泄糟粕。肺的病变，主要为气失宣降，肺气上逆，或腠理不固及水液代谢方面的障碍，临床上往往出现咳嗽、气喘、胸痛、咯血等症状。大肠的病变主要是传导功能失常，主要表现为便秘与泄泻。

肺气虚证：指肺气不足和卫表不固所表现的证候。多由久病咳喘，或气的生化不足所致。症见咳喘无力，气少不足以息，动则益甚，体倦懒言，声音低怯，痰多清稀，面色㿠白，或自汗畏风，易于感冒，舌淡苔白，脉虚弱。本证一般以咳喘无力，气少不足以息和全身功能减弱为辨证要点。

痰湿阻肺证：指痰湿阻滞肺系所表现的证候。多由脾气亏虚，或久咳伤肺，或感受寒湿等病邪引起。症见咳嗽痰多、质黏、色白、易咳，胸闷，甚则气喘痰鸣，舌淡苔白腻，脉滑。本证以咳嗽痰多、质黏、色白、易咳为辨证要点。

5. 肾与膀胱病辨证 肾左右各一，位于腰部，其经脉与膀胱相互络属，故两者为表里。肾藏精，主生殖，为先天之本，主骨生髓充脑。肾主水，并有主纳气的功能。膀胱具有贮尿、排尿的功能。肾的病变主要反映在生长发育、生殖功能、水液代谢异常等方面，临床常见症状有腰膝酸软而痛，耳鸣耳聋，发白早脱，齿牙动摇，阳痿遗精，精少不育，女子经少经闭，以及水肿、二便异常等。膀胱的病变主要反映为小便异常及尿液的改变，临床常见尿频、尿急、尿痛、尿闭以及遗尿、小便失禁等症。

肾阳虚证：指肾脏阳气虚衰所表现的证候。多由素体阳虚，或年高肾亏，或久病伤肾，以及房劳过度等因素引起。症见腰膝酸软而痛，畏寒肢冷，尤以下肢为甚，精神萎靡，面色㿠白或黧黑，舌淡胖苔白，脉沉弱。或男子阳痿，女子宫寒不孕；或大便久泄不止，完谷不化，五更泄泻；或浮肿，腰以下为甚，按之没指，甚则腹部胀满，全身肿胀，心悸咳喘。本证一般以全身功能低下伴见寒象为辨证要点。

肾阴虚证：指肾脏阴液不足所表现的证候。多由久病伤肾，或禀赋不足，房事过度，或过服温燥劫阴之品所致。症见腰膝酸痛，眩晕耳鸣，失眠多梦，男子遗精早泄，女子经少经闭，或见崩漏，形体消瘦，潮热盗汗，五心烦热，咽干颧红，溲黄便干，舌红少津，脉细数。本证以肾病主要症状和阴虚内热证共见为辨证要点。

6. **脏腑兼病辨证**　人体每一个脏腑虽然有其特殊功能，但它们彼此之间却是密切联系的，因而在发病时往往不是孤立的，而是相互关联的。常见有脏病及脏、脏病及腑、腑病及脏、腑病及腑。凡两个或两个以上脏腑相继或同时发病者，即为脏腑兼病。常见与心系疾病相关的脏腑兼证有：

心肾不交证：指心肾水火既济失调所表现的证候。多由五志化火，思虑过度，久病伤阴，房事不节等引起。症见心烦不寐，心悸健忘，头晕耳鸣，腰酸遗精，五心烦热，咽干口燥，舌红，脉细数。或伴见腰部下肢酸困发冷。本证以失眠，伴见心火亢，肾水虚的症状为辨证要点。

心肾阳虚证：心肾阳虚证，是指心肾两脏阳气虚衰，阴寒内盛所表现的证候。多由久病不愈，或劳倦内伤所致。症见畏寒肢冷，心悸怔忡，小便不利，肢体浮肿，或唇甲青紫，舌淡黯或青紫，苔白滑，脉沉微细。本证以心肾阳气虚衰，全身功能活动低下为辨证要点。

心肺气虚证：指心肺两脏气虚所表现的证候。多由久病咳喘，耗伤心肺之气，或禀赋不足，年高体弱等因素引起。症见心悸咳喘，气短乏力，动则尤甚，胸闷，痰液清稀，面色㿠白，头晕神疲，自汗声怯，舌淡苔白，脉沉弱或结代。本证以心悸咳喘与气虚证共见为辨证要点

心脾两虚证：指心血不足，脾气虚弱所表现的证候。多由病久失调，或劳倦思虑，或慢性出血而致。症见心悸怔忡，失眠多梦，眩晕健忘，面色萎黄，食欲不振，腹胀便溏，神倦乏力，或皮下出血，妇女月经量少色淡、淋漓不尽等。舌质淡嫩，脉细弱。本证以心悸失眠，面色萎黄，神疲食少，腹胀便溏和慢性出血为辨证要点。

心肝血虚证：指心肝两脏血液亏虚所表现的证候。多由久病体虚，或思虑过度暗耗阴血所致。症见心悸健忘，失眠多梦，眩晕耳鸣，面白无华，两目干涩，视物模糊，爪甲不荣，肢体麻木，震颤拘挛，妇女月经量少，色淡，甚则经闭。舌淡苔白，脉细弱。本证一般以心肝病变的常见症状和血虚证共见为辨证要点。

（三）六经辨证

六经辨证是以阴阳为总纲，用太阳、阳明、少阳、太阴、少阴、厥阴六经作为辨证纲领，从邪正盛衰、病变部位、病势的进退缓急等方面对外感病进行分析辨别，用以指导临床治疗的辨证方法。其是对阴阳辨证的深化、细化，是对八纲辨证的具体应用，在临床中应用广泛。在六经辨证中与心血管疾病联系密切的是少阴病证。少阴病证，是指在外感病过程中的后期阶段出现的以心肾两脏虚衰，全身阴阳衰惫为主要特征的证候。少阴经内连于心、肾两脏。心主火居上焦，肾主水居下焦，水火既济，心肾功能正常则能保持机体内部的阴阳动态平衡。因此，少阴病的发生就在于水火之脏的关系失调，表现为机体全身性的功能衰退。

《伤寒论·辨少阴病脉证并治》说："少阴之为病，脉微细，但欲寐。""少阴病，恶寒，身蜷而利，手足逆冷者，不治。"少阴病是六经中最后层次和最危重的阶段，多出现精神极度衰惫、欲睡不得、似睡非睡的昏迷状态。阴气不足，故脉微。阴血不足，故脉细。虚弱萎靡故"但欲寐"。心肾水火不济，病邪从水化寒，阴寒内盛，故出现一派寒化症状。若病邪从火化热伤阴而导致阴虚阳亢，则出现一派热化症状。少阴病是邪在心肾的病变，分寒化、热化两种。

《伤寒论》318条云："少阴病，四逆，其人或咳或悸，或小便不利，或腹中痛，或泄利下重者，四逆散主之。"少阴包括手少阴心及足少阴肾，司水火之脏，故病及少阴，往往病情较深较重。少阴寒证可见四肢厥逆、下利清谷、脉微欲绝、但欲寐等临床表现，治宜以四逆汤回阳救逆。本条四逆散证之四逆，非为阳衰阴寒之证，乃为少阴心肾阳气郁遏，不能外达于四末所致，因此，其四肢逆冷之症相较四逆汤证明显较轻，治宜开达疏散，以解阳郁，和阴通阳，令阴阳之气相互顺接则手足自温。《黄帝内经》云"少阴为枢"，少阴介于太阴、厥阴之间，其气郁阻，枢机不利，则肝脾两经不调，故以柴胡疏肝气之郁，芍药养肝血之阴，枳实、甘草调和脾胃之气。四药相合，使气机调畅，郁阳得以舒展，则四逆可除。方后加减法云："悸者，加桂枝五分。"此处除阳郁之外，且同时存在心阳亏虚，故加桂枝以温通心阳，宁心平悸。

（四）卫气营血辨证

在心血管疾病中运用卫气营血辨证者多见于合并外感病邪时。其中，卫分主表，病位在肺与体表，病情轻浅；气分主里，病位在肺、胸膈、胆、三焦、胃、肠等脏腑，病情较重；营分为热邪进入心营，病位在心与包络，病情深重；血分为热邪深入心、肝、肾，已经动血耗血，病情危重。温热病一般多起于卫分，渐次传入气分、营分、血分，形成病邪步步深入的传变规律。卫气营血辨证虽常用于外感热病，其辨证理论对治疗内伤疾病，包括心系疾病具有重要的指导意义。临床与心系疾病相关的证候有营卫失调、气血辨证等。《难经》云"损其心者，调其营卫"，提出营卫失调是心系疾病的基本病机；调和营卫是治疗心系疾病的基本治法之一。代表方剂为桂枝汤及类方，在治疗心悸、胸痹、失眠等疾病中常用。在心系疾病的辨证中，气血辨证非常重要。舌体黯，或有瘀斑、瘀点、舌下络脉迂曲，脉涩者，则病在血分；舌淡红，舌不黯，舌下络脉正常，则多在气分。在血分者，则用活血化瘀治疗。在气分者，当用温阳、理气、补气、化痰等法。

（五）三焦辨证

三焦辨证，是外感温热病辨证纲领之一，为清代医家吴鞠通所倡导。它是根据《黄帝内经》关于三焦所属部位的概念，大体将人体躯干及所隶属的脏腑划分为上、中、下三个部分：从咽喉至胸膈属上焦；脘腹属中焦；下腹及二阴属下焦，并在《伤寒论》六经辨证和叶天士卫气营血辨证的基础上，结合温病的传变规律和特点总结出来的。

三焦辨证亦主要用于心血管疾病伴有外感病邪者。其中，上焦病证是指温热之邪侵袭肺卫及陷入心包所表现的证候。病情危重时温热之邪可以逆传心包，出现神昏谵语，舌謇或不语，胸腹灼热而四肢厥冷等症。中焦病证主要包括手阳明大肠、足阳明胃和足太阴脾的病变，多见于温热病的中期或极期，病情较重。下焦病证主要包括足少阴肾和足厥阴肝的病变，多为肝肾阴虚之证，属温热病的末期，病情深重。

第二章

证候流行病学调查研究与方法

一、临床流行病学调查研究

流行病学是研究疾病在人群中发生、发展和分布的规律，以及制定预防、控制和消灭疾病的对策与措施的科学，它是人们在与传染病作斗争中发展起来的。临床流行病学是在临床医学的领域内，引入了现代流行病学及统计学等有关理论，创新了临床科研的严格设计、测量和评价的临床科研方法学。临床流行病学对于临床具有重要的作用和价值，它为临床医生提供鉴别研究成果的原则和方法，为临床医学的研究提供科学的研究方法，促进临床循证医学实践，提高医疗水平。

临床流行病学调查是临床流行病学研究的主要方法，通常采用自填式问卷或结构式访问的方法，系统直接地从特定群体中收集数据，并通过对数据的统计分析来认识或证实某种现象及其规律，可用于疾病病因研究。病因研究一般通过从临床特殊病例出发提出病因假说，再进一步进行临床回顾性的病例-对照研究初步验证病因假设，通过横断面调查研究进一步了解疾病与暴露因素的关系，开展前瞻性队列研究证实病因以及控制病因或采取预防措施进一步验证病因这一系列的过程。其中，病例对照研究、队列研究和横断面调查研究是临床流行病学调查中常用的三种研究设计。

病例对照研究是研究疾病因果关系回顾性总结分析的重要设计方案。无论在分析性流行病学或临床研究中都有重要的地位和价值。这种研究方案选择所研究疾病或事件的一组患者作为病例组；配对选择另一组无此病的患者作为对照组，调查他们对某个因素或诊治措施的暴露情况，比较两组中暴露率或暴露水平的差异，以研究该疾病或事件与这个因素或诊治措施的关系。队列研究是将一群研究对象按是否暴露于某种可能的致病或有害因素分为暴露组与非暴露组，将此两个队列随访适当长的时间，比较两组之间所研究疾病的发病率（如发生率、治愈率）或死亡率差异，以研究这种疾病与暴露因素之间的关系。横断面调查研究的目的是了解某一疾病或事件的发生状况及其影响（暴露）因素。需根据不同的目的选用不同的指标，包括暴露因素、疾病或事件的发生率（如患病率、抗体阳性率）、其他生物学指标（如阳性率、疾病诊治率、伤残率等）。

近年来，临床流行病学调查方法在中医证候研究中应用广泛，其主要设计思路是以中医辨证理论方法为核心，对特定人群进行横断面研究或纵向研究（定期的横断面研究）的方法，收集特定时间内所研究疾病的中医证候及其脉证的描述性资料，用现代统计学或数学方法结合医理进行分析，为疾病的病因学、证候诊断标准提供依据。其中，证候的横断面调查研究主要用于证候或证候要素分布的规律分析，而纵向研究主要用于证候动态演变的规律分析。除横断面研究设计外，病例对照与队列研究的设计也可用于证候临床流行病学调查，但目前仅有较少的项目采取了这两种研究设计，在未来研究中有望加强。

二、证候流行病学调查研究方法学

证候流行病学调查需要遵循严密的科学方法，主要包括文献搜集、整理分析、专家咨询、临床流行病学方法等。临床流行病学调查方法及多元统计学的应用，是证候研究的关键。常用的分析方法包括多元对应分析、聚类分析、复杂系统熵聚堆方法等。文献搜集即确立目标文献，一般以专业检索词或相应的医院电子医疗信息系统对目标资料进行搜集；整理分析即再将信息转换成数据，运用数据库等方法进行整理分析，并设检查员；专家咨询即运用调查问卷或其他联系方式将分析的数据由相关领域专家或一线临床工作者评判目标条目在临床疾病运用中的比重，进行不记名评分；运用临床流行病学方法对目标特征进行规范描述。

多元对应分析可以揭示冠心病不同证型之间证候要素的差异，以及不同证型证候要素之间的对应关系，它是一种视觉化的统计数据分析方法，可以将临床冠心病复杂的症状表现运用视觉定位图展现出来。通常可以用于分析不同证候要素相应的临床症状表现，从而将临床证候分门别类，运用不同的证候要素进行描述，达到降维目的。

自组织神经网络是运用计算机自动寻找样本中的内在规律和本质属性，自适性地改变网络参数和结构，其常用算法是：①权值初始化并选定邻域的大小，将某一个心血管疾病患者的症状表现输入计算机；②输入证候要素与症状对应模式；③计算证候要素与输入节点之间的连接强度，通过其空间距离展现表示；④选择空间距离最小的节点，调整其连接强度；⑤继续输入其他心血管疾病患者的症状表现，重复上述过程，直到得出满意结果。此种模式是在网络监督下对网络权值进行调整，以已知的一定先验症状作为条件。自组织神经网络本身就是具有自学习功能的神经网络。

复杂系统熵聚堆方法是计算每一个得到的心血管疾病四诊变量与其他变

量之间的关联度系数，我们确定已经收集的 N 个诊断症状变量，通过根据目标变量与其他变量关联度系数的大小关系将系数排序，其中关联度系数最接近 1 者称为"亲密变量"；如果两个诊断症状互为"亲密变量"，我们将这种关系称为正相关，同时三个变量中任意两个变量存在这种关系，聚成一堆，依次类推，直到算法收敛。运用这种方法，算出最常见的四诊信息组合，进而分析证候属性，并以此为证候要素存在依据。聚类分析是根据症状将患者分类，并未涉及患者证候信息，然后将分类结果与患者证候分类情况比较，如果两者分类结果一致，以此为据，确定不同证候的诊断要素，其常用方法为离差平方和法，基于方差分析，如果分类正确，则前述两者之间离差平方和较小，不同类患者之间离差平方和应较大。聚类分析一般是将与心血管疾病相关的全身性症状表述进行分类，从而使证候要素更符合临床特点，便于应用操作。

三、心血管疾病证候流行病学调查研究

近年来，以证候要素理论为指导，运用临床流行病学调查研究方法，对心血管疾病的证候及分布特点、基本证型、诊疗规范等进行了研究，并取得了丰硕成果。

（一）冠心病证候临床流行病学调查

随着现代社会的发展、生活环境及气候的改变、学习工作压力的增加，冠心病作为一种与生活方式密切相关的疾病，随着时间的不断推移变化，其中医证候特征也在不断地发生着变化，现今冠心病的病机特点已与东汉张仲景"阳微阴弦"病机所表现出的证候内涵有所不同。近年来，有关冠心病证候方面的研究较多，但对于目前分型标准尚不统一，众学者对冠心病辨证分型认识不尽相同，为准确把握目前我国冠心病患者中医证候的特征和内涵，提高中医药防治冠心病疗效评价，对其流行病学的研究无疑十分重要。

1. **冠心病心绞痛的证候特点**　通过对 1 069 例经冠脉造影诊断冠心病病例采用"7+1"研究方法，从熵关联度、自组织神经、隐结构、对应相关等多种算法对病例资料进行综合分析，运用最大似然法计算各入选指标的条件概率，确定冠心病心绞痛 8 个证候要素（包括血瘀证、气虚证、阴虚证、痰浊证、气滞证、阳虚证、寒凝证、热蕴证）。通过各证候要素之间公因子负

荷图，发现气虚、血瘀和痰浊位于所有症状和证候的中心，说明气虚、血瘀和痰浊之间的关系最密切。由此可推断气虚、血瘀和痰浊是冠心病心绞痛的基本病机。综合以上几种方法的提取，结合专家咨询结果，总结出冠心病心绞痛的证候有虚有实，虚者主要有气虚、阴虚、阳虚，实者主要血瘀、痰浊、热蕴、气滞等。该病病位在心，但与其他脏腑密切相关，主要涉及肾、肝、脾等，其中肾虚（肾阴虚、肾阳虚、肾气虚）、肝郁、脾虚与该病有密切关系。

2. **冠心病心绞痛的基本证型**　在确定冠心病心绞痛证候要素的基础上，运用多种多元统计学方法，进一步确定冠心病心绞痛基本证型。对1 069例患者69个症状进行分析归类。如自组织神经网络法把1 069例患者69个症状聚成4组。第一组为气虚血瘀：气短、心悸、倦怠乏力、自汗、面色黧黑、眼周色黯、唇龈黯红、腭黏膜黯、语声低微、舌紫黯、舌胖黯红、脉涩。第二组为阴虚火旺：急躁易怒、胁胀、太息、失眠、口苦、尿短黄、五心烦热、盗汗、两目干涩、头晕、耳鸣、脉细弱。第三组为阳虚寒凝：畏寒肢冷、腰膝酸软、夜尿频多、肢体麻木、五更泄泻、排便无力、小便清长、余沥不尽、脘腹腰冷、肢体沉重、脉弱。第四组为痰瘀互结：形体肥胖、白痰、黄痰、口黏腻、眼睑浮肿、舌瘀斑、舌下静脉曲张、食欲不振、腹胀、脘痞、嗳气、恶心呕吐、便溏、舌齿痕、苔白、脉沉弦。运用无监督聚类分析法将1 069例患者69个症状和体征聚成6类，经辨证分类同时确定了各证候诊断指标及其权重。确定了气虚血瘀、气滞血瘀、脾气亏虚、痰瘀互阻、心气亏虚、阳虚寒凝6类证候的内容。运用复杂系统熵聚堆无监督方法，对经冠脉造影证实的1 069例冠心病心绞痛患者69个症状体征进行分析，共提取9组关系密切症状群，经中医辨证分为冠心病共有症状、心气虚、肾阳虚、血瘀、气虚血瘀、阴虚、气滞、痰浊、脾气虚，并确定了9组证候的症状群。复杂系统熵聚堆方法聚出6组证候：气虚血瘀痰浊、气虚血瘀阴虚、气虚血瘀、气虚阴虚、寒凝阳虚、心虚血瘀。

综合上述结果，结合专家经验，最终确定气虚血瘀证、气阴两虚证、痰瘀互阻证、气滞血瘀证、痰阻热蕴证、阳虚寒凝6个基本证型。

3. **冠心病心绞痛的证候分布地域性差异**　证候研究存在地域差异。通过对海口2 010例冠心病心绞痛患者进行完整的四诊资料搜集整理，再进行辨证分析，结果发现海口常见的冠心病心绞痛证候是气虚、痰浊、血瘀。另有研究通过比较宁夏银川市共 1 194 例回族、汉族冠心病患者中医证候分布特征差异，发现该地区患者冠心病的证候主要是毒热、痰浊、血瘀。通过对河北省保定市 262 例冠心病稳定型心绞痛患者进行中医证型聚类分析，发现该地区患者冠心病证候以湿热郁阻最常见。再如，通过对吉林长春市 50 例冠心病心绞痛患者进行分析，发现该地区冠心病证候主要以气虚、痰浊、血瘀为主。分析辽宁沈阳市 120 例冠心病临床资料，发现其主要证候是痰浊、血瘀。通过对湖北十堰市 370 例冠心病患者四诊信息进行整理分析，发现常见的证候为气虚、血瘀。而对于全国范围而言，通过对 2011—2016 年全国 29 257 例冠心病患者中医证候排名，发现主要证候为气虚、血瘀。从地域分布来看，东北地区以气虚、血瘀和痰浊多见，华北、华东、华中和西南地区以气虚、血瘀多见，华南地区以痰浊和阴寒凝滞多见，西北地区以气虚、血瘀和痰浊多见，同时发现 2011—2016 年全国冠心病主要证候为气虚、血瘀、痰浊。从上述各地区及全国冠心病患者证候分析发现，总体研究结果基本是一致的，但由于地域差异略有不同。

4. **证候与性别、年龄相关**　尽管是相同的疾病，但其在性别和年龄的分布上具有不同的特点。基于冠心病心绞痛中医证候特点数据库，分析不同性别冠心病患者证候分布特点，发现一共纳入 161 个研究，共 36 528 例患者，主要证候包括血瘀、气虚、痰浊等。在冠心病心绞痛证候特点方面，女性较多的证候特点表现为气血两虚、气滞等；男性的阳虚证候分布多于女性。刘东升等进一步选取围绝经期女性冠心病心绞痛患者 112 例进行研究，通过对比对照组，发现围绝经期女性患者证候特点为气虚、痰浊、热郁。

5. **证候分布与冠状动脉病变相关**　通过研究冠脉造影证实的冠心病患者中医证候要素和冠状动脉（简称冠脉）病变特征之间的关系发现，冠脉硬化组中与中医证候要素密切的先后顺序是气滞＞热蕴＞痰浊；冠脉 A 型病变特征与中医证候密切的先后顺序是痰浊＞气滞＞血瘀＞阳虚；冠脉 B 型病变特征与中医证候密切的先后顺序是阴虚＞气虚＞血瘀＞阳虚；冠脉 C 型病变特征是血瘀＞寒凝＞阳虚＞气虚。即在冠心病初期，冠脉病变特征以气滞、血瘀、热蕴等实性证候要素为主，且以一证或两证组合常见。通过提取 1 069 例经冠脉造影确诊的冠心病患者证候要素，进一步分析冠脉临界病变亚组发现：患者病程短，年龄轻，其主要证型为气滞和血瘀。

（二）心力衰竭证候临床流行病学调查

随人口老龄化及城镇化进程的加速，中国心血管病呈明显上升趋势，且心力衰竭发病率高、预后差，年病死率高达40%。慢性心力衰竭已成为重大公共卫生问题，研究慢性心力衰竭流行病学及防治现状，对预防和治疗疾病易感人群有重要作用。

在一项慢性心力衰竭临床流行病学调查研究中，对全国17家中医医院的冠心病慢性心力衰竭（chronic heart failure，CHF）患者进行病例调查。439例患者入选，CHF患者中医证候要素出现频率从高到低依次为气虚（81.5%）、血瘀（79.5%）、水饮（27.3%）、痰浊（20.0%）、阴虚（19.1%）、阳虚（18.2%），可见CHF患者的证候分布中以气虚血瘀、气阴两虚证为常见。心力衰竭急性期和恢复期的证候亦有差异。对442例慢性心力衰竭住院患者进行调查发现，慢性心力衰竭中医证型分布有一定规律，疾病的阶段不同其证型也不同，急性加重期以阳虚水泛证、痰饮阻肺证为主，慢性稳定期以气虚血瘀证为主。

通过基于14家临床协作单位的多中心横断面研究，对冠心病慢性心力衰竭证候及证候要素分布特点进行分析，发现证候要素气虚（497例，28.56%）、血瘀（448例，25.75%）远多于其他病性类证候要素类型。通过对200例CHF患者中医四诊信息进行收集与分析，发现患者中医证候要素分布特点以气虚（94.5%）、阴虚（39.5%）、血瘀（43.5%）为主。中医脏腑虚证分布研究结果提示舒张性心力衰竭患者脏腑虚证以心虚（96%）、肾虚（67%）、肺虚（21%）三者多见。舒张性心力衰竭以气虚为本，气虚血瘀、气阴两虚为其主要证候特点，且心气虚应为舒张性心力衰竭的始动因素，伴随该病的整个过程。

（三）心律失常证候临床流行病学调查

心律失常在临床上十分常见，以心动过缓或过速伴或不伴心动不规律为主要特点。目前对于心律失常的辨证分型尚未统一，中医证候研究主要以心悸为主。

一项针对多地区1 126例心悸患者的研究发现，心悸主要的病性证候要素有气虚、阴虚、阳虚、血虚、血瘀、火热、痰浊、水饮、气滞等，其中以虚性证候要素为主，虚实往往交错为患，以气虚证候要素的病理症状体征分布最多。并采用临床调研与中医计量诊断相结合的方法，对多个地区 1 126 例心悸患者的临床症状进行研究。在此基础上运用主成分分析对心悸常见证型主要症状进行提取和主成分分析，其中心阴虚证以心烦，口咽干燥，潮热，盗汗，舌红、苔剥少，脉细为主成分；火扰心神证以烦躁，失眠，多梦，脉数、脉实为主成分；心血虚证以头晕，失眠，健忘，面色萎黄。心气虚证以气短、神疲、倦怠乏力为主成分；心血瘀阻证以心痛、刺痛，舌黯红、舌有瘀斑，脉涩为主成分；心阳虚证以胸闷，畏寒，肢冷，面色㿠白，脉沉、迟为主成分；水饮凌心证以憋闷感，下肢浮肿，小便不利，腰膝发冷为主成分。

另有研究对 112 例心悸患者进行流行病学调查，尝试运用聚类分析方法探讨心悸患者的中医证候特点，40% 以上的心悸患者多为气阴两虚之体，以气虚者为最多，血瘀、血虚、痰浊次之。112 例患者病位皆在心，其他次要病位为肝、脾、肾（分别占 25.89%，25.89%，20.54%）。其证候要素的组合多为：气虚、阴虚与血瘀；血虚、痰浊、阳虚和气滞；湿浊、火热、水饮、热毒与寒凝。病性多为气虚、阴虚、血瘀、血虚、痰浊。其组合多虚实夹杂，故临床辨治当以证候要素组合为要。

（四）高血压证候临床流行病学调查

原发性高血压是以体循环动脉压升高为主要表现的临床心血管综合征，通常简称为高血压。高血压已成为心血管疾病的第一大慢性疾病，目前在全国已有超过 2 亿以上的高血压患者。其作为重要的心脑血管疾病危险因素，可损伤心、脑、肾等重要脏器的结构和功能，最终导致器官功能衰竭。高血压属于中医学"眩晕""头痛"范畴，本病不同于中医"中风"病，但可发展为"中风"的重要病因和先兆。在病证结合的诊疗模式下，中医药治疗高血压具有大量经验，"早干预、早治疗"高血压，对控制血压、逆转危险因素、保护靶器官损害将起到重要作用，有助于提高患者的远期生存率。规范高血压辨证分型，对提高临床诊疗准确性及治疗效果具有重要意义。

1. **高血压的辨证分型**　关于高血压证候临床辨证分型，其诊断标准主要包括国家标准、行业学会标准、教材辨证分型标准。1993 年，我国卫生部颁布的《中药新药治疗高血压病的临床研究指导原则》将高血压分为肝火亢盛、阴虚阳亢、阴阳两虚和痰湿壅盛等 4 型。2002 年，国家药品监督管理局修订的《中药新药临床研究指导原则》同样将高血压分为肝火亢盛、阴虚阳亢、阴阳两虚和痰湿壅盛等 4 型。新版《中医内科学》将该病分为肝阳上亢、肝火上炎、痰浊上蒙、瘀血阻窍、气血亏虚、肝肾阴虚 6 个证型。虽然不同时期、不同类别的标准规范对高血压的辨证分型略有不同，但仍主要以脏腑和 / 或八纲辨证来进行归类，从而全面反映高血压的中医病机。其中单因素证型主要包括火证、气虚、阴虚、阳虚、气滞、血瘀、痰浊等，病变脏腑主要为肝、肾。随着对高血压认识的不断深入，针对高血压现代病因病机制定的辨证分型标准应更加准确，证型分类也更应与临床相符合。上述标准规范对高血压辨证论治规范化发挥了重要作用。但仍存在辨证分型诊断标准尚不统一、以偏概全等问题。尤其是由于降压西药的长期广泛应用、大病久病导致的病理性肾虚，以及老年高血压患者生理性肾虚等，导致肾虚精亏，水不涵木，肝失疏泄而致病。目前的高血压患者往往包含多种病理因素，并与多脏腑相关，而仅表现为"肝阳上亢"等单因素证却不多见。因此，临床中又很难拘泥于目前的辨证分型标准。

近年来，基于临床对高血压病因病机的认识及诊治经验，各医家提出了不同的辨证分型方法。最早进行高血压的辨证分型经验总结研究，归纳出了高血压 5 类 11 型的辨证分型方法，其中有部分系高血压并发症，如中风型，是与高血压有关的心脑血管疾病的证候表现。另有研究对公开发表的 71 位医家高血压诊疗经验文献进行总结归纳，总结了高血压的病因病机及证候要素特点，认为肝肾阴阳平衡失调是高血压的主要病机，内因在于精气衰退及禀赋阳盛阴虚，外因以情志为主，兼及饮食及劳倦内伤；高血压的证候要素可分为实性证候要素及虚性证候要素，其中虚性证候要素有精亏、气虚、血虚、阴虚、阳虚 5 个，实性证候要素有阳亢、火、痰浊、（肝）风、瘀血、气郁、气逆、水湿、瘀毒、内燥 10 个，共 15 个证候要素，并最终形成了 56 个复合辨证分型。有限数量证候要素的应用组合构成了高血压丰富多样的证候类型。但究竟哪些证候是单纯属于高血压的证候表现，仍待进一步研究。

2. **高血压的证候流行病学调查研究**　由于临床中各家对高血压辨证分型尚不统一，采用临床调查与统计学方法，对高血压证候类型进行统计和分析，探索其证型规律及分布特点，对于进一步建立科学实用的辨证分型规范化标准具有重要的意义。有研究采用多中心、大样本的临床流行病学调查方法，选取我国北、中、南 3 个地区的原发性高血压患者，通过调查问卷的方式对筛选出的首次发现、未经降压药干预治疗的 477 例原发性高血压患者进行临床研究，并运用聚类分析方法，研究原发性高血压的中医辨证分型规律。结果表明，以各证型聚类内百分比较高者作为代表症状，各证型的分布情况为肝阳上亢（24.1%）、痰湿壅盛（27.1%）型比例较高，心肾气虚（10.1%）、阴阳两虚（8.4%）、瘀血阻络（9.0%）型比例较低。其聚类分析结果与现行的高血压 4 型分类标准比较，除了阴阳两虚、肝阳上亢、痰湿壅盛型相符之外，还涵盖了气虚及血瘀的致病因素。另有研究同样采用临床流行病学调查的方法，收集广西当地 4 家三级甲等医院的 328 例门诊或住院原发性高血压患者的临床症状和体征，经聚类分析证实可被划分为 4 个证型，即阴虚阳亢证、风阳上扰证、痰浊中阻证和瘀血阻络证，其中阴虚阳亢证占48.2%，这些证型与临床辨证诊断的一致率均达到了 86% 以上。

另有研究探讨社区高血压中医证候流行病学特征，选取高血压高危者 53例纳入高危组，确诊者 125 例纳入确诊组，分析两组中医证候流行病学差异。高危组的阴虚率 60.38%、气虚率 60.38%、心虚率 62.26%，分别高于患者组的 35.20%、31.20%、40.00%；高危组与患者组实证发生率从高至低前三位为肝阳上亢、肝火亢盛、血瘀，虚证发生率从高至低为心虚、阴虚、气虚。发现高血压高危者与患病者在实证发生率分布高度一致；高危者阴虚、气虚、心虚更高，三者可能为易罹患高血压的因素，伴有此三种证候因素者可作为社区高血压重点监测人群。

第三章

方证相应研究及应用

方证相应是指方剂与其适应证之间存在固定的对应关系，有是证则用是方。这种方证相应理论具有丰富的内涵和实践基础，临床上基于方证相应的中医辨证论治能提高疗效。

| 第一节 |
方证相应的内涵

一、方证相应源流

方证相应的理论源头追溯至《五十二病方》，书中记载的医方现存283个，具有以病统方、方下列证的特点，形成了中医辨证论治的雏形。而至东汉时期，张仲景著《伤寒杂病论》，在总结前人的基础上，进一步完善并明确提出辨证论治与方证相应理论，"观其脉证，知犯何逆，随证治之"。全书通过"病下系证，证下列方，方随证出"的方证体系，列方269首，融理法方药于一体，构建了较为完善的中医方证相应理论，指导了临床处方施治。故唐代孙思邈继承张仲景方证相应之旨，于《千金翼方》中言："伤寒热病，自古有之，名贤睿哲，多所防御，至于仲景，特有神功"，并进一步发展方证同条，比类相附，"旧法方证，意义幽隐，乃令近智所迷览之者造次难悟……今以方证同条，比类相附，须有检讨，仓卒易知"。此后，宋代朱肱在继承传统方证相应的基础上，进一步发展并创新性地提出药证，《类证活人书》载："所谓药证者，药方前有证也，如某方治某病是也。"该"药证"内涵应当包括方证相应，以及方证不完全相应时的药物加减，正如"所谓药方并加减法者，仲景伤寒方一百十三道，病与方相应，乃用正方，科有差别，即随证加减"。由此，方证相应构成了中医辨证论治的重要内容，成为临床处方施治的指导原则。

至清代柯琴著《伤寒论翼》说："仲景之方因症而设，非因经而设，见此症便与此方，是仲景活法"，则示人以方证相应为主线研究《伤寒论》理法方药之法。而《伤寒来苏集》中载桂枝、麻黄、柴胡、黄连等方证30余种，归纳了不同方证的用药和症状体征特点，梳理各个类方与证之间的固定对应关系，从而开辟了方证论治先河。在此基础上，清代徐灵胎则进一步提出"不类经而类方"，著《伤寒论类方》以方类证，证从方治，载"桂枝汤类""麻黄汤类""葛根汤类""柴胡汤类"和"杂法方类"等十二类方。至此，方证相应理论已渐趋成熟，并已不断运用于中医临床实践中。且该理论亦被日本吉益东洞所推崇，并在《类聚方》中明确提出"方证相对"一词，为日本汉方医学的发展奠定了基础。

近现代医家曹颖甫、岳美中、刘渡舟及胡希恕等亦倡导"方证相应"理论。岳美中先生指出，"见其察证候不言病理，出方剂不言药性，从客观以立论，投药石以祛疾，其质朴之实验学术，实逼近科学之堂奥，真是祛疾之利器"；刘渡舟先生云："经方为证而设，证之下必须有方，方之上亦必须有证"；胡希恕先生则明确提出："方证是六经八纲辨证的继续，亦即辨证的尖端"。由此可见，自古至今方证相应理论一直存在于中医临床实践中，其经历代医家的不断丰富和发展，已然成为当今中医诊疗的重要理论支撑。

二、方证相应内涵

方证相应遵循于中医辨证论治的基本原则，也是辨证论治的具体体现。其内涵应至少包括方与证的对应和药与证的对应。

1. **方与证的对应**　方证相应是指方剂与其适应证之间存在固定的对应关系。方，即"方药"，是治疗的主要措施；证，是诊断的依据凭证，狭义的证即"证候"，广义的证应当包括证候、症状、体征以及客观指标等多个方面，可以表现为方证和药证两种形式。临床上，方证相应的内涵至少包括3个层面：首先，方证相关是方剂与主证相关，而主证是指决定全局而占主导地位的证候，由主要的相关症状和体征组成。临证时，关注症状体征变化，掌握证候病机演变，注重方证之间的对应关系，是方证相关的关键。只有当方药与主证的这种对应关系得到严格的证据支持，才能效如桴鼓，"一举贯革"，否则"弓劲矢疾，去的弥远"（《金匮要略心典·徐序》）。目前方剂与主证的这种对应关系主要基于3种证据形式：①从文献中得来，主要是对经典条文的学习继承；②从临床中得来，通过大量临床实践观察，发现并提炼方药的使用规律和指征；③从构成方证的药证中得出，如《类证活人书》云："一证下有数种药方主之者，须是将病对药，将药合病，乃可服之。"其次，由于症状、体征是患者对疾病、正气对邪气所产生相互作用的外在征象，它们相对证候来说，具有更直观和更具体的特点。临床上，方药与症状、体征之间也具有直接的相关性，如《神农本草经》载诸药疗诸症，《五十二病方》云以蘦和醇酒同煮治"伤，风入伤，身伸而不能屈"，皆直言方药与症状、体征相关，未提证候。因此，方症之间的这种相关性，看似无思辨过程，却确循古人所用，质朴而客观，正如《伤寒论今释》言："中医之治疗有特长，理论则多凭空臆造，仲景不尚理论……而不于病证药方上著眼对勘，皆非读仲景书者。"最后，证候是从病势、病位、病情和病性等 4 个方面综合地揭示病机，而症状、体征是从外在征象上散在地体现疾病的这些特点，故方证相应又是方药与病势、病位、病情和病性的相关。随着病情发展和证候演变，疾病的病势可能由缓转急，涉及的病位可能由少变多，病情和病性亦随之发生变化，只有随时调整方药，方证对应，才能直中证候病机，而不至于被某些虚假症状、体征所误导。方药的有效治疗作用，必须在特定的方与证同时存在、完全对应的情况下，才能发挥出来。随着中西医多方位、多层次的结合，现代理化指标也逐渐引入中医证型研究中，这使得它们作为一种新的体征、证据，参与到方证相关的研究中。

此外，值得注意的是，在方证相应的临床应用中，往往一方并不能对一证，或一证可能有多方，这时就应该根据其方证对应的契合程度，进行灵活变通，随证治之：①当证与方完全契合时则守原方；②证与方大部分契合时，根据药物配伍及剂量加减，即药证和量证的原则随证变化；③证与多个方剂契合时，根据合方原则治疗；④证与多个方证相似时，根据类方原则鉴别筛选。

2. **药与证的对应** 药证相应是在方证相应理论指导下的单味药或几味药与特定症状、体征或证候的固定对应关系。在一定程度上说，药证是简单的方证，而方证可以理解为更加复杂和固定的药证，这种由多种药证构成的方证具有"1+1>2"的效应。临床上，药证相应主要运用于 2 个方面：①在方证相应的基础上随症加减，着眼于主证以外的兼证、次证或兼夹症状、体征，以增加方、药与证、症之间的契合度，从而提高临床疗效。这种方证相应基础上的药证相应，能提升方证的灵活性，扩大其主治范围，从而更好地适应临床复杂多变的病证。②方证、药证中"证"的概念不仅局限于证候、症状及体征等传统诊断证据，它还包括理化指标、病理改变等现代检测结果。传统的药证相应主要基于中医药基础理论和长期的医疗实践积累，形成了针对某些特定证或症的较为固定的单味药、药对或角药。但随着中药药理研究的不断深入，利用中医药性结合西医药理的方法治疗病证，能更有针对性地治疗特异性的指标，从而增加药证相应的契合度，提高临床疗效。

3. **方证相应与辨证论治** 方证相应与辨证论治均源于《伤寒杂病论》，二者紧密联系。方证相应是辨证论治原则的延伸，同时也是辨证论治具体方法的体现。方证中的证为"证据"，是临床上辅助诊断的依据，既包括症状、体征等表象，也指证候、病机等本质；而辨证论治则是以"证候"为核心，依证立法，随法处方，故它们都强调治疗应与疾病本质相对应。此外，方与证并非具有绝对的一一对应关系，临床上根据二者对应的契合程度，方证相应有方证原则、药证原则、量证原则、合方原则及类方原则等具体变化，而这种随证、随病灵活对应的方法是以辨证论治基本原则为指导确立的。

尽管方证相应与辨证论治的内涵具有统一性和延续性，但二者又不完全相同。方证相应强调某种方剂与其特定适应证之间固定的对应关系，即有是证则用是方，证不变，方亦不变；而辨证论治则侧重通过望、闻、问、切四诊，搜集病历资料，归纳提炼出能反映病机本质的特定证候，然后根据证候确立治则治法，处方施治，并随症加减。因此，方证相应可以说在一定程度上跳过了辨证论治中由症到证的思辨过程，着眼于辨证之后的处方论治，强调方与证的一一对应关系。从这种意义上说，方证相应又是提高辨证论治疗效的重要环节，使临床治疗更加完善、具体和精确，操作性和重复性更好。

| 第二节 |
方证相应理论应用

方证相应理论在心血管疾病中运用得较为广泛，许多方剂诸如血府逐瘀汤、炙甘草汤和五苓散等都有其相对固定的心血管适应证及独特的药理作用，能发挥防治冠心病、心律失常和心力衰竭等心血管疾病的功效。临床研究证实，方证对应治疗冠心病心绞痛疗效为 75.0%，方证不对应仅为 29.0%，规范治疗可提高疗效 1 倍以上。

1. **血府逐瘀汤证** 血府逐瘀汤方剂来源于王清任的《医林改错》，其认为血府逐瘀汤治胸中血府血瘀之症，所治症目包括头痛、胸疼、胸不任物、胸任重物、心跳心忙、夜不安等。临床常用于治疗冠心病心绞痛、风湿性心脏病、高血压及高脂血症之胸痛、头痛、头晕等属瘀阻气滞者。

药物组成：桃仁、红花、当归、生地黄、牛膝、川芎、桔梗、赤芍、枳壳、甘草、柴胡。

适应证：胸痛、痛有定处，舌黯红或有瘀斑、脉涩或弦紧。

现代研究：血府逐瘀汤具有抑制心脏间质成纤维细胞增殖、抑制心肌细胞坏死凋亡、抗动脉粥样硬化形成、诱导内皮细胞增殖和血管增生、改善血流变参数及血液高凝状态、抑制炎症因子及炎症介质的释放，其机制可能与影响 Bcl-2 及 Bax 基因的表达、降低动脉粥样硬化血清非对称性二甲基精氨酸（ADMA）浓度、增加一氧化氮合成与分泌、促进血管内皮细胞生长因子及血小板源性因子的释放有关。

2. 炙甘草汤证 炙甘草汤首载于《伤寒论》，主治"伤寒脉结代，心动悸"。清代名医曹颖甫在其《经方实验录》中对结代脉做出了解释："阳气结涩不舒，故谓之结，阴气缺乏不续，故谓之代"，并记载了运用炙甘草汤证的三个医案，皆疗效显著。目前该方已广泛用于治疗多种心律失常和心脏神经症。

药物组成：炙甘草、生姜、人参、生地黄、桂枝、阿胶、麦门冬、火麻仁、大枣和清酒。

适应证：心动悸，脉结代，少气，舌红少苔。

现代研究：炙甘草汤中发挥抗心律失常的主要有效成分是甘草酸单铵盐、人参总皂苷和麦冬总皂苷。该方能够有效改善左心功能，提高血清超氧化物歧化酶（SOD）活性，降低丙二醛（MDA）和活性氧（ROS）的含量，从而抑制缺血再灌注损伤诱导的心律失常。

3. 柴胡加龙骨牡蛎汤证 柴胡加龙骨牡蛎汤源自《伤寒论》："伤寒八九日，下之，胸满烦惊，小便不利，谵语，一身尽重，不可转侧者，柴胡加龙骨牡蛎汤主之。"该方主治邪在少阳，多用于心血管疾病而伴有精神、神志异常者。

药物组成：柴胡、龙骨、黄芩、生姜、铅丹、人参、桂枝、茯苓、半夏、大黄、牡蛎、大枣。其中铅丹为有毒之品，现一般少用或不用。

适应证：烦惊，谵语，胸满。

现代研究：临床上可用于治疗心脏神经症、原发性高血压、心律失常、高脂蛋白血症和冠心病等。研究发现柴胡加龙骨牡蛎汤可改善患者抑郁、烦躁症状，调节心血管神经功能；减少室性早搏发生率；明显缓解伴焦虑或抑郁状态的心绞痛；降低甘油三酯、胆固醇、载脂蛋白B水平，升高载脂蛋白A的水平。

4. 五苓散证 五苓散原方记载于《伤寒论》："太阳病，发汗后，大汗出，胃中干，烦躁不得眠，欲得饮水者，少少与饮之，令胃气和则愈。若脉浮，小便不利，微热消渴者，五苓散主之。""中风发热，六七日不解而烦，有表里证，渴欲饮水，水入则吐者，名曰水逆，五苓散主之"。五苓散为祛湿剂，具有利水渗湿，温阳化气之功效，临床常用于慢性心力衰竭及高血脂等心血管疾病。

药物组成：猪苓、茯苓、泽泻、桂枝、白术。

适应证：水肿或泄泻，小便不利，苔白。

现代研究：五苓散有类似于胰岛素增敏剂、利尿剂的作用等，常用于治疗水液代谢失调性疾病，例如特发性水肿、代谢综合征高血压、自发性高血压和心力衰竭等。其作用机制可能与调控肾素 - 血管紧张素 - 醛固酮系统（renin-angiotensin-aldosterone system，RAAS）相关，降低血清中肾素（renin）、血管紧张素Ⅱ（AngⅡ）和醛固酮（ALD）水平，抑制心肌组织中血管紧张素Ⅱ1型受体（AT1）的 mRNA 表达，促进血管紧张素转化酶2（ACE2）mRNA 的表达。此外，它还能降低血脂，维持肝组织正常的抗氧化能力，故可用于调节脂质代谢。

5. **小陷胸汤证**　小陷胸汤记载于《伤寒论》："小结胸病，正在心下，按之则痛，脉浮滑者，小陷胸汤主之。"临床常用于治疗冠心病、心律失常、高脂血症、胸膜炎和胸膜粘连等属痰热互结心下或胸膈者。

药物组成：瓜蒌实、黄连、半夏。

适应证：胸脘痞闷，按之则痛，苔黄腻，脉滑数。

现代研究：黄连具有降血糖、调血脂和抗心律失常等功效；瓜蒌具有抗血小板聚集、增加冠脉流量和保护缺血心肌等作用；半夏具有抗心律失常及降血脂的功效。三药配伍，具有降低血小板膜糖蛋白Ⅱb／Ⅲa受体水平，抗血小板聚集及血栓形成，改善心电图，并缓解临床症状的作用，常用于治疗冠心病心绞痛、心律失常和高脂血症等多种心血管疾病。

6. **桂枝汤证**　桂枝汤记载于《伤寒论》："太阳中风，阳浮而阴弱。阳浮者，热自发……鼻鸣干呕者，桂枝汤主之"；"太阳病，头痛，发热，汗出，恶风者，桂枝汤主之"；"太阳病，下之后，其气上冲者，可与桂枝汤"。桂枝汤发汗解肌，调和营卫，原文用于治疗中风表虚证。但经过历代医家不断应用发现，桂枝类方在治疗心血管疾病方面有独特的疗效，《难经·十四难》中提到："损其肺者，益其气；损其心者，调其荣卫……损其肾者，益其精，此治损之法也。"而在心血管疾病治疗中，误治、延治成寒证虚证的较多，正好契合君药桂枝发汗解肌、温通血脉、助阳化气的功效。

药物组成：桂枝、芍药、甘草、大枣、生姜。

适应证：外感风寒表虚证。头痛发热，汗出恶风，鼻鸣干呕，苔白不渴，脉浮缓或浮弱者。

现代研究："桂枝汤，外证得之，解肌和营卫；内证得之，化气调阴阳"。其重在调和营卫，平衡阴阳，故临床运用广泛。现代药理研究显示，桂枝汤具有双向调节体温、双向调节汗腺、抗炎、镇静、镇痛和增加心肌血流量等作用，因此临床可用于治疗冠心病和心律失常等心血管疾病。

7. **桂枝加龙骨牡蛎汤证** 桂枝加龙骨牡蛎汤出自《金匮要略》："夫失精家少腹弦急，阴头寒……女子梦交，桂枝加龙骨牡蛎汤主之。"原文中桂枝加龙骨牡蛎汤用于治疗阴阳两虚证的失精梦交，具有调和阴阳，潜镇摄纳之功效。目前该方多用于治疗快速型心律失常及其他心血管疾病伴有精神神志异常者。

药物组成：桂枝、芍药、生姜、甘草、大枣、龙骨、牡蛎。

适应证：虚劳少腹弦急，阴部寒冷，目眩发落，男子失精，女子梦交，或心悸，遗溺，脉虚大芤迟，或芤动微紧。

现代研究：根据桂枝加龙骨牡蛎汤调和阴阳，潜阳固涩的功效，其临床上多用于治疗冠心病、心律失常以及心脏神经症等心血管疾病，其作用机制可能与镇静和抗惊厥相关。

8. **小柴胡汤证** 小柴胡汤出自《伤寒论》："少阳之为病，口苦，咽干，目眩也"；"伤寒五六日中风，往来寒热，胸胁苦满……或咳者，小柴胡汤主之"。小柴胡汤为和解少阳之方，临床常用于治疗普通感冒、流行性感冒、急性胆囊炎、慢性胆囊炎，并可用于冠心病伴胁痛者。

药物组成：柴胡、半夏、人参、甘草、黄芩、生姜、大枣。

适应证：伤寒少阳证、妇人伤寒、热入血室。

现代研究：小柴胡汤可用于治疗冠心病伴胁痛等少阳证、精神神经系统疾病、肝胆疾病、外感发热、急性扁桃体炎、急性结膜炎、带状疱疹和原发性痛经等疾病。临床上以口苦、咽干、目眩、往来寒热、胸胁苦满、默默不欲饮食、心烦喜呕等为用药指征，见证即用，随症加减。而现代药理研究表明，小柴胡汤具有免疫调节、抗炎、内分泌调节、降血压、调节血脂、保护肝脏和促肝细胞再生等作用。

9. **柴胡桂枝汤证** 柴胡桂枝汤出自《伤寒论》："伤寒六七日，发热，微恶寒，支节烦疼，微呕，心下支结，外证未去者，柴胡桂枝汤主之。"柴胡桂枝汤具有和解少阳，调和营卫之功，可用于治疗冠心病和心律失常者。

药物组成：桂枝、黄芩、人参、甘草(炙)、半夏、芍药、大枣、生姜、柴胡。

适应证：外感风寒，发热自汗，微恶寒，或寒热往来，鼻鸣干呕，头痛项强，胸胁痛满，脉弦或浮大。

现代研究：有研究显示柴胡桂枝汤具有抗惊厥、抗胃黏膜损伤、增强免疫、抗炎和保护缺血组织的作用，临床常用于治疗冠心病、心律失常、胃溃疡和慢性胰腺炎等疾病。与柴胡汤证有所不同，该方以往来寒热、胸胁苦满、微呕、肢节烦痛等为用药指征。

10. **天王补心丹证**　原方出自于《校注妇人良方》，可"宁心保神，益血固精，壮力强志，令人不忘。清三焦，化痰涎，祛烦热，除惊悸，疗咽干，育养心神"。天王补心丹为安神剂，具有滋阴清热，养血安神的功效。临床常用于治疗神经衰弱、冠心病和甲状腺功能亢进等所致的失眠、心悸。

药物组成：人参、茯苓、玄参、丹参、桔梗、远志、当归、五味子、麦门冬、天门冬、柏子仁、酸枣仁、生地黄、朱砂。

适应证：阴虚血少，神志不安证。心悸怔忡，虚烦失眠，神疲健忘，或梦遗，手足心热，口舌生疮，大便干结，舌红少苔，脉细数。

现代研究：天王补心丹可应用于多种心血管疾病。临床研究显示，本方治疗心阴亏虚型冠心病心绞痛、病毒性心肌炎、心律失常和心血管神经症等均能获得较好的临床疗效。此外，本方配合降糖药物的基础治疗，能改善糖尿病性心肌病患者的临床症状和血糖水平，效果优于单纯西药组。

11. **生脉散证**　生脉散为补益剂，具有益气生津，敛阴止汗之功效。方中人参甘温，益元气，补肺气，生津液，故为君药。麦门冬甘寒养阴清热，润肺生津，故为臣药。人参、麦冬合用，则益气养阴之功益彰。五味子酸温，敛肺止汗，生津止渴，为佐药。三药合用，一补一润一敛，益气养阴，生津止渴，敛阴止汗，使气复津生，汗止阴存，气充脉复，故名"生脉"。《医方集解》云："人有将死脉绝者，服此能复生之，其功甚大。"目前该方多用于治疗冠心病、心律失常、心肌病和高脂血症等属气阴两虚者。

药物组成：人参、麦门冬、五味子。

适应证：胸闷，气短，心悸，自汗，神疲乏力，咽干口渴，舌干红少苔，脉虚数。

现代研究：生脉散对病毒性心肌炎、心肌梗死及心肌缺血再灌注等多种原因所致的心肌损伤均有保护作用。有研究显示，生脉散能显著降低心肌缺血损伤小鼠血清 MDA 水平，提高 SOD 活性，抑制 T 波抬高；并能调节血脂代谢，抑制脂质过氧化过程，减轻氧自由基对血管内皮和心肌的损伤，从而发挥抗大鼠急性心肌缺血再灌注损伤的作用。临床研究发现，生脉胶囊治疗冠心病不稳定型心绞痛 12 周，不仅能改善气虚、阴虚的证候要素积分，还能显著降低超敏 C 反应蛋白（hs-CRP）、内皮素 -1（ET-1）和同型半胱氨酸（Hcy）等炎症和内皮因子。此外，另有学者发现生脉散对病毒性心肌炎和高脂血症均有较好的治疗作用。

12. **补中益气汤证** 补中益气汤源自《内外伤辨惑论》，主治"气高而喘，身热而烦，其脉洪大而头痛，或渴不止，其皮肤不任风寒而生寒热"，具有补中益气，升阳举陷之功效。临床常用于治疗内脏下垂、脱肛、重症肌无力及慢性胃肠炎等，亦可用治冠心病和慢性心力衰竭属中气不足者。

药物组成：黄芪、白术、陈皮、升麻、柴胡、人参、甘草、当归。

适应证：①脾虚气陷证。饮食减少，体倦肢软，少气懒言，面色萎黄，大便稀溏，舌淡，脉虚。②气虚发热证。身热自汗，渴喜热饮，气短乏力，舌淡，脉虚大无力。

现代研究：能量代谢障碍贯穿于心肌从代偿性肥大到衰竭的全过程，是心衰发生、发展和恶化的重要因素之一。三磷酸腺苷（ATP）是心肌的直接供能物质，而磷酸肌酸（PCr）则是心肌主要的能量储备物质。心肌肥厚早、中期 ATP 含量尚在正常范围内或仅轻度下降，但 PCr 已经开始减少，PCr/ATP 比值下降，且该比值与心肌肥厚的程度呈显著负相关。当发展至心衰时，ATP 和 PCr 均明显减少，PCr/ATP 比值下降更加明显。进一步研究显示，气虚可能与能量代谢障碍相关，而黄芪、党参等益气中药能改善心肌能量代谢，从而发挥治疗心衰的作用。

13. **真武汤证** 真武汤具有温阳利水的功效，《伤寒论·辨太阳病脉证并治》载："太阳病发汗，汗出不解，其人仍发热，心下悸，头眩，身瞤动，振振欲擗地者，真武汤主之。"《伤寒论·辨少阴病脉证并治》云："少阴病，二三日不已，至四五日，腹痛，小便不利，四肢沉重疼痛，自下利者，此为有水气。其人或咳，或小便利，或下利，或呕者，真武汤主之。"临床上，该方常用于治疗心源性水肿属脾肾阳虚，水湿内停者。

药物组成：茯苓、芍药、生姜、附子、白术。

适应证：阳虚水泛证。畏寒肢厥，小便不利，心下悸动不宁，头目眩晕，身体筋肉𬌗动，站立不稳，四肢沉重疼痛，浮肿，腰以下为甚；或腹痛，泄泻；或咳喘呕逆。舌质淡胖，边有齿痕，舌苔白滑，脉沉细。

现代研究：研究表明"肾阳虚证"具有功能紊乱的特点，在不同靶腺轴，具有不同环节、不同程度的功能紊乱和退行性病变，而真武汤能治疗"肾阳虚证"，调节机体的功能失衡。其作用机制可能与真武汤兴奋下丘脑 - 垂体单位功能状态，改善下丘脑渗透压感受器的敏感性，提高神经分泌细胞的阈值，拮抗肾上腺皮质及各带细胞的萎缩和退行性改变，提高肾小球系膜细胞和内皮细胞功能有关。临床研究证实，真武汤可以明显改善心力衰竭患者的生活质量，并降低患者血浆 NO（一氧化氮）和 ET（内皮肽）的含量。

14. 冠心Ⅱ号方证 冠心Ⅱ号是治疗冠心病的临床经验方，具有行气活血、祛瘀通络的功效，能发挥抗心肌缺血损伤、抑制心肌细胞凋亡、抗氧化和抗血小板聚集等作用。

药物组成：丹参、川芎、赤芍、降香、红花。

适应证：主治冠心病血瘀证，胸部刺痛，或胸闷不适，心悸，憋气，口唇青紫，舌黯，舌下静脉曲张，脉涩。

现代研究：有研究表明冠心Ⅱ号方能改善缺血再灌注后冠脉循环血流量，缩小心梗面积，抗氧化，抑制炎症反应，并改善脂质代谢。其机制可能与调节缺血心肌蛋白的表达，增加差异蛋白表达数目，升高 SOD，抑制氧自由基生成和心肌细胞凋亡，降低 C 反应蛋白（CRP）和脂质过氧化物代谢产物 MDA 等相关。另有学者报道，冠心Ⅱ号方中的活血药主要发挥抗血小板聚集、抗血栓形成的作用，而理气药则主要发挥镇痛作用。

主要参考文献

[1] 黄政德 . 心病临床论治精要 [M]. 北京：中国中医药出版社 , 2018.

[2] 张志聪 . 黄帝内经素问集注 [M]. 杭州：浙江书局 , 2014.

[3] 王洪图 . 难经白话解 [M]. 北京：人民卫生出版社 , 2004.

[4] 朱文峰 . 中医诊断学 [M]. 北京：中国中医药出版社 , 2002.

[5] 陈云志 . 四诊心法要诀 [M]. 北京 : 中国中医药出版社 , 2018.

[6] 廖华君 , 张雯 , 朱章志 , 等 . 立足六经探讨张仲景辨治心悸的研究 [J]. 中华中医药杂志 ,
2019, 34(9): 3939-3942.

[7] 沈自尹 , 王文健 . 中医虚证辨证参考标准 [J]. 中西医结合杂志 . 1986, 6(10): 598.

[8] 邓铁涛 . 中医诊断学 [M]. 上海 : 上海科学技术出版社 , 1987.

[9] 中国中医研究院 . 中医大辞典 [M]. 北京 : 人民卫生出版社 , 1995.

[10] 王阶 , 熊兴江 , 廖江铨 , 等 . 病证结合方证相关临床应用研究 [J]. 世界科学技术 : 中医
药现代化 , 2017, 19(3): 387-391.

[11] 王阶 , 张兰凤 , 王永炎 . 方证对应理论源流及临床研究 [J]. 世界科学技术—中医药现
代化 , 2004, 6(4): 13-17.

[12] 徐大椿 . 徐大椿医书全集 [M]. 北京 : 人民卫生出版社 , 1988.

[13] 岳美中 . 岳美中医学文集 [M]. 北京 : 中国中医药出版社 , 2000.

[14] 刘渡舟 . "经方" 溯源 [J]. 北京中医药大学学报 , 1999, 22(1): 7.

[15] 胡希恕 . 中医临床家胡希恕 [M]. 北京 : 中国中医药出版社 , 2001.

[16] 王阶 , 熊兴江 , 何庆勇 , 等 . 方证对应内涵及原则探讨 [J]. 中医杂志 , 2009, 50(3): 197-199.

[17] 王阶 , 熊兴江 . 方证对应特征探讨 [J]. 中医杂志 . 2010, 51(3): 200-203.

[18] 张兰凤 , 王阶 , 王永炎 . 方证对应研究 [J]. 中华中医药杂志 , 2005, 20(1): 8-10.

[19] 沈雁 , 韦红 , 靳春兰 . 血府逐瘀汤对血管紧张素 II 诱导的大鼠心肌成纤维细胞增殖及
细胞外基质的影响 [J]. 中西医结合学报 , 2011, 9(3): 313-319.

[20] 陈兰英 , 陈奇 , 刘荣华 , 等 . 炙甘草汤主要有效成分对心肌生理特性的影响 [J]. 中草药 ,
2001, 32(2): 40-42.

[21] 袁杰 . 炙甘草汤对大鼠在体心肌缺血 - 再灌注损伤后左心功能及抗氧化酶的影响 [J].
时珍国医国药 , 2008, 19(2): 411-412.

[22] 梅国强 . 增损柴胡加龙骨牡蛎汤临证思辨录 [J]. 上海中医药杂志 , 2013, 47(02): 27-30.

[23] 左立莹 , 于慧 , 周志勇 , 等 . 柴胡加龙骨牡蛎汤结合美托洛尔对心血管神经症患者的
临床疗效观察 [J]. 世界最新医学信息文摘 , 2015, 15(4): 136-137.

[24] 马清华 , 尹忠理 , 张云芬 . 柴胡加龙骨牡蛎汤治疗冠心病室性早搏临床研究 [J]. 山东
中医杂志 , 2014, 33(5): 366-367.

[25] 费龙飞 , 吴波 . 柴胡加龙骨牡蛎汤治疗稳定型心绞痛伴焦虑症状临床观察 [J]. 南京中
医药大学学报 , 2014, 30(4): 320-322.

[26] 刘东方 , 倪约翰 . 小陷胸汤对痰热蕴结型心悸的临床观察 [J]. 中医药信息 , 2010,

27(6): 19-21.

[27] 李景君，王蕊，徐京育.加味小陷胸汤治疗不稳定型心绞痛临床观察 [J]. 中医药学报，2010, 38(2): 123-124.

[28] 刘燕.天王补心丹治疗冠心病心绞痛 26 例临床观察 [J]. 湖北中医杂志，2002, 24(5): 16-17.

[29] 崔春霞，崔春荣.辨证治疗病毒性心肌炎 76 例 [J]. 河南中医，2006, 26(5): 44-45.

[30] 弓剑.天王补心丹治疗心血管神经症 30 例 [J]. 福建中医药，2013, 44(5): 22-23.

[31] 葛少勇，孙惠芳.天王补心丹配合西药治疗心律失常 35 例 [J]. 陕西中医，2004, 25(07): 589-590.

[32] 张怀保.天王补心丹加味治疗糖尿病性心肌病 70 例临床疗效观察 [J]. 医学理论与实践，2013, 26(17): 2283-2284.

[33] 王宇卿，朱丹妮，张洁琼，等.生脉冻干粉口服对异丙肾上腺素致小鼠心肌缺血损伤的保护作用 [J]. 中药药理与临床，2013, 29(3): 15-17.

[34] WANG J, YANG X C, CHU F, et al. The effects of Xuefu Zhuyu and Shengmai on the evolution of syndromes and inflammatory markers in patients with unstable angina pectoris after percutaneous coronary intervention: a randomised controlled clinical trial [J/OL]. Evid Based Complement Alternat Med, 2013: 896467(2013-05-08) [2021-08-19]. http://dx.doi.org/10.1155/2013/896467.

[35] 任钧国，马晓斌，林成仁，等.加味生脉散对急性心肌缺血再灌注损伤大鼠的保护作用 [J]. 中国实验方剂学杂志，2010, 16(2): 78-80.

[36] 李晓峰，叶文伟.加味真武汤对心力衰竭患者血浆一氧化氮、内皮素影响的临床研究 [J]. 浙江中医杂志，2014, 49(7): 479-480.

[37] 于成瑶，刘振，徐新民，等.冠心Ⅱ号对大鼠缺血心肌蛋白差异表达的影响 [J]. 中国中药杂志，2008, 33(13): 1605-1609.

[38] ZHAO J, HUANG X, TANG W, et al. Effect of oriental herbal prescription Guan-Xin-Er-Hao on cornory flow in healthy volunteers and anti-apoptosis on myocardial ischemia-reperfusion in rat models [J]. Phytother Res, 2007, 21: 926-931

[39] 王振宇，钱瑞琴，关树宏，等.冠心Ⅱ号抗缺血性心肌损伤的自由基机理实验研究 [J]. 中国中西医结合杂志，2003, 23(5): 363-366.

[40] 张金艳，李贻奎，赵乐，等.冠心Ⅱ号不同组分配伍对体外血栓形成、血小板聚集和镇痛作用的影响 [J]. 中药药理与临床，2010, 26(1): 1-3.

第四章

证候标准化研究

证候是基于望、闻、问、切四诊信息而形成的综合诊断，是中医学辨证论治的基础，已受到 *Nature* 等国际期刊关注。然而，数千年来，证候的标准规范限制了中医临床诊疗及发展。因此，建立证候的标准规范已成为中医学亟待解决的难题。

| 第一节 |
证候标准化研究意义

中医学灵活多变的辨证论治方法体系，成就了中医独具特色的临床优势，但也带来了许多弊端。中医辨证方法体系的多样化是因为中医证候分类的不确定性及多样化造成的。作为中医辨证论治体系重要组成部分的中医证候，由于历史的原因，不同医家赋予了不同的内涵和外延，从而使其在内容、适用范围及种类上都存在着不规范的现象。因此，证候标准化研究对中医药发展具有重要的意义。

一、规范中医学证候诊断标准

规范中医学证候诊断标准，解决"证候"这一中医学的关键科学问题。中医疾病诊断过程中通过望、闻、问、切四诊方法获取患者的症状与体征，这些症状与体征来自两个方面：患者的自我感觉（问诊获取），比如患者主诉痛感，胀痛、刺痛、刀割样痛，甚至患者经常表述为不知道是什么痛感，医生的感知（望、闻、切获取），比如以望诊而言，失神、少神、无神、有神其中很多症状的界限并不明确；如望舌，舌红、舌淡红、舌微红等，红的具体程度不明。

由于中医证候的不规范性，导致在心血管病辨证时的不确定性，从而在临床上出现因证施治的多样性，也导致了临床疗效的不确定性。这样的不规范导致了临床辨证施治缺乏指导性和可操作性。大量的临床实践证明，中医药辨治心血管病确实存在较大优势。只是因为心血管病中医证候的不确定性，导致辨证分型的不统一性及缺乏规范化，而在中医理论上造成混乱，制约了临床治疗效果。因此，进行规范化的心血管病中医证候研究，建立被公众认可、能够广泛推广的心血管病证候标准，是提高中医药治疗心血管病疗效的根本保证。证候标准化主要体现在证候概念标准化、证候名称标准化、证候分类标准化、证候诊断标准化等。目前，证候名称及分类标准化研究已有中华人民共和国国家标准《中医病证分类与代码》、中华人民共和国国家标准《中医临床诊疗术语 第 2 部分：证候》、中华人民共和国中医药行业标准"中医病证诊断疗效标准"，以及其他证候标准化研究成果如《中医证候鉴别诊断学》等，但由于研究角度及知识体系差异，证候标准化成果间彼此仍有出入，使证候标准使用者莫衷一是。近年来，专家学者们对证候规范化进行了诸多研究，也取得了一定的成果，但中医证候规范化研究还存在着很多问题需要进一步解决和改善。

二、构建中医学证候疗效评价标准

中医疗效评价标准的缺乏是制约中医学发展的瓶颈，故而亟须构建中医学证候疗效评价标准。它的建立是促进提高临床疗效的关键，也是作为结局指标评价高质量临床试验的基础，更是临床诊疗指南制定的重要依据。但目前在临床实践和临床试验中，中医药治疗冠心病的疗效评价方法和种类繁多，始终不能形成行业标准。笔者研究团队以病证结合作为切入点，又进一步对冠心病中医疗效评价标准进行了深入研究，通过"专家咨询 - 问卷调查 - 条目筛选 - 量化赋分 - 制定量表 - 逼近理想解排序法（TOPSIS）评价"的方法，制定了 3 个冠心病中医疗效评价量表，引入基于患者报告的疗效评价理念和 TOPSIS 的量表考核方法，为中医疗效评价方法打开了思路，形成《冠心病心绞痛病证结合疗效评价系列量表》《冠心病心绞痛中医证候疗效评价量表》《基于冠心病心绞痛患者报告的临床结局评价量表》。对上述量表进行科学性考核，并借助 TOPSIS 法进行综合评价，认为上述量表具有良好的效度、信度和反应度。该研究建立系统完整的疗效评价研制方法，为中医疗效评价研究提供新思路。建立的标准已成为国家行业认可标准，在全国 37 家医院推广应用。

三、冠心病证候要素分布规律及介入前后证候演变规律的研究

笔者研究团队通过研究，揭示了冠心病心绞痛中医证候要素分布规律及介入前后证候演变规律，形成《冠心病稳定型心绞痛中医诊疗指南》，提升

了中医药治疗冠心病整体水平。前期虽然构建了冠心病证候要素及证候诊断量表，但中医临床辨证施治得以取效的灵活性在很大程度上取决于证候的动态时空特征。证候随着时间的迁移发生变化，诊断和治疗也随之而变化，即"随证治之"。然而由于方法等局限，对于冠心病证候要素演变规律的研究较少，且不能指导临床。因此，根据冠心病病证结合证治体系的要求，2006年首次提出"冠心病证候要素"概念，利用复杂系统熵聚堆等技术揭示了冠心病心绞痛证候要素分布规律：8个主要证候要素依次为血瘀、气虚、痰浊、阴虚、气滞、阳虚、寒凝、热蕴，可覆盖95%以上病例；6个主要证候要素组合依次为气虚血瘀、气阴两虚、痰瘀互阻、气滞血瘀、痰阻热蕴、阳虚寒凝。

在确定冠心病证候要素基础上，其团队首次运用生存分析和连续重复测量方法，研究202例冠心病心绞痛患者介入前后835例次多时点信息，揭示了冠心病心绞痛介入前后证候演变规律及中药干预的影响：介入治疗后，实性证候要素（血瘀、寒凝）呈现先减少后增加趋势，虚性证候要素（气虚、阳虚、阴虚）显著增加；中药治疗能抑制实性证候要素（血瘀、寒凝），减少后期虚性证候要素（气虚、阳虚、阴虚）的频数和积分，使证候要素组合朝着简单化方向演变。依据TOPSIS法形成了《冠心病心绞痛介入前后中医诊疗指南》。该研究首次揭示了冠心病介入前后中医证候要素演变规律，并形成推荐治疗方药，对动态把握冠心病的中医诊断规律和治疗规范具有重要意义。

以经典医籍、名医经验及各类中医临床标准等为中医临床主要证据来源，进行系统分析，创立了符合国际证据模式的《中医临床证据分级与评分量表》。以此为据建立冠心病心绞痛证治推荐规范，形成《冠心病稳定型心绞痛中医诊疗指南》。以《冠心病稳定型心绞痛中医诊疗指南》中益气活血和化痰活血为主要治则进行冠心病方证相应的临床研究，与常规西药治疗对照，在全国5家三甲医院开展前瞻性、随机、双盲、多中心、平行对照试验，结果显示，规范治疗可提高疗效2倍以上；并从整体、器官、细胞、分子水平阐明了其干预炎症因子网络、稳定斑块、保护内皮、调节血栓因子、Toll样受体4（TLR4）/核转录因子-κB（NF-κB）/肿瘤坏死因子-α（TNF-α）通路等综合调治作用。

| 第二节 |
证候标准化研究思路与方法

规范化、标准化是科学研究的基础，中医证候的标准化是中医学向着现代化和科学化发展的基本条件，是规范中医药学术理论体系的首要任务。

一、证候标准化研究思路

中医证候的诊断标准规范研究，实际上是对构成证候的各要素包括病因、症状、体征、发病时间、地理环境等因素进行分析和归纳，在中医基础理论的指导下，确定最小的诊断单位。然而就疾病全过程而言，"病"是相对稳定的，而证在疾病过程中处于不断的变化当中，它是疾病发生发展过程中某一阶段的病理性概括，它涉及一系列的诊断信息，包括病理、生理、组织等概念。在这一系列的诊断信息链条中，每一个环节都处在特定的证型当中。因此，从"病证结合"入手来研究心血管疾病证候规范具有现实指导意义。笔者团队在 20 年的研究工作中，围绕"提高冠心病临床疗效"这一目标，以"病证结合"为切入点，以"证候要素诊断"和"证候要素演变规律"为关键技术突破口，在包括 2 项国家"973"计划项目在内的 12 项国家级课题的支持下，通过研究多中心 10 657 例冠心病临床病例资料，结合多轮次、数百名专家咨询和文献分析，运用多种算法，构建了"证候要素诊断 - 证候要素演变 - 基于证据的诊疗指南"冠心病证治体系。并在临床推广应用，形成转化成果新的辨证方法体系。先后形成了 4 个量表和 2 个临床指南，并成为行业标准。

二、证候标准化研究方法

在心血管病证候规范化的研究方法上，笔者团队主要从宏观和微观两个方面进行研究。宏观研究的重要内容是证候宏观诊断标准的研究。证候诊断标准的正确性是保证中医临床疗效的根本，同时又是各种证候研究的基础和前提。微观研究的目的是阐述证候发生的机制和研究可用于辅助临床辨证论治的微观诊断标准。在对心血管病进行宏观证候规范化研究上，以古代相关文献挖掘为基础，归纳出中医的基本证候，分析病因、症状、体征、舌脉等构成情况。在此基础上，运用流行病学的方法，开展多中心、大样本、前瞻性的临床研究，并对所得资料进行数理统计分析，以了解证候诊断标准中的病因、症状、体征、舌脉等信息之间的相关性。其次，通过对现代相关文献进行数据挖掘来进行微观层面的证候规范化研究。在不断修正标准的基础上，通过反复的前瞻性研究，最终确定证候的诊断标准。

（一）证候标准化的宏观研究

证的宏观辨证主要是以中医基础理论为指导，以望、闻、问、切四诊所见做出病因、病位、病性的临床辨证，主要包括症状、舌象和脉象，通过临床流行病学调查，分析其症状、体征分布规律，建立判别诊断数学模型。证候要素是辨证的基本要素，具有低维度和不可分的特性，数量较少，便于掌握，有助于临床医师迅速准确掌握辨证，具有实用性、简洁性和易推广性。

1. **血瘀证诊断标准研究** 血瘀证是冠心病等心脑血管疾病的主要证候，在证候学中具有相对普遍性和包容性，确立血瘀证诊断标准可提高临床辨证的准确性，进而提高治疗的有效率。笔者从 20 世纪 80 年代开始采用多元回归分析及判别分析方法研究血瘀证，在国际上率先制定了血瘀证诊断标准，开展了血瘀证定量诊断标准研究。选择住院和门诊临床病例 202 例，其中包括血瘀证 157 例和非血瘀证 45 例，随机分为运算组 144 例和考核组 58 例，全部填写调查表并进行血液流变学 17 项指标检测。采用多元线性逐步回归分析对血瘀证 45 个因素及血瘀证血液流变学 17 个因素进行分析，根据偏回归平方和及标准偏回归系数，确定各因素对血瘀证的贡献度。据此分别建立回归方程，并对回归方程进行验证，最终形成血瘀证诊断标准。结果：①血瘀证 45 个因素线性逐步回归结果及验证：当 $F=2$ 时，共选出 21 个因素对血瘀证的贡献最大，分别是少腹部抵抗压痛、脉涩、皮下瘀血斑、舌质紫黯、黑便、舌下静脉曲张、病理性肿块、手术史、口唇齿龈黯红、肢体麻木、细络、精神异常、脉结代、腹壁静脉曲张、月经色黑有块、腭黏膜征阳性、性别女、固定性疼痛、肢体偏瘫、皮肤粗糙、血小板聚集；对回归方程进行回顾性验证血瘀证诊断符合率 89%，非血瘀证符合率 90%；对回归方程进行前瞻性验证血瘀证诊断符合率 86%，非血瘀证符合率 87%。②血瘀证血液流变学 17 项指标的逐步回归分析及验证：当 $F=1$ 时，共选出 8 个因素对血瘀证的贡献最大，依次为全血黏度、血栓弹力图、凝固时间、血小板聚集、血浆比黏度、血栓最大凝固时间、血小板数、体外血栓干重、体外血栓湿重；对回归方程进行其回顾性检验和前瞻性检验总符合率分别为 71% 和 64%。③血瘀证诊断标准的制定：根据多元线性逐步回归中的偏回归平方和、各自变量的标准偏回归系数，结合国内外既往研究，形成血瘀证诊断标准计分表（表 4-1），并最终在国际上率先制定了血瘀证诊断标准。该标准在两届中、日、韩国际会议上获得认同。将建立的血瘀证诊断标准运用于冠心病，临床疗效由 70% 提高到 88%。该研究开创了采用客观定量方法、中西医结合研究中医证候的范例，实现了从传统"经验"向客观"数据"的历史性转变。

表 4-1　血瘀证诊断标准计分

舌质紫黯	(轻)8	手术史	5
	(重)10	腭黏膜征阳性	(轻)4
少腹部抵抗压痛	(轻)8		(重)5
	(重)10	肢体偏瘫	(轻)5
脉涩	10		(重)7
黑便	10	精神异常	(烦躁)4
病理性肿块	10		(狂躁)8
舌下静脉曲张	(轻)8	皮肤粗糙	(轻)4
	(重)10		(重)5
脉结代	8	全血黏度升高	10
无脉	10	血浆黏度升高	5
腹壁静脉曲张	10	体外血栓干重增加	10
皮下瘀血斑	(轻)8	体外血栓湿重增加	8
	(重)10	血小板聚集性增高	10
月经色黑有块	(轻)8	血栓弹力图异常	8
	(重)10	微循环障碍	10
持续心绞痛	10	血流动力学障碍	10
一般固定疼痛	8	纤溶活性降低	10

注：判断标准以 19 分及以下为非血瘀证；20～49 分为轻度血瘀证；50 分及以上为重度血瘀证。

2. **冠心病心绞痛证候要素及诊断标准研究** 在 5 099 例冠心病心绞痛的文献病例分析的基础上，通过 1 069 例经冠脉造影证实的临床病例，笔者研究团队创新性地采用"7+1"研究方法，运用最大似然法计算各入选指标的条件概率，从专家咨询、对应相关、熵关联度、多元线性回归、判别分析方法等多种算法对病例资料进行综合分析，分别研究了冠心病证候要素提取和应证组合规律、冠心病心绞痛证候要素诊断标准以及冠心病心绞痛证候要素与理化和检查指标关系。结果：①冠心病心绞痛证候要素提取和应证组合规律研究：确定了冠心病心绞痛 8 个证候要素与 6 个主要证候应证组合特征；②冠心病心绞痛血瘀证证候要素诊断标准：聚类分析、因子分析、复杂系统熵聚堆、自组织神经网络四种方法均为无监督方法，依据各自算法的原理把所有症状、体征和舌脉等进行自由分类组合，然后我们对分类结果进行辨证，确定冠心病心绞痛的主要证型及对其诊断的主要指标；③冠心病心绞痛血瘀证证候要素与理化和检查指标关系：冠心病血瘀证与血脂、炎症指标、甲状腺激素、超声心动参数、冠脉病变特征几项指标均有不同程度的相关性。该研究最终构建了冠心病心绞痛中医证候和证候要素诊断标准，形成了《冠心病心绞痛病证结合证候诊断量表》，其中血瘀证及血瘀证相关的应证组合是研究的重要方面，冠心病血瘀证的证候诊断标准构成其中重要部分。

3. **冠心病心绞痛方证相应的临床研究** 规范证候诊断标准，揭示证候演变规律，形成疗效评价体系最终都是为了优化中医方药的运用，而方证是联系方剂与病证的桥梁，方证对应是探究方药与病证之间对应关系，是中医临床疗效的关键与临证取效的捷径。有是证用是方，证以方名，方随证立，方与证之间存在着高度的契合关系。但目前遣方用药杂乱，尚未受到医家与学者的重视。因此，笔者研究团队以病证结合为切入点并根据方证对应思想，以经典为依据，以证据为内涵的要求，坚持方证原则、药证原则、量证原则、合方原则及类方原则，在前期基础上还对冠心病心绞痛病证结合、方证对应理论及科学内涵进行深入研究，开展了以病证结合为基础，冠心病方证对应的临床示范性研究。纳入符合诊断标准的病例共 63 例，31 例为气滞血瘀证，随机分为 2 组，其中一组 16 例给予方证对应治疗（血府逐瘀口服液），另一组 15 例给予方证次对应治疗（生脉 2 号口服液）；32 例为气阴两虚证，随机分为 2 组，其中一组 16 例给予方证对应治疗（生脉 2 号口服液），另一组 16 例给予方证次对应治疗（血府逐瘀口服液）。试验方法采用双盲对照法，共治疗 4 周。观察期间评定心绞痛疗效，中医证候疗效，检测治疗前后血液流变学指标，并监测心电图、血压、心律、心率、肝肾功能、血糖、血脂。结果：①在中医证候疗效方面：血瘀证、方证对应组显效率、有效率、总有效率分别为 25%、50%、75%；方证次对应组分别为 0、26.66%、26.66%；气阴两虚组方证对应组分别为 18.75%、56.25% 及 75%，方证次对应组分别为 0、31.25% 及 31.25%，两组差异有统计学意义（$P<0.01$）。②心绞痛疗效、心电图及硝酸甘油消耗量：方证对应组优于方证次对应组。③血液流变学检查：两组治疗前后比较差异有显著性（$P<0.05$）。④两组内皮素、NO、t-PA（组织型纤溶酶原激活物）治疗前后比较差异亦有显著性。由此得出结论：临床疗效取决于方证对应程度，客观指标改善与方证对应有一定关系，方证对应疗效及药物在体内的作用方式与作用靶点有关。

此外，采用随机、双盲、双模拟、安慰剂对照试验设计方法开展了一项血府逐瘀胶囊（活血化瘀方）干预不稳定型心绞痛介入术后血瘀证患者的临床研究。纳入 90 例不稳定型心绞痛介入术后血瘀证患者，随机分为血府逐瘀胶囊组、生脉胶囊组和安慰剂组，分别给予相应药物治疗 4 周。观察各组治疗前后中医症状疗效、心绞痛疗效、心电图疗效、血瘀证计分变化、hs-CRP、IL-18、Hcy、MMP-9 变化，证候要素组合变化，并采用简明生活质量量表（SF-36）及西雅图心绞痛量表（SAQ）评价患者治疗前后生活质量。结果：①中医症状疗效：血府逐瘀汤组在胸闷、胸痛、乏力、不寐等症状改善方面优于生脉组及对照组，说明血府逐瘀汤治疗对于改善不稳定型心绞痛介入术后血瘀证患者中医症状有明确的作用。②心绞痛疗效：血府逐瘀组总有效率最高，其次为生脉组和对照组，组间比较差异有统计学意义（$P=0.035$）。③心电图疗效：血府逐瘀组总有效率最高，其次为生脉组和对照组，组间比较差异有统计学意义（$P=0.042$）。④血瘀证计分变化：治疗后 1 周，血府逐瘀组血瘀证计分下降最为明显，但与治疗前和对照组相比，差异无统计学意义（$P>0.05$）；治疗后 4 周，血府逐瘀组计分较治疗前明显降低（$P=0.024$）。⑤各组治疗前后 Hs-CRP、IL-18、Hcy、MMP-9 变化：治疗后 4 周，血府逐瘀胶囊可以显著降低血清炎症因子 hs-CRP、IL-18、Hcy 水平，降低斑块因子 MMP-9 水平，和生脉胶囊组和对照组比较，差异有统计学意义（$P<0.05$，$P<0.01$）。⑥ SF-36 和 SAQ 评分：血府逐瘀胶囊各组部分维度计分显著升高，证明血府逐瘀胶囊短期应用在改善冠心病介入术后血瘀

证患者近期生活质量方面显示出更好的疗效。因此，血府逐瘀胶囊方证相应干预治疗可有效改善不稳定型心绞痛介入术后血瘀证患者症状、血瘀证计分及近期生活质量。

（二）证候标准化的微观研究

在前期临床研究的基础上，为了进一步提高临床疗效，为重大新药创制提供理论基础，使病证结合理论得到世界主流医学的认可，开展中西医结合证候生物学基础研究。它是将中医学和西医学进行有机结合、取长补短、融会贯通的整合医学研究新模式，是以疾病的发生发展与病理改变、功能变化及基因调控为理论基础。冠心病心绞痛不同证候同样存在生物学基础，我们针对冠心病冠状动脉粥样硬化和冠状动脉痉挛的病理基础，以及冠心病中医证候实质相关的微循环障碍、血液高凝滞状态、血小板活化和黏附聚集、血栓形成、免疫功能障碍等病理改变，从早期血液流变学水平、炎症相关指标的组织功能水平，到目前基因组学与表观遗传学的分子水平进行了深入研究。

1. **血液流变学研究**　在血液流变学水平，对冠心病气阴两虚合并心血瘀阻型给予生脉芎芍汤干预，对痰瘀互结证给予葛兰心宁软胶囊干预，结果显示，治疗组在全血黏度、血沉、血沉方程 K 值、红细胞聚集指数、全血低切黏度等方面改善有统计学意义，治疗后血小板黏附率与血小板聚集率显著降低。在炎症因子水平，我们对心绞痛痰瘀互阻型患者给予丹蒌片干预，超敏 C 反应蛋白（hs-CRP）、同型半胱氨酸（Hcy）、白介素 -6（IL-6）、血管细胞黏附分子 -1（VCAM-1）水平治疗后均显著降低；心绞痛血瘀气滞证给予血府逐瘀汤干预，治疗后 IL-6 显著降低。

2. **冠心病血瘀证与差异基因的研究**　通过既往多年的研究，从宏观上建立了血瘀证诊断标准及冠心病血瘀证证候诊断标准，针对"证候客观化"这一核心科学问题的研究取得了一定进展。同时，在冠心病血瘀证生物学基础层面，也开展了深入研究。首先采用病证结合方法，对临床患者进行冠心病血瘀证差异基因表达谱进行了研究，从核酸水平揭示了炎症免疫反应与冠心病血瘀证的相关性。临床纳入符合诊断标准的冠心病血瘀证、冠心病非血瘀证、非冠心病血瘀证患者 40 例，运用外周血 mRNA 差异显示获得差异条带、反向 Northern 法阳性验证、克隆测序，并进行生物信息学分析；同时运用 qRT-PCR 法、斑点杂交法对冠心病血瘀证相关基因进行临床验证，并探讨差异基因与冠心病血瘀证相关性。结果：①差异基因研究：发现 28 条真实差异基因片段序列，于 NCBI human genomic 数据库中对比分析，获得了与分类基因 100% 同源的 3 条（*b13*、*49b*、*23b*），99% 同源的 2 条（*b12*、*36a*），98% 同源的 2 条（*25b*、*57d*），除 b12 和 36a 无资料记载外，获得了 5 个差异基因分别为 *25b*、*23b*、*b13*、*49b*、*57d*；②差异基因 *b13*、*49b*、*57d* 的临床验证：冠心病血瘀证组 *49b*、*57d*、*b13* 基因均呈高表达状态，证明差异基因与冠心病血瘀证有关。文献研究及临床验证结果可证实本研究得到的 *b13*、*23b*、*49b*、*57d* 和 *25b* 等基因，从不同途径参与了脂代谢、血液高黏高聚高凝状态的形成，并通过分泌炎性细胞因子，调控细胞凋亡，参与了内皮损伤和动脉硬化的形成，与冠心病血瘀证的病理改变显著相关。

3. **冠心病血瘀证与 microRNA 研究**　　新近研究表明，microRNA（miRNA）是心血管疾病最重要的调控因子之一，miRNA 可能为冠心病血瘀证重要的分子标志物。有鉴于此，对 miRNA 作为冠心病血瘀证可能的重要特异分子标志物开展研究，以明确筛查冠心病血瘀证基于系统生物学的确切生物标志物。研究纳入观察病例 40 例，分为冠心病不稳定型心绞痛血瘀证组 20 例和健康对照组 20 例，分离外周血单核细胞（PBMC）并提取总 RNA，每组取 5 例病例采用 miRNA 芯片和基因芯片检测技术筛选差异表达的 miRNA 和靶基因进行生物信息学整合分析，确定各组中起关键调控作用的 miRNA 及其靶基因。每组剩余的 15 例标本用于 qRT-PCR 验证各组中起关键调控作用的 miRNA 及其靶基因的表达模式。结果：①外周血单核细胞的 miRNA 和基因的表达谱检测：在 miRNA 表达谱中，不稳定型心绞痛血瘀证组和健康对照组相比，25 个 miRNA 的表达存在差异，其中 23 个 miRNA 上调，2 个 miRNA 下调；在基因表达谱中，不稳定型心绞痛血瘀证组和健康对照组相比，1 081 个基因的表达存在差异，其中 673 个基因上调，408 个基因下调。② miRNA 和基因表达谱的生物信息学分析：各组差异表达的基因的聚类分析产生的热图结果显示，每组的 5 个样本聚为一类，显示各组组内的样本一致性较好；DAVID 软件分析各组差异表达的基因富集的 KEGG 通路显示：在不稳定型心绞痛血瘀证组上调的基因富集的 7 条通路中，NOD 样受体信号通路、凋亡通路和细胞因子和受体相互作用通路与不稳定型心绞痛密切相关，不稳定型心绞痛血瘀证组下调的基因富集的 6 条通路中，抗原呈递和处理通路和 p53 信号通路与不稳定型心绞痛密切相关；在 miRTrail 构建的 miRNA 和靶基因相互作用网络中，6 个上调的 miRNA 和 115 个下调的靶基因构成了不稳定型心绞痛血瘀证的网络。③ qRT-PCR 验证：和健康对照组相比，miR-146b-5p、miR-199a-3p 和 miR-199a-5p 在不稳定型心绞痛血瘀证组中表达上调，差异有统计学意义（$P<0.05$）；CALR、TP53 在不稳定型心绞痛血瘀证组中表达下调，差异有统计学意义（$P<0.05$）。由此推断，miR-146b-5p，miR-199a-5p，CALR 和 TP53 可能是冠心病血瘀证的特定生物标志物。

| 第三节 |
冠心病中医证候分布规律

　　辨证论治是中医理论的核心和精髓。证候是认识疾病和辨证论治的主要依据，临床上证候概念不统一及证候诊断的不规范影响了中医临床疗效评价及中医走向世界的瓶颈。将复杂的证候系统分解为数量相对局限、内容相对清晰的证候要素，再通过各证候要素间的组合、证候要素与其他传统辨证方法系统的组合等不同应证组合方式，很可能形成一个能够体现中医证候临床复杂多变情况的多维多阶的非线性辨证方法新体系。近年来诸多学者提出的新的辨证理论中，证候要素理论更能体现中医理论的整体观和辨证诊断的灵活性。

　　冠心病为严重危害人类健康的临床常见病，中医辨证论治冠心病具有一定的优势。历代医家也在该病的病因病机、辨证分型、治法方药等方面也积累了大量的理论认识与临床经验，但对本病病机的确切认识、临床辨证分型的统一以及证候实质的探讨，未有定论，影响了本病中医证候诊断的规范化发展。笔者研究团队通过文献研究、专家咨询、临床流行病学调查研究等方法相结合，对证候要素及组合特征、分布规律进行研究，为冠心病证候的进一步规范化发展提供依据。

一、冠心病主要证候要素的确定

　　冠心病的中医基本病机为"本虚标实"，冠心病包含的证候要素分实性证候要素和虚性证候要素。所占比例在 10% 以上的实性证候要素有：血瘀、痰浊、气滞，虚性证候要素有：气虚、阴虚、阳虚等，上述证候要素可以涵盖 92.7%（4 727/5 099）的病例。冠心病心绞痛证候要素统计结果见表 4-2。

表 4-2　5 099 例冠心病心绞痛患者证候要素统计表

证候要素	频数 / 次	百分比 /%
血瘀	2 426	47.58
痰浊	1 125	22.06
气滞	622	12.20
寒凝	315	6.18
内火	80	1.57
内湿	58	1.14
阳亢	42	0.82
气虚	1 782	34.95
阴虚	1 246	24.44
阳虚	688	13.49
血虚	126	2.47

以文献研究结果为基础，进一步对经冠脉造影证实为 1 069 例冠心病患者进行了观察，经过复杂系统熵聚堆分析，研究结果显示冠心病证候要素所占比例如下：气虚 735 人（69%），血瘀 717 人（67%），阴虚 405 人（38%），痰浊 367 人（34%），阳虚 204 人（19%），肝虚 127 人（12%），心虚 104 人（10%）。可见，在冠心病的证候要素中，气虚与血瘀所占比例最大。

二、冠心病证候要素靶位的厘定

证候要素靶位即证候要素发生的病位。我们认为，冠心病心绞痛病位在心，因此冠心病心绞痛证候要素靶位主要在心，如心血瘀阻、心气亏虚、痰阻心脉、寒凝心脉、心阳不足、心阴亏虚、气滞心胸等。但是，冠心病心绞痛发病尚与其他脏腑相关。我们的研究结果显示，与该病相关的其他脏腑主要涉及肾、肝、脾、胆等。靶位在肾者 206 例占 4%，其中肾阴虚 144 例占 69.9%，肾阳虚 59 例占 28.6%，肾气虚 3 例占 1.5%。在肝者 84 例占 1.6%，其中肝阳亢 40 例占 47.6%，肝血虚 26 例占 31%，肝阴虚 18 例占 21.4%。在脾者 24 例占 0.5%，其中脾气虚 13 例占 54.2%，脾阳虚 11 例占 45.8%。病位在胆者 52 例占 1%，全部为胆气虚。

三、冠心病证候要素组合

冠心病证候要素组合方面，研究结果显示冠心病病例包含 57 种证候类型。根据证候要素的定义将所有证型进行归类，分为单因素证、双因素组合证、三因素组合证 3 种形式，所占比例超过 1% 的证候组合形式及频数统计见表 4-3。单因素证候中，血瘀最多，其他依次为痰浊、阳虚、气虚、寒凝、血虚；双因素组合形式中，气虚 + 阴虚最多，其他依次为气虚 + 血瘀、气滞 + 血瘀、痰浊 + 血瘀、心阴虚 + 肾阴虚等；三因素组合形式中，气虚 + 阴虚 + 血瘀最多，其次为气虚 + 痰浊 + 血瘀。

表 4-3　所占比例超过 1% 的证候组合形式统计表

组合类别	组合形式	频次 / 次	百分比 /%
单因素证	血瘀	838	16.4
	痰浊	499	9.8
	寒凝	158	3.1
	阳虚	305	6.0
	气虚	239	4.7
	血虚	98	1.9
双因素组合证	气虚 + 阴虚	756	14.8
	气虚 + 血瘀	406	8.0
	气滞 + 血瘀	285	5.6
	痰浊 + 血瘀	198	3.9
	阳虚 + 血瘀	54	1.1
	寒凝 + 气滞	53	1.1
	心阴虚 + 肾阴虚	102	2.0
	心气虚 + 胆气虚	52	1.0
三因素组合证	气虚 + 阴虚 + 血瘀	145	2.8
	气虚 + 痰浊 + 血瘀	78	1.5
合计		4 266	83.7

四、冠心病证候要素应证组合特征

证候要素和应证组合理论的提出，对于证候规范化研究和辨证方法新体系的构建有着重要的指导意义。该理论认为，证候都可由证候要素组合而成，证候要素是组成证候的最小单元，而且每一证候要素都有不同于其他要素的特异性症状。总结证候要素的应证结合规律，可为冠心病证候的进一步规范研究提供依据。

冠心病的证候要素应证组合形式具有一定特征，主要概括为以下几个方面：

（1）文献统计中冠心病心绞痛的证候要素组合主要有3种形式：单因素证、双因素组合证、三因素组合证。

（2）单因素证中实证多于虚证，以血瘀、痰浊为主。

（3）双因素组合证中以虚性要素＋虚性要素最多，其次为实性要素＋实性要素，而虚性要素＋实性要素最少。双因素组合可以概括为气虚＋阴虚（756例占14.8%）、气虚＋血瘀（406例占8.0%）、寒凝＋气滞（53例占1.1%）、气滞＋血瘀（285例占5.6%）、痰浊＋血瘀（198例占3.9%）等5种形式。

（4）三因素证主要以气虚血瘀＋其他证候要素组合而成，常见的形式主要有两种：气虚血瘀＋阴虚（145例占2.8%）、气虚血瘀＋痰浊（78例占1.5%）。

（5）一种证候要素的存在常在一定程度上提示另一种证候要素的存在：如气虚病例中，有35.2%者兼血瘀，50.6%者兼阴虚；血瘀病例中，25.9%者兼气虚，11.7%者兼气滞，7.3%者兼痰浊；痰浊病例中，24.5%者兼血瘀，6.9%者兼气虚；阴虚病例中，72.3%者兼气虚。上述结果提示各证候要素之间存在一定关联。

证候要素是疾病病机的表述。根据冠心病心绞痛证候要素的统计结果，该病病机可以概括为：冠心病病机为虚实夹杂，虚性病理因素有气虚、阴虚、阳虚、血虚。实性病理因素有血瘀、痰浊、气滞、内火、寒凝、内湿。冠心病心绞痛的病理因素中，以血瘀为最多，其次为气虚，其他由多到少依次为：阴虚、痰浊、阳虚、气滞等。该病病位在心，但与肾、肝、脾、胆等脏腑密切相关。

综合上述研究结果可以看出，冠心病证候要素是有限的，而且各证候要素之间存在关联，并按一定规律组合成证候。证候要素和应证组合研究是对证候规范化研究的深化，是构建辨证方法新体系的基础。本研究结果可为冠心病辨证治疗提供新的思路与借鉴，也为冠心病证候规范化研究奠定了基础。

| 第四节 |

介入术后中医证候动态演变规律与诊疗常规

仲景有云："随证治之"，证候存在演变，且中医临床辨证施治的内涵性在很大程度上取决于证候的动态时空特征。临证过程中，我们认为冠心病介入前后证候存在变化，明确其演变规律，是提高中医疗效的前提，有助于发挥中医药对冠心病介入患者的防治。

一、介入术后中医证候动态演变规律的研究思路与方法

关于证候的动态变化研究主要有理论阐述和临床研究两部分。在理论研究中，古代典籍已有较多关于证候变化的论述，如《伤寒论》中"见肝之病，知肝传脾，当先实脾"的论述。但那时仅是限于经验的总结及个案报道，少有较为系统的阐述。随着人们对疾病认识逐渐深入，在临床实践活动中不断地总结了疾病的基本病机及其发展变化，这在中医教材中都有相关论述。现代研究中，部分学者对如何进行疾病证候演变的研究提出了一些思路与方法。如窦志芳等认为对中风病的证候研究可以运用系统科学的理论和方法，将耗散结构理论、非线性复杂系统科学理论、协同学等相关内容运用到中医证候的动态时空特征的研究中，将文献学研究中所获得的关于中风病证候动态演变规律的有关内容与现代科学理论所取得的成果有机地结合起来。将现代数理统计方法应用到中医证候的研究中去，体现了中医与其他学科的互补融合，提高了结果的可信度。在临床研究方面，根据疾病性质及研究方法基本分为两类，一类是采用横断面的病例观察方法，依据病程长短来分析；一类是采用动态的观察方法，采集不同时间点的中医证候信息进行分析总结。

有研究者认为证候动态演变规律研究应该以证候规范化研究成果为基础，通过文献调研、专家咨询及大样本流行病学调查等方法，制定统一的证候诊断标准，确定各证候内部症状体征观察条目，在面对海量证候相关信息时，不能仅仅依靠简单的、线性的逻辑推理来完成，应在理论挖掘和提升的基础上，将系统科学、非线性复杂科学等现代多学科理论和数据挖掘等先进数据分析技术应用到对结果的处理中，从定性到定量，从理论到临床，从对疾病整体的认识到对微观理化指标的把握，对证候这一复杂动态系统的非线性动力学特征进行深入系统的研究，解决证候这个复杂系统内部各子系统之间存在的动态变化规律，最终实现对证候的动态时空特征的科学认识。具体方法如下：

首先，研究证候动态演变规律不能脱离病证结合的基本模式。其重要性在于对中医证候的外延有了更明确、科学的界定，使得中医辨证不但能够准确把握患者特定的临床表现，而且更能体现中医证候自身的演变规律，并在疾病范围的限定下，使之演变规律更加清晰，同时还可以用疾病的演变这条主线将不同阶段的中医证候贯穿起来，突出不同疾病阶段的中医证候特点，使之更加易于把握。其次，加强证候动物模型研究。动物实验是生命科学领域重要的研究手段之一，中医学以研究人体五脏六腑生理功能和病理变化为中心，因此，证候研究离不开动物模型，建立成熟、稳定的动物模型是动物实验结果得以重复的基本保障。然而，目前我国中医证候动物模型研究还处于起步阶段，远远不能满足临床科研的需要。褚福永认为，有必要加强证候动物模型研究以深化中医证候研究。再次，重视证候与客观指标的相关性研究。客观理化指标的改变是疾病发展进程中生理病理变化的重要体现，也是中医证候形成和演变的物质基础所在，然而二者并不是一一对应的关系，指标的改变并不意味着证候的变化，反之亦然。当前已有较多关于证候与客观指标关系研究的报道，将中医证候特点及其变化规律与实验室客观指标相结合，探讨证候与微观指标的线性与非线性关系，是揭开证候动态演变本质，深化证候动态演变内容的重要途径。需要指出的是，由于证候具有"内实外虚""动态时空""多维界面"的复杂性质，因此在研究过程中有必要借助复杂系统科学理论和方法拓展研究思路，深入研究证候动态变化过程中表现出的目标动力性、自组织性、自激振荡、有序、混沌等性质和现象，使证候的动态时空特征得到现代科学阐释并广为接受。

二、介入术后中医证候动态演变规律

冠心病介入治疗的出现是里程碑性的进展，但仍不能有效降低远期终点事件。把握冠心病介入前后不同时点证候动态演变规律，运用中药干预减少并发症是防治的关键。因此，明确冠心病介入术后中医证候动态演变规律至关重要。

（一）介入术后中医证候动态演变规律研究过程

任毅等通过对 405 例经冠状动脉造影诊断的冠心病患者介入术前后中医证候分布特征进行研究，得出如下结果：①介入治疗围术期证型相兼、虚实的变化规律。证型虚实方面，术前实证所占比例最大，本虚标实证次之，术后本虚标实证所占比例增为第一，实证所占比例降为第二。②介入治疗围术期中医证候分布及变化。介入治疗围术期，405 例均完成了中医证候信息采集，术前与术后比较，气虚证增加，血瘀证、寒凝证减少，阳虚证、阴虚证、气滞证、痰浊证变化不大。

幺传为等通过对 89 例冠心病患者介入术前后进行中医证型分布研究，得出如下结果：冠心病患者介入术前后中医证型分布情况：介入术前冠心病中医证候为血瘀证 54 例（60.7%），气虚证 50 例（56.2%），热证 32 例（40%），痰浊证 20 例（22.5%），气滞证 13 例（14.6%），阴虚证 6 例（6.7%），阳虚证 8 例（9.0%），寒凝证 3 例（3.4%）。介入术后 3 天冠心病中医证候为血瘀证 40 例（44.9%），气虚证 33 例（37.1%），热证 17 例（19.1%），痰浊证 15 例（16.9%），气滞证 13 例（14.6%），阳虚证 9 例（10.1%），阴虚证 6 例（6.7%），寒凝证 0 例。介入术后血瘀证较术前明显减少；气虚证、热证也较术前减少；而其他证型与术前比较变化不明显。

王师菡等通过对 143 例冠心病介入术后患者进行中医证候要素分布规律和相关因素分析，研究发现冠心病介入术后中医证候要素及应证组合规律：①冠心病介入术后患者证候要素分布特点：冠心病介入术后中医证候要素分为实性证候要素和虚性证候要素。实性证候要素按所占比例多少依次排序如下：血瘀（79.72%）、痰浊（43.36%）、热蕴（27.27%）。虚性证候要素按所占比例多少依次排序如下：气虚（76.22%）、阴虚（46.15%）、阳虚（37.76%）。冠心病介入术后中医证候要素应证组合规律：冠心病介入术后所占比例大于 10% 的证候要素应证组合按所占比例多少依次排序如下：气

虚 + 血瘀（54.55%）、气虚 + 阴虚（27.97%）、气虚 + 阴虚 + 血瘀（20.28%）、痰浊 + 血瘀（19.58%）、阳虚 + 血瘀（14.69%）、气虚 + 血瘀 + 痰浊（13.29%）。②冠心病介入术后中医证候要素及应证组合在各年龄段的分布情况：中青年患者以血瘀证最多见，老年患者以气虚证最多见。各年龄段最常见的证候为气虚血瘀证，其次为气阴两虚证。③冠心病介入术后中医证候要素在不同性别间的分布规律：患者证候要素在不同性别中的构成分布比较有显著性统计学差异。女性患者的痰浊证、热蕴证明显多于男性，二者比较有显著性统计学意义。④冠心病介入术后中医证候与经皮冠脉介入术（PCI）病程的关系：根据 PCI 术后的病程分层分析表明，随着 PCI 术后时间的延长，气虚证、痰浊证所占比例逐渐上升，热蕴证所占比例呈波动下降趋势。但前者上升幅度有显著性统计学意义，后者下降幅度无统计学意义。不同 PCI 病程段的中医证候要素构成分布比较的差异无统计学意义。PCI 术后的各个病程段最主要的证候始终为气虚血瘀，其次为气阴两虚证。患者 PCI 术后 1 年阳虚血瘀证所占比例较 PCI 术后 0 ~ 3 个月时下降。随着 PCI 术后病程的延长，痰瘀互阻证所占比例呈上升趋势。

褚福永等通过对 112 例不稳定型心绞痛患者冠脉介入前后中医证候演变规律进行分析，该研究共纳入观察患者 112 例，至治疗后 12 周，因失访、死亡、急性心肌梗死、心功能不全等原因未完成观察者共 26 例。其中，失访 11 例，原因为住处偏远拒绝随访；突发急性心肌梗死 1 例；心功能不全 1 例；6 例因心绞痛复发再次行 PCI 治疗，余 7 例因其他重要脏器疾患未能完成随访。至试验结束时，112 例患者共完成调查 397 例次。得出如下结果：①不稳定型心绞痛介入术前与介入术后 1 周中医证候分布比较：和术前相比，不稳定型心绞痛冠脉介入后 1 周时，气虚血瘀证、痰瘀互阻证、气滞血瘀证和阳虚寒凝夹瘀证均有所降低，气阴两虚证和心肾阴虚证有所升高。从中医证候总体分布特征来看，介入术前和术后 1 周在中医证候总体分布特征上，差异无统计学意义。结合统计学分析结果和专业知识可知，不稳定型心绞痛患者从介入术前到术后 1 周，虽然实性证逐渐减少，虚性证逐渐升高，但患者总体中医病机变化不大，气虚血瘀仍是不稳定型心绞痛介入术前到术后 1 周最主要的病机特点。②不稳定型心绞痛介入术后 1 周与术后 4 周中医证候分布比较：和术后 1 周相比，不稳定型心绞痛冠脉介入后 4 周时，气虚血瘀证变化仍然不大，而痰瘀互阻证、气滞血瘀证和阳虚寒凝夹瘀证仍继续降低，其中，痰瘀互阻证和术后 1 周相比，差异有统计学意义；气阴两虚证和心肾阴虚证有所升高，其中，心肾阴虚证和术后 1 周相比，差异有统计学意义。从中医证候总体分布特征来看，不稳定型心绞痛介入术后 4 周和术后 1 周在中医证候总体分布特征上，差异有统计学意义。结合统计学分析结果和专业知识可知，介入术后 1 周不稳定型心绞痛患者多表现为"气虚血瘀、痰瘀互阻"的病机特点；而介入术后 4 周，患者则表现为"气虚血瘀、气阴两虚、心肾阴虚"的病机特点。③不稳定型心绞痛冠脉介入术后 4 周与术后 12 周中医证候分布比较：和术后 4 周相比，不稳定型心绞痛冠脉介入后 12 周时，气虚血瘀证、气滞血瘀证仍继续降低，但差异无统计学意义，而痰瘀互阻证、阳虚寒凝夹瘀证则显著升高；气阴两虚证和心肾阴虚证则明显下降，其中，气阴两虚证和术后 4 周相比，差异有统计学意义。从中医证候总体分布特征来看，不稳定型心绞痛介入术后 12 周和术后 4 周在中医证候总体分布特征上，差异有统计学意义。结合统计学分析结果和专业知识可知，介入术后 4 周不稳定型心绞痛患者多表现为"气虚血瘀、气阴两虚、心肾阴虚"的虚实夹杂，以虚为主病机特点；而介入术后 12 周，不稳定型心绞痛患者则表现为"气虚血瘀、痰瘀互阻、阳虚寒凝夹瘀"的虚实夹杂，以实为主的病机特点。

（二）介入术后中医证候动态演变规律结论

以笔者研究团队的研究成果为基础得出相关结论。其团队通过对 2 557 例经冠脉造影证实的冠心病心绞痛临床病例分析，提取常见证候要素，并在此基础上首次运用生存分析和连续重复测量的方法，研究 202 例冠心病心绞痛患者介入前后 835 例次多个时点的信息，揭示了冠心病心绞痛介入前后证候演变规律：①介入治疗后初期胸痛、胸闷症状明显减轻，但倦怠乏力、气短、口干、五心烦热症状明显增加，介入治疗后期，胸痛、胸闷和畏寒的症状较介入初期显著增加；②介入术后与术前相比，随着时间的延长，实性证候比例呈现先减少后增加的趋势，虚性证候比例显著增加；③中药治疗能降低实性证候频数及证候积分的升高，减少后期虚性证候频数和积分，伴随后期血小板活化及心功能等指标显著下降，使证候要素组合朝着简单化方向变化。

根据前期工作基础得到的冠心病心绞痛中主要实性证候要素（血瘀、痰浊、气滞和寒凝）和虚性证候要素（气虚、阴虚和阳虚）为研究对象，发现在介入术后第 4 周，血瘀证比例明显下降，介入术后第 12 周时明显升高；整个介入前后痰浊证比例变化较小；气滞证的比例明显逐渐降低；介入前及介入术后 4 周内寒凝证比例明显下降，介入后，12 周后又升高；介入治疗后第 1～12 周气虚证、阴虚证、阳虚证均是呈逐渐升高趋势。

证候要素组合规律：介入治疗前证候以二证（血瘀＋痰浊）和三证（血瘀＋气滞＋痰浊）组合最多；介入治疗 1～2 周后，患者主要二证（血瘀＋气虚）和三证（血瘀＋气虚＋痰浊）组合最多；介入治疗 3～4 周后，患者主要二证（气虚＋血瘀）和三证（血瘀＋气滞＋气虚）；介入治疗 5～8 周后，患者主要二证（气虚＋血瘀）和三证（气虚＋血瘀＋阴虚）；介入治疗 9～12 周后，患者主要证候要素以二证（气虚＋血瘀）和四证（气虚＋血瘀＋痰浊＋阴虚）组合最多。

同时，针对成功接受 PCI 治疗的 112 例不稳定型心绞痛患者，采集介入术前、术后 1 周、4 周、12 周共 4 个时点的中医四诊信息，运用聚类分析、因子分析等多元统计学方法分析证候分布特征及证候演变规律。通过对各时点证候要素组合规律的分析比较得出：虚实夹杂证型在各时点出现频率均较高，提示虚实夹杂是不稳定型心绞痛介入期间最主要的病机特点。随着介入时间的推移，虚、实证候处于此消彼长的动态演变之中。例如，气虚血瘀证在此观察时期内最为稳定，始终维持在较高水平；而痰瘀互阻证、阳虚寒凝夹瘀证术后逐渐降低，至术后 12 周又重新回到较高水平。

三、介入术后中医证候诊疗常规

笔者研究团队依据冠心病介入前后中医证候演变规律，在充分复习国内外相关方药及中成药文献的基础上，借助多种算法及综合评价，对其治疗方案进行优化，基于全国范围内多轮专家的共识意见，形成《冠心病介入前后中医诊疗指南》。该指南根据冠心病心绞痛介入术前、术后 1～2 周、术后 3～4 周、术后 5～8 周、术后 9～12 周的不同证候病机，予以推荐不同方药和中成药以指导临床。例如，术前证候要素以血瘀、气滞、痰浊为主，因此在推荐方药方面包括冠心Ⅱ号加减、血府逐瘀汤加减或黄连温胆汤加减，在中成药方面可选择速效救心丸、血府逐瘀胶囊及丹蒌片；术后 1～2 周证候要素以血瘀、气虚为主，在推荐方药方面以冠心Ⅱ号加减、血府逐瘀汤加减及生脉散加减为主，在推荐中成药则为芪参益气滴丸、血府逐瘀胶囊或生脉

胶囊；术后 3~4 周血瘀、气滞、气虚多见，可推荐冠心病Ⅱ号加减及血府
逐瘀汤，及速效救心丸、血府逐瘀胶囊、芪参益气滴丸；术后 5~8 周证候
要素以气虚、血瘀、阴虚为主，血府逐瘀汤加减及生脉散加减是推荐方药，
在中成药方面血府逐瘀胶囊、生脉胶囊及芪参益气滴丸；在术后 9~12 周，
气虚、血瘀、痰浊、阴虚多见，可推荐血府逐瘀汤加减、黄连温胆汤加减、
瓜蒌薤白半夏汤加减或生脉散加减，中成药方面可推荐血府逐瘀胶囊、芪参
益气滴丸或丹蒌片（表 4-4）。

表 4-4　冠心病心绞痛介入前后中医诊疗指南

时间	证候要素	推荐方药	推荐中成药
术前	血瘀、气滞、痰浊	①冠心Ⅱ号加减 ②血府逐瘀汤加减 ③黄连温胆汤加减	①速效救心丸 ②血府逐瘀胶囊 ③丹蒌片
术后 1~2 周	血瘀、气虚	①冠心Ⅱ号加减 ②血府逐瘀汤加减 ③生脉散加减	①芪参益气滴丸 ②血府逐瘀胶囊 ③生脉胶囊
术后 3~4 周	血瘀、气滞、气虚	①冠心Ⅱ号加减 ②血府逐瘀汤	①速效救心丸 ②血府逐瘀胶囊 ③芪参益气滴丸
术后 5~8 周	气虚、血瘀、阴虚	①血府逐瘀汤加减； ②生脉散加减。	①血府逐瘀胶囊 ②生脉胶囊 ③芪参益气滴丸
术后 9~12 周	气虚、血瘀、痰浊、阴虚	①血府逐瘀汤加减 ②黄连温胆汤加减 ③瓜蒌薤白半夏汤加减 ④生脉散加减	①血府逐瘀胶囊 ②芪参益气滴丸 ③丹蒌片 ④生脉胶囊

| 第五节 |
证候诊断量表的研究方法

冠心病是严重影响人类健康的常见疾病。中医药治疗冠心病心绞痛立足

整体和病证结合，显示出了独有的特色和优势。而中医药治疗冠心病心绞痛优势的发挥有赖于对冠心病心绞痛表型的客观而准确的认识，因此，冠心病心绞痛的证候诊断标准的研究制订就被摆在了重要的位置上。对病证结合的冠心病心绞痛证候诊断标准的研究始于 20 世纪 80 年代，之后，随着研究的深入，新的证候诊断标准不断出台。但是，这些标准存在着不足，其中最重要的就是大都没有经过临床流行病学调查 / 医学科研临床设计、衡量与评价（DME）方法和现代数理统计学的处理分析，致使诊断标准因与临床实践有一定差距而未能得到很好的执行。近年来，冠脉造影技术的广泛开展和临床流行病学调查 /DME 方法在中医领域的普遍应用，为冠心病心绞痛的病证结合的证候诊断研究带来了良好的机遇，同时，证候要素和应证组合理论的提出为辨证方法新体系的建立奠定了基础。"冠心病心绞痛的病证结合的诊断标准和临床疗效评价体系研究"课题为国家 "973 计划" 项目，其前期工作即以证候要素和应证组合理论为指导，以建立冠心病心绞痛的辨证方法新体系为目标。其中，冠心病心绞痛的病证结合的量表的制订是其中重要研究内容。下文结合课题研究的过程，对病证结合的冠心病心绞痛证候诊断量表的研究、制订思路和方法进行总结和讨论。

一、证候诊断量表构建的关键环节和基本思路

冠心病心绞痛病证结合证候诊断标准制定过程中，涉及诊断条目的筛选和确定、冠心病心绞痛初期量表制定、诊断指标的权重和赋分、诊断量表的构建和修订、诊断量表的临床验证等关键环节。我们参照国际上量表制定的相关规则，结合冠心病心绞痛的病证特点，对上述几个环节中的相关问题进行深入的分析，确定了冠心病心绞痛证候诊断量表研究的基本思路和策略。

1. **诊断量表条目筛选的原则和方法**　诊断量表的条目作为辨证依据应体现中医辨证思维过程。因此，筛选的条目除了症状和体征（包括舌脉）以外，其他如发病情况、病程、既往史等疾病方面的内容，以及生活饮食习惯、体质、性格等个人史方面的内容皆为条目筛选时应考虑的内容。另外，对于具有相对特异地反映证候病位、病性作用的指标应予重点考虑。如痛在胸，牵扯肩背、两臂，则提示病位在心；痛在胸膺、咽喉提示病位在肝；痛在右上腹则提示病位在脾胃。上述症状可以反映证候的病位。再如刺痛多提示血瘀或痰瘀互结，灼痛多为阴虚或痰火，绞痛多由阳虚寒凝所致，闷痛胁

胀善太息者属气滞。上述症状则可以反映病性。概括而言，冠心病心绞痛证候诊断量表所筛选的条目应包括：①反映证候整体特点的指标，如病史特征、症状学特征、舌脉特征；②证候的相对特异性指征，如定位指标和定性指标。条目筛选的方法以文献研究为基础，以专家问卷调查和临床流行病学调查资料为依据，运用多元统计学方法处理，根据条目对证候的权重大小确定。

2. **临床资料辨证的方法研究**　中医证候诊断量表过程中，需要对流行病学调查的临床资料进行辨证。目前，可供参照的诊断依据概括起来主要有3种：①用相关专业委员会制定的证候标准对临床资料进行辨证分析；②用管理科学中的"德尔菲（Delphi）"法建立专家经验诊断标准，以此对临床资料进行辨证；③应用流行病学的方法建立初步辨证标准，然后以此对临床资料进行辨证。证候的量化诊断标准是否客观地反映临床实际，取决于应用的临床资料辨证与临床实际的符合程度，符合程度越高，就越有临床应用价值。因而，保证临床资料辨证的正确性对研究来说至关重要。目前多数学者认为，专家经验辨证从总体上来说更能保证辨证的正确性，并在证候诊断研究中受到越来越多的重视。基于上述分析，冠心病心绞痛证候量表研究采用以专家经验诊断标准主、以行业标准为辅的方法对临床流行病学病例资料进行辨证，最后由课题组中有丰富临床经验的专家依据临床资料进行审核，以保证临床资料辨证的准确性。

3. **证候类型、诊断指标赋分和诊断阈值的确定**　证候诊断量表构建中，证候类型的确定及其诊断指标的赋分是较为重要的一个环节。冠心病心绞痛证候诊断量表中的证候形式分为两类，一类是证候要素，另外一类则是由证候要素组合而成的复合证。复合证的确定是在用多种多元统计方法对临床流行病学调查资料统计处理的基础上，结合专家经验分析和文献研究结果确定。证候诊断指标的赋分主要根据该指标对证候贡献度的大小而赋予不同的分值，达到诊断指标量化的目的。目前，贡献度的计算方法主要有三类：①通过专家经验进行评估；②运用数理统计方法赋分，如：应用多因素回归分析、Logistic 回归分析、条件概率、转化等方法；③多种方法相结合进行综合分析，即以古今文献资料分析、名老中医经验总结为基础，进行临床流行病学调查，应用多元统计方法对调查资料进行分析，明确各诊断指标的权重。从临床角度看，综合分析方法应该比单纯根据专家经验或数理统计分析进行赋分更能反映中医的临床实际。因此，冠心病心绞痛证候诊断量表研究采用了多种方法相结合进行综合分析确定指标的贡献度，在此基础上赋予相应分值。证候诊断量表诊断阈值的确定，则在流行病学调查的基础上，应用多元统计分析方法进行。

4. **诊断量表的构建** 在确定冠心病的证候类型、条目及其赋分、诊断阈值的基础上，可以构建诊断量表。冠心病心绞痛诊断量表采用的基本框架是：必要条件＋充分条件。必要条件包括两个方面的内容：一是从总体上符合证候的基本临床特征，包括病史特征、症状特征、舌脉特征等特征。二是具有证候的定性指标和定位指标，至少各一项；或具有同时反映证候定性与定位的指标（即定性指标与定位指标的交叉指标），至少一项。充分条件则是证候各项相关指标权重之和等于或大于诊断阈值。诊断量表中，必要条件是定性诊断，是证候诊断的基础，充分条件是定性诊断成立前提下对证候的最终确认。

5. **诊断量表的临床验证** 冠心病心绞痛证候诊断量表建立以后，应对其进行临床验证。临床验证的内容包括信度和效度。信度考评分为内部一致性检验和重测信度考评。内部一致性检验用 Cronbach α 系数作为考察量表内部一致性的指标（一般认为 Cronbach α 系数应达到 0.7 以上）。重测信度用同一量表前后两次测量同一批患者的量表得分的简单相关系数；作为指标（一般要求到达 0.7 以上）。效度考评主要考察内容效度、效标效度。内容效度采用专家评价的方法了解内容效度的大小。效标效度主要考察本量表与专家经验辨证 "金标准" 在辨证结果上的一致性程度，通过计算 Kappa 系数作为评价指标（一般 k 值 >0.6 时说明两者的一致性较好）。

二、文献研究是证候诊断量表制定工作的基础

文献研究的目的是提取疾病主要证候要素，总结主要证候类型，确定各证候的主要诊断指标及其权重，从而为证候诊断初期量表的制定提供依据。我们在文献研究中，首先制定了文献的纳入标准、排除标准，确定文献检索策略以及文献评价、筛选的方法，编写有关文献数据整理的规范等。运用双人双机录入的方法将收集到的文献资料输入计算机，建立文献资料数据库。基于 5 099 例文献病例提取冠心病心绞痛居前 6 位的证候要素：依次是血瘀（29.5%）、气虚（21.4%）、阴虚（15.1%）、痰浊（13.7%）、阳虚（8.4%）、

气滞（7.6%），可覆盖95%以上的病例。根据包含证候要素的数目，将冠心病心绞痛的证候分为三类：单因素证瘀血阻络最多，其次为痰浊阻滞；双因素证以气阴两虚最多，其次为气虚血瘀，再次为气滞血瘀；三因素证以气阴两虚、瘀血阻络最多，其次为气虚血瘀痰浊。同时，我们还分别运用聚类分析、对应分析、Logistic回归等多元统计分析，确定各证候的诊断指标及其权重。文献研究结果将为随后进行的专家问卷调查提供依据，为证候诊断初期量表的制订奠定了基础。

三、专家问卷调查为证候诊断量表的建立提供有力指导

通过专家问卷调查可以建立证候诊断初期量表。专家问卷是在文献研究的基础上，按照德尔菲法的设计原则制定。德尔菲法的设计原则一般要求进行2~4轮调查，每轮至少50位专家。我们选择临床经验丰富的高级职称专家先后进行了两轮调查，两轮问卷调查回收率均为100%。通过计算证候要素入选频率，确定以下主要证候要素：血瘀、痰浊、气滞、寒凝、热蕴、气虚、阳虚、血虚、阴虚。通过计算各指标的均数、变异系数等指标，对各项指标的专家意见集中程度和分歧程度进行了评价。在此基础上，结合各诊断指标平均序数，对专家确定的证候要素诊断指标进行筛选和排序，建立了冠心病心绞痛证候诊断初期量表。如痰浊：苔厚腻（1.68）、胸脘痞（2.54）、脉滑（4.06）、形体肥胖（4.23）、口黏不爽（5.63）、头昏多寐（5.98）、咳嗽痰多（6.17）。平均序数越小，提示该指标对相应证候诊断的贡献度越大。冠心病心绞痛证候初期量表将作为临床流行病学调查中病例辨证诊断的依据，也为量表条目及其赋分确定提供参考。

四、临床流行病学调查是证候诊断量表制订的主要信息来源

临床流行病学调查采取横断面调查设计，以面访的方式获取患者的相关病证信息，并以此作为统计分析的源资料。我们在全国5个中心同时开展了大样本的临床流行病学调查，共收集到经冠状动脉造影确诊的符合入选标准的冠心病心绞痛病例1 069例和冠脉造影排除了冠心病的病例500例，从而为制订客观、科学、适用的病证结合的冠心病心绞痛证候诊断量表提供了有力保证。临床流行病学调查的顺利开展和入选病例的质量保证有赖于前期充分的工作准备。临床流行病学调查前需要完成的工作主要包括：病例入选标

准和排除标准的制订；调查项目筛选和调查表的制订；诊断指标的量化分级；相关调查项目的定义和研究人员手册的制定；调查人员的系统培训；调查表的考评；调查的组织计划和质量控制措施的制定等。完成上述工作后可进行小范围的试调查，以便检验和修改调查项目和调查计划。

1. **调查表项目的筛选**　调查表的项目主要包括分析项目和备查项目。其中，分析项目是指根据研究目的必须要进行调查的项目。冠心病心绞痛证候诊断调查表的分析项目主要包括性别、年龄、职业、吸烟史、饮酒史、既往史、心绞痛发病特点、中医症状和体征、理化指标、冠脉造影结果、中西医诊断等。中医症状和体征的筛选是以文献研究和专家咨询结果为主要依据，经专家组讨论确定。所选的实验室指标主要包括血脂、血糖及反映冠心病病理变化的指标，如反映炎症反应指标 hs-CRP、IL-6、IL-8 等，反映血小板功能异常的指标 CD62P、CD63 等，反映凝血及溶血功能异常的指标 D-Dimer、Fib、PAI 等，反映血管舒缩功能异常的指标 ET、TXA_2/PGI_2 等，反映心脏舒缩功能异常的指标脑钠肽等。

2. **诊断指标的量化分级**　主要是中医症状和体征的量化分级。目前在症状体征等软指标量化的研究中，能够分级的症状主要有两种分级方法，一种是分为无、轻度、中度、重度四级，分别记为 0、1、2、3；一种是分为轻度、中度、重度和严重四级，分别记为 1、2、3、4。而难以分级的症状体征分为无、有，分别记为 0、1。冠心病心绞痛证候诊断调查表所筛选的 70 个症状和体征中，有 37 个指标按无、轻、中、重进行分级，其余 33 个难以分级的指标则分为无和有两级。

3. **调查表的考评**　我们分别从信度、效度两方面对冠心病心绞痛证候诊断调查表进行了考评。信度包括内部一致性信度和重测信度，分别反映调查表的一致性和稳定性。冠心病心绞痛证候诊断临床流行病学调查表一致性检验的 Cronbach α 系数 ≥ 0.75，说明调查表具有很好的一致性。效度包括内容效度、结构效度和效标效度，用以检验调查表所得到的调查结果的准确程度。其中内容效度是最常考评的内容，我们组织有丰富临床经验的专家对调查表进行了评价和讨论，完成内容效度的考评。

五、多元统计学为诊断量表的制订搭建科学平台

多元统计学是证候诊断量表条目的定量分析和筛选的主要方法。通过对

临床流行病学调查资料的分析将为最终建立科学而实用的证候诊断量表提供依据。目前，证候诊断研究常用的多元统计方法有主成分分析法、因子分析法、聚类分析法、逐步回归法等。主成分分析和因子分析是根据主成分与各指标的相关性大小确定各主成分的指标组成，并从中筛选出相关系数较大的指标组成条目。聚类分析可以将密切相关的指标聚成一类，然后再从每一类中选择有代表性的指标组成条目。逐步回归主要用于诊断量表目标值总的评分。其方法是，将总评分作为应变量 Y，各条目作为自变量 $X=X_1$, X_2, …, X_m，通过逐步回归分析，从中可筛选对应变量 Y 影响较大的指标组成条目。我们先后运用因子分析、聚类分析、对应分析（加权主成分分析）、Logistic 回归等统计方法对 1 069 例经冠脉造影确诊的冠心病心绞痛病例进行分析，分别确定了冠心病心绞痛 8 种主要证候要素的诊断指标及其权重，如血瘀：舌紫黯（0.017 365 8）、脉弦涩（0.030 016 7）、舌瘀点瘀斑（0.033 541 8）、面色黯黑（0.034 6）、肢体麻木（0.038 489 6）、胸痛（0.047 711 7）、唇龈黯红（0.055 673 1）、腭黏膜黯（0.125 218 1）、少腹压痛（0.218 905 1）。同时，我们还确定了冠心病心绞痛的 7 种主要证候要素组合类型，分别是：气虚血瘀、气阴两虚、痰瘀互阻、气虚痰浊、肾虚血瘀、心肾阳虚、心脾两虚，并根据各证候诊断指标的权重大小，结合专家经验筛选出了各证候的诊断指标。如气虚血瘀证：胸痛（遇劳易发）（0.713 59）、唇龈黯红（0.599 22）、舌紫黯（0.548 57）、气短（0.472 83）、倦怠乏力（0.351 22）、自汗（0.332 88）、脉涩（0.310 25）。筛选出的指标组成量表条目，在此基础上根据权重进行条目赋分，确定诊断阈值。在冠心病心绞痛病证结合的证候诊断量表的研究过程中，我们体会到充足的确诊病例数量是构建证候诊断量表的基石。因此，在临床流行病学调查中建立严格的病例入选标准和排除标准就非常重要。由于冠心病的合并症及并发症较多，对于可能影响冠心病心绞痛证的疾病都应加以控制和排除。如，合并糖尿病者应将空腹血糖和餐后 2 小时血糖控制在正常范围，合并高血压者应将血压控制在正常范围。对于合并严重并发症者如心律失常、心衰等，均排除在外。在构建量表的过程中，多元统计分析结果需要和专家经验的理性分析相结合，这样才能保证证候量表与实际相符，才能做到科学性、实用性并举。因此，特别强调专家经验在量表研究制定过程中的指导作用。

总之，冠心病心绞痛证候诊断量表的研究是中医证候规范化研究中的有益探索，该研究经验及研究成果无疑将为更多疾病的病证结合的证候诊断量表制订提供借鉴。

|第六节|
冠心病证候诊断量表

　　冠心病是临床常见病。我国冠心病患病率及病死率仍处于上升阶段，目前冠心病患者约 1 100 万，急性心肌梗死病死率呈现快速上升趋势。2004 年后，冠心病医疗费用增长显著高于我国 GDP 的增长。因此对冠心病进行防治非常迫切。冠脉介入治疗的出现是里程碑性的进展，但仍不能有效降低远期终点事件。中医药历史悠久，方法独特，在防治冠心病方面具有优势。病证结合中医药治疗冠心病具有改善症状及预后等优势，已受到国际医学关注。然而目前冠心病证候诊断复杂，尚缺乏系统证治规范指导。制定规范化的冠心病证候诊断标准是提高冠心病中医药辨治水平前提与基础。目前大多标准存在如下问题：①以往冠心病辨证标准主要源于专家个人经验，缺少大型流行病学的资料；②标准的制定缺少临床验证的过程；③以往标准纳入缺少采用冠脉造影、介入治疗、冠脉搭桥等技术的病例。因此，制定规范化的冠心病证候诊断量表是临床诊疗的必经之路。

　　笔者研究团队通过研究 1 069 例经冠脉造影诊断冠心病病例，采用"7+1"研究方法，从熵关联度、自组织神经、隐结构、对应相关等多种算法对病例资料进行综合分析，运用最大似然法计算各入选指标的条件概率，确定冠心病心绞痛 8 个证候要素（包括血瘀证、气虚证、阴虚证、痰浊证、气滞证、阳虚证、寒凝证、热蕴证）与 6 个主要证候（包括气虚血瘀证、气阴两虚证、痰瘀互阻证、气滞血瘀证、痰阻热蕴证、阳虚寒凝证）的应证组合特征。研究符合临床实际，确定了冠心病心绞痛证候要素及应证组合规律，初步构建了冠心病心绞痛常见证候要素诊断量表和冠心病心绞痛常见证型诊断标准量表。运用上述诊断标准，再通过 1 000 名冠心病心绞痛患者验证，证明此诊断标准有较高的准确性，最终形成了《冠心病心绞痛常见证候要素诊断量表》《冠心病心绞痛常见证型诊断标准量表》，规范了冠心病心绞痛中医证候诊断标准，为临床中医辨证冠心病提供依据。

一、冠心病心绞痛常见证候要素诊断量表

证候要素是中医对疾病病因病机的表述，是中医证候诊断的最小诊断单元。它与疾病的生理病理相关联，并由可测量的一组临床信息直接表达，具有病理学与诊断学的双重概念。证候要素的提取，降维升阶的辨证方法新体系的建立，是对以往辨证体系的有益补充。因此，将复杂的证候分解为概念相对清晰、数量相对局限的证候要素及应证组合，从而促进中医证候的规范化与标准化研究，进而提高中医药治疗冠心病心绞痛的临床疗效，对中医的规范化、标准化工作有重要促进作用，同时可以提高中医药治疗冠心病的临床疗效。

冠心病心绞痛常见证候要素诊断量表按照诊断量表制作的国际规则，采用文献分析、专家咨询、临床流行病学调查等方法，基于全国 5 个中心 1 069 例冠心病心绞痛病例，运用自组织竞争神经网络、复杂系统熵聚堆、复杂系统熵的关联度、聚类分析、因子分析、多元对应分析、判别分析、多元线性回归分析，并结合专家经验，初步建立了冠心病心绞痛证候要素诊断标准。其后，通过对 1 000 例冠心病心绞痛患者进行证候要素的诊断，计算受试者工作特征曲线（ROC）下的面积为 0.91，并应用于临床反复检验，具有良好的信度和效度。冠心病心绞痛常见证候要素诊断量表及评分方法见表 4-5。

表 4-5　冠心病心绞痛常见证候要素诊断量表

证候要素	主要症状	评分	证候要素	主要症状	评分
气虚	胸闷或痛劳则诱发	4	阳虚	胸憋闷或闷痛	4
	神疲	3		畏寒肢冷	3
	乏力	3		动则喘憋	3
	气短	3		大便溏稀	2
	自汗	3		夜尿频多	2
	脉弱	2		脘腹腰冷	2
	舌淡胖或有齿痕	2		舌淡胖润	2
	心悸	1		脉沉	2

续表

证候要素	主要症状	评分	证候要素	主要症状	评分
血瘀	胸固定性痛	4	气滞	胸闷胀痛（多情绪诱发）	3
	舌质紫黯或舌体有瘀点、瘀斑	4		急躁易怒	3
	舌下静脉紫黯	3		胁胀或痛	3
	面色紫黯	3		脘痞	3
	身体有瘀点瘀斑	3		嗳气	2
	肢体麻木	2		口苦	2
	口唇紫黯或黯红	2		舌黯红	2
	脉涩	2		脉弦	2
痰浊	胸闷痛	3	热蕴	胸部灼痛	3
	痰多体胖	3		口干口苦	3
	舌胖苔厚腻	3		面红耳赤	3
	大便黏腻	2		大便干	3
	肢体沉重	2		小便黄	2
	头昏多寐	2		舌红苔黄	2
	口黏不爽	2		心烦失眠	2
	脉滑	2		脉数	2
阴虚	胸隐痛	3	寒凝	胸痛遇寒而发	4
	五心烦热	3		肢冷拘挛	3
	舌红苔少	3		腰骶寒冷	3
	盗汗	3		腹部冷痛	3
	目干	2		舌青黯或紫	3
	失眠	2		面色苍白	2
	脉细	2		面色青	2
	口干不欲饮	2		脉沉或迟	2

注：评分方法：①单一证候要素得分相加≥8分即可诊断；②各个证候要素得分8~12分为轻度；13~16分为中度；17~23分为重度；③证候要素之间可进行组合，如同时符合证候要素气虚、血瘀的诊断即可诊断为气虚血瘀证。

赋分标准：证候诊断指标的赋分主要根据该指标对证候贡献度的大小而赋予不同的分值达到诊断指标量化的目的。目前，贡献度的计算方法主要有三类：①通过专家经验进行评估；②运用数理统计方法赋分，如：应用多因素回归分析、Logistic 回归分析、条件概率转化等方法；③多种方法相结合进行综合分析，即以古今文献资料分析、名老中医经验总结为基础，进行临床流行病学调查，应用多元统计方法对调查资料进行分析，明确各诊断指标的权重。从临床角度看，综合分析方法应该比单纯根据专家经验或数理统计分析进行赋分更能反映中医的临床实际。因此，冠心病心绞痛常见证候要素诊断量表采用了多种方法相结合进行综合分析确定指标的贡献度，在此基础上赋以相应分值（按贡献度大小分别赋值为 4；3；2；1，贡献度越大，数值越大）。

二、冠心病心绞痛常见证型诊断标准量表

冠心病心绞痛常见证型诊断标准量表是按照《卫生统计学》和诊断量表制作的国际规则，邀请国内著名的中西医结合心血管病专家撰写。并且此研究运用多种智能计算方法，以冠心病心绞痛为研究平台，采用文献分析、专家咨询、临床流行病学调查手段获得来自全国 5 个中心的 1 069 例冠心病心绞痛病例，采用自组织竞争神经网络、复杂系统熵聚堆、复杂系统熵的关联度、聚类分析、因子分析、多元对应分析、判别分析、多元线性回归分析以及结合专家经验初步建立了冠心病心绞痛证候要素和主要证型的诊断标准，并应用临床反复检验，具有良好的信度和效度。本标准可用于冠心病心绞痛的证候诊断，为临床医生提供更为简洁实用的证候诊断方法，以提高诊疗水平（表4-6）。

表4-6　冠心病心绞痛常见证型诊断标准量表

证型	证候	赋分	证型	证候	赋分
气虚血瘀			痰瘀互阻		
A 气虚	胸闷或痛劳则诱发	4	A 痰浊	胸闷痛	3
	神疲	3		痰多体胖	4
	乏力	3		舌胖苔黄腻	4
	气短	3		大便黏腻	2
	自汗	3		肢体沉重	2
B 血瘀	胸固定性痛	4	B 血瘀	胸固定性痛	4

证型	证候	赋分	证型	证候	赋分
	舌质紫黯或舌有瘀点、瘀斑	4		舌质紫黯或舌有瘀点、瘀斑	4
	舌下静脉紫黯	3		舌下静脉紫黯	3
	面色紫黯	3		面色紫黯	3
	身体有瘀点或瘀斑	3		身体有瘀点或瘀斑	3
气阴两虚			气滞血瘀		
A 气虚	胸闷或痛劳则诱发	4	A 气滞	胸闷胀痛（多情绪诱发）	3
	神疲	3		急躁易怒	3
	乏力	3		胁胀或痛	3
	气短	3		脘痞	3
	自汗	3		嗳气	2
B 阴虚	五心烦热	3	B 血瘀	胸固定性痛	4
	舌红苔少	3		舌质紫黯或舌有瘀点、瘀斑	4
	盗汗	3		舌下静脉紫黯	3
	目干	2		面色紫黯	3
	失眠	2		身体有瘀点或瘀斑	3
痰阻热蕴			阳虚寒凝		
A 痰浊	胸闷痛	3	A 阳虚	憋闷或闷痛	4
	痰多体胖	3		畏寒肢冷	3
	舌胖苔黄腻	3		动则喘憋	2
	大便黏腻	2		面浮足肿	2
	肢体沉重	2		夜尿频多	2
B 热蕴	口干欲饮	3	B 寒凝	胸痛遇寒而发	4
	面红目赤	3		肢冷拘挛	3
	大便干	3		腰骶寒冷	3
	小便黄	2		腹部冷痛	3
	舌红苔黄	2		舌青黯或紫	3

续表

证型	证候	赋分	证型	证候	赋分
心肾阴虚			心肾阳虚		
A 心阴虚	胸闷痛	4	A 心阳虚	胸闷胸痛(遇寒更甚)	4
	心悸失眠 *	4		心悸失眠 *	5
B 肾阴虚	腰膝酸软 *	5	B 肾阳虚	腰腹冷痛 *	5
	头晕耳鸣	3		畏寒肢冷	3
	五心烦热	3		夜尿频多	3
	舌红苔少	3		动则喘憋	2
	盗汗	3		面足浮肿	2
	目干	2		大便溏泻	2

注：每个证型诊断需符合至少 A 中 1 项加 B 中 1 项，且总积分≥8 分即可诊断，* 为必备选项；证型积分 8～13 分为轻度；14～19 分为中度；20～33 分为重度。

赋分标准：证候诊断指标的赋分主要根据该指标对证候贡献度的大小而赋予不同的分值达到诊断指标量化的目的。具体方法同冠心病心绞痛常见证候要素诊断量表。冠心病心绞痛常见证型诊断标准量表采用了多种方法相结合进行综合分析确定指标的贡献度，在此基础上赋以相应分值（按贡献度大小分别赋值为 5；4；3；2；1，贡献度越大，数值越大）。

| 第七节 |
证候疗效评价标准研究方法

辨证论治是中医学的特色和精华，而证候是辨证论治研究的核心内容之一。通过建立中医证候疗效评价量表，使中医证候作为疗效评价的组成部分，有利于合理地判断以"辨证论治"为主的中医干预措施的有效性，体现中医的特色和优势。

一、证候疗效评价的内涵

1993 年版和 2002 年版《中药新药临床研究指导原则》对每一种疾病都

确立了中医证候疗效评价标准，特别在 2002 年版中第 4 章列专篇对中药新药临床试验的证候及其疗效评价方法进行了论述，此后证候疗效已经成为评价中药新药疗效的重要内容。

中医证候疗效判定标准均采用固定证候分型后的证候积分，然后采用尼莫地平法定级以完成对辨证论治前后证候改善程度的评价。该评价标准以中医临床症状、体征消失或基本消失为评价指标。对于代表证候改善的程度的症状、体征则是采用构成证候诊断的主要症状和次要症状的分值来衡量。其计分方法则是根据在证候诊断中的贡献大小确定其权重，一般主症占有较大权重。在证候疗效评价时，用减分率 =（治疗前积分 − 治疗后积分）/ 治疗前积分 ×100% 的公式来计算证候积分的变化量。证候积分减少 ≥ 95% 为临床痊愈；以中医临床症状、体征明显改善，证候积分减少 ≥ 70% 为有效；以中医临床症状、体征均有所好转，证候积分减少 ≥ 30% 为显效；以中医临床症状、体征无明显改善，甚或加重，证候积分减少 < 30% 为无效。此法是中医证候定性指标的一种半定量计分方法，有一定的可取之处，目前许多临床研究均采用此法。但各证型中，各指标（症状、体征）积分简单相加，其指标的选择未经过大规模临床流行病学调查，以及其指标对于证候疗效的贡献度（赋值）没有经过科学的处理（比如指标赋值一律按照 0 分、2 分、4 分、6 分或 0 分、1 分、2 分、3 分，或简单地按主症、次症分别赋值），忽视了各个指标的之间的差异，故科学性有一定的欠缺。

二、中医疗效评价标准研究的思路

当前中医疗效评价标准研究的重点主要包括注重病证结合模式、整体水平上构建多维评价指标体系、制定具有中医特色生活质量量表、依照循证医学的思路、借助综合集成研讨厅法等 5 个方面。

1. **注重病证结合模式**　病证结合模式是将西医最新的疾病诊断、治疗方法与中医辨证论治相结合的产物。它一方面可以吸收现代科学技术的最新成果，另一方面又牢牢把握了中医的精华——辨证论治。病证结合模式已经成为当今中医临床的重要诊疗模式，亦是中医现代临床实际的需求。中医药临床疗效评价标准的研究应采用病证结合的多维指标的综合评价方法。在病证结合模式下，冠心病心绞痛中医临床疗效评价标准应在"金标准"病的基础上，进行病和中医各证的分析，进行治病、治证（病证同治）的方法，并分别进行客观的疗效评价。一方面要借鉴常规的西医"病"的疗效评价体系，另一方面更应注重体现中医药自身的特点和优势，建立包括证候评定量表、重要临床事件、生存质量等在内的综合临床疗效系统评价方法。病证结合模式将有利于建立突出中医特色的综合全面系统的冠心病心绞痛中医临床疗效评价标准。

2. 整体水平上构建多维评价指标体系

（1）建立证候评价量表：辨证论治是中医药学的特色和精华，而证候是辨证论治研究的核心内容之一，中医疗效评价标准应该包括中医药对病的各指标变化的评价和证候指标变化的评价。建立证候评价量表必须建立在证候量化和充分认识证候演变规律的基础之上，证候主要是定性的资料，缺乏定量化，这给临床疗效评价带来很多困难。在现代科学研究中，定量指标是形成正确科学概念的重要条件。证候的量化，应由中医心血管专家和统计学专家联合制定，这样制定的证候评定量表的客观性和可操作性才会更强，易于为中西医界接受。此外，还要充分考虑到证候的动态演变规律，这样才能更好地建立符合中医临床特点的疗效评价标准。通过建立中医证候评价量表，使中医证候评价成为疗效评价体系的重要组成部分，有利于合理地判断以"辨证论治"为主的中医药干预措施的有效性，体现中医药的特点和优势。

（2）重视终点指标：终点指标是指对患者影响最大、最直接、患者最关心、最想避免的临床事件，包括疾病终点（如死亡、残疾、功能丧失）和某些重要的临床事件。终点指标是真正的疾病结局，能反映干预的真正效果，偏倚较小。在评价冠心病心绞痛干预措施的临床疗效时，以往多以心绞痛的缓解程度及心电图的改善情况作为评价指标，这些指标往往难以评价急性冠心病事件（如心肌梗死、猝死等）的发生情况。在临床干预的疗效评价上，如何从整体水平选择终点指标（包括重要临床事件等）已成为目前国际医学界一个新的研究热点。世界卫生组织（WHO）提出的几个当前临床试验中应引起高度重视的关键环节之一就是：选择明确的、有临床意义的、以患者为基础的终点指标。美国国立卫生研究院的报告也强调：传统／替代疗法的"有效性评价是一个关键和核心的问题"，"其疗效必须用人们认可的终点指标来加以证实"。总之，对患者有直接影响的终点指标能够较好地证实中医药干预措施的真正疗效性，将终点指标纳入到冠心病心绞痛的临床疗效评价体系中将有利于对中医药的干预效果的有效性作出客观评价，也有利于疗效评价标准得到国际上的公认。

3. **制定具有中医特色生活质量量表**　当今医学模式已从单纯的生物医学模式转变为生物 - 心理 - 社会医学模式，评价冠心病心绞痛患者生活质量的指标系统——生活质量量表越来越受重视。生活质量是指不同文化和价值体系中的个体，对于他们的生活目标、期望、标准及所关心的事情和有关的生存状况的体验。即患者自身的感觉和功能状态，主要包括生理功能、心理功能、社会功能和物质生活条件等多方面的内容。应用较多的冠心病心绞痛生活质量量表有 SF-36、SF-8、SAQ（Seattle Angina Questionnaire）等，其中 SAQ 量表包括心绞痛稳定状态、心绞痛发作情况、治疗满意程度、疾病认知程度等 5方面，该量表在我国应用显示有较好的效度和信度，但却不能很好地体现中医药的特色。当前可以从借鉴 SAQ 量表入手，在中医理论的指导下，建立适用于中医药疗效评价的生活质量通用量表，这样既考虑到与国际接轨，又立足于中医的优势，有利于建立国际上认可的中医药疗效评价标准。

4. **依照循证医学的思路**　循证医学（EBM）是由流行病学家 Gordon Guyatt 和 David Sackett 首次提出的，EBM 的理念和方法对整个医学界产生了深刻的影响。EBM 与中医学有一定的共通之处，两者都十分重视临床证据，中医辨证就是寻找"证据"的过程，而 EBM 是遵循证据的医学；另一方面两者在判效标准上具有一致性，在"以患者最终结局"为判定疗效指标这一点上相通。EBM 作为疗效评价方法是符合科学性和合理性的全面、系统、严谨的评价研究方法。EBM 不仅包含传统医学以个人经验为主的特点，而且克服了其盲目性和长期应用的不可知性。中医药学的生命力在于具有疗效，然而疗效的确切性是疗效评估的关键，因此，应用循证医学的方法评估中医药疗效具有重要意义。将 EBM 的理念和方法应用于中医药防治冠心病心绞痛的临床研究和评价中来，应用临床流行病学 /EBM 方法，结合具体防治方案及有关代表性中成药的再评价研究，开展大样本、多中心、随机、双盲、对照试验以及队列研究等，科学、系统地开展中医临床疗效的评价，遵循随机、对照、重复、盲法的原则，在充分重视中医药学的临床治疗的基本特点与优势的同时，进行临床设计，制定循证的中医药临床评价指标体系，在此基础上构建综合的中医临床疗效评价标准。

5. **借助综合集成研讨厅法**　我国科学家钱学森等在 20 世纪 90 年代提出了"开放的复杂巨系统的概念"，以及处理开放的复杂巨系统的方法论，即

"从定性到定量的综合集成研讨厅方法""从定性到定量的综合集成法"。方法的基本思想是在复杂巨系统的研究中，通常是科学理论、经验知识和专家判断力相结合，形成和提炼出经验性假设，这些经验性假设往往难以用严谨的科学方式证明，但需要经验性数据对其确定性进行检验，从经验性假设出发，通过定量方法得到结论，这一过程是一个人机结合综合集成的过程。中医是一个复杂巨系统非线性科学，中医学的复杂性、模糊性、非线性决定了中医疗效评价标准必须通过多学科的交叉渗透来完成。所以将综合集成研讨法运用到病证结合疗效评价标准的研究中来则能实现把专家的"经验"与计算机的高性能结合起来；把人的定性认识不断升华为定量认识；把不同层次的知识（经验知识和科学理论）综合集成起来；把多种学科结合起来进行综合性研究，把多个领域的科学知识进行综合集成；根据复杂巨系统的层次结构，充分利用计算机技术、人工智能、信息技术等高新技术，把宏观评价指标和微观评价指标统一起来，综合利用多方面、多途径筛选获得的各种指标，以求获得较全面的评价效果。总之，综合集成研讨厅法将会为心血管疾病病证结合疗效评价标准的建立提供重要方法学工具。

三、中医证候疗效评价研究的方法学探讨

为了系统、科学地评价中医临床疗效，需要采用合理、系统、严谨的科学研究方法，循证医学方法与临床流行病学方法是研究中医临床疗效评价的两类主要方法。随机对照试验（randomized controlled trial，RCT）与系统评价 -meta 分析方法是循证医学方法的主要内容，可以为中医疗效评价研究提供高证据等级的数据支持。还有学者提出，除了传统 RCT 方法，基于注册登记研究的随机对照试验（randomized registry trial）和单病例随机对照试验（N-of-1trial）也可应用于疗效评价研究。此外，也有学者认为，虽然 RCT 方法具有很高的内部真实性，但存在无法提供在真实复杂临床环境下干预结果信息的缺陷，因此需要引入真实世界研究（real world research）的理念和方法。通过对中医干预进行真实世界研究，关注重要结局指标并开展长期评价，将是中医疗效评价研究的另一种方法。

中医证候疗效评价方法多样，目前，中医特色量表评价是评价中医证候疗效的主要手段，也是提高疗效评价客观性的主要方法。以笔者研究团队为例，其参考量表研制的设计思路，严格按照量表制作的方法学，结合中医证

候自身理论与特色，通过文献研究、临床调研、专家咨询、模型构建和统计
分析工作，确立了证候疗效评价研究基本框架，主要包括确定临床研究方
法、选择证候研究模式、明确疗效评价指标、制定证候疗效评价量表以及最
终应用与临床研究（图 4-1），并分别研制了病证结合模式下的冠心病心绞痛
中医证候疗效评价量表与单一证候模式下的气滞血瘀证中医患者报告结局指
标（patient reported outcomes，PRO）量表。具体如下：

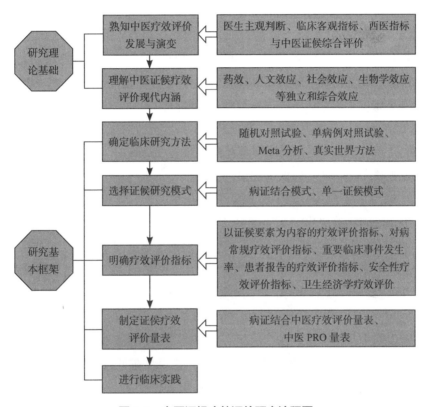

图 4-1 中医证候疗效评价研究流程图

1. **病证结合模式下的中医证候疗效评价量表研究** 以冠心病心绞痛为
主要研究对象，该团队通过对中国中医科学院广安门医院、首都医科大学附
属安贞医院、北京中医药大学东方医院、中国中医科学院西苑医院、河南中
医学院第一附属医院 5 家医院 800 例患者病例资料进行分析整理，收集中医
证候相关症状纳入条目池，包括胸闷、胸痛等 85 条。其次，运用条目分布

考察法、离散趋势法、因子分析法、克朗巴哈系数法 4 种临床流行病学调查
数据统计方法以及对全国 14 家三甲医院的 138 位专家咨询对条目池进行综
合筛选，删除与冠心病心绞痛中医证候无关的咳嗽、头昏等条目 65 条，形
成含有胸痛、倦怠乏力等 20 个条目的初始冠心病心绞痛中医证候条目表。
然后，运用最大似然法、判别分析法确定量表中各项条目指标的权重，利用
条件 / 概率指数法和 M 指数非线性量化 2 种方法对量表条目进行分级量化，
最终形成《冠心病心绞痛中医证候疗效评价量表》。最后，对量表进行科学
性考评，结果显示，评分者信度在 0.805 ~ 0.959 之间，结构效度公因子能解
释 54.05% 的变量、反应度较高，因此认为冠心病心绞痛中医证候疗效评价
量表具有较好的信度、效度和反应度，能够较好地反映冠心病心绞痛患者的
临床症状、体征情况。病证结合模式或许更符合西医学背景下的中医疗效评
价，以疾病特有的中医证候表现改变来反映疗效，在保证对疾病疗效客观评
价的基础上，又能体现中医药的独特功效，不足之处在于仅限于特定疾病
（一种或少数几种具有相同证型且相似证候表现的疾病）的疗效评价，较难
满足证候类中药新药疗效评价的要求。

  2. 单一证候模式下的中医 PRO 量表研究 从临床最为常见的气滞血瘀
证入手，该团队参照 PRO 量表的概念和制定原则，结合中医"气血辨证""情
志学说""形神一体观"和"天人相应"理论，确定涉及生理、心理、独立
性和社会 4 个领域的气滞血瘀证中医 PRO 量表理论框架。通过查阅 30 本书
籍和 764 篇现代文献，参照《中医临床诊疗术语》《中医病证分类与代码》
提取相关症状体征，分类和整理，得到气滞血瘀证常见的症状体征 48 个；
通过对中国中医科学院广安门医院心血管科等 9 个科室 209 个气滞血瘀证病
例回顾分析，得到气滞血瘀证条目 42 条，结合文献研究与病例回顾结果，
并参照国际量表和半开放式问卷调查，经专家组讨论，对量表和条目进行优
化和修改，最终形成包含 61 个条目的 PRO 初选量表。其次，收集 338 例中
国中医科学院广安门医院患者，进行初选 PRO 量表的临床调查，通过分布
考察法、克朗巴赫系数、分辨力系数法、t 检验法、逐步回归分析法等 7 种
统计学方法与 30 位专家咨询对条目池进行综合筛选，结果删除耳鸣、口淡
无味等无关条目 34 条，形成《气滞血瘀证中医 PRO 量表》，共有 37 条条目，
其中包括生理领域 22 条、心理领域 9 条、独立性领域 1 条、社会领域 5 条。
对量表进行科学性考评，结果显示，可信度评价，克朗巴赫系数 α 和

Guttman Split-half 分别是 0.716、0.666；效度评价，结构效度公因子能解释 64.07% 的变量；区分度评价，经 t 检验 $P<0.01$，以上提示气滞血瘀证中医 PRO 量表具有较好的信度、效度及区分度，能够较好地反映气滞血瘀证患者的临床症状、体征情况。单一证候模式或许更加适合于证候类中药新药的临床疗效评价，以临床大样本、多疾病的证候相关症状、体征筛选，研制单一证候下的疗效评价标准能充分体现中医的疗效和特色，在一定程度上摆脱了疾病的束缚，但也存在一些难题，比如在同一疗效评价标准中，对同一症状在不同疾病相同证型疗效评价中的权重的判定是目前需要攻克的关键问题，即确定症状、体征等评价指标在不同疾病中的动态性权重。

| 第八节 |
冠心病证候疗效评价标准

证候诊断规范与研究是形成中医临床疗效评价体系的重要组成部分。目前，中医临床辨证论治体系有待标准化，故在此基础上的疗效评价标准难以真正建立。通过对文献的回顾发现，多数中西医临床研究均采用 1979 年中西医结合治疗冠心病心绞痛及心律失常座谈会制定的疗效标准评价疗效，同时存在以专家个人经验制定标准评价疗效的现象，缺乏统一性、客观性。现阶段，借助流行病学，循证医学等先进研究手段和多中心、大样本的随机对照研究（RCT）的方法，重视生活质量量表的评价作用，经过严格的数理统计分析，是真正建立客观，可靠的证候诊断和疗效评价体系的关键。因此我们在对冠心病心绞痛证候要素及证候诊断的规范基础上，以病证结合为主要思路，通过应用临床流行病学 /DME 方法，在对现有的指标进行系统评价的基础上，确立了以病证结合为基础的冠心病证候诊断体系，为进一步形成临床评价中医药防治冠心病的疗效提供依据，并建立中医证候评定量表，使中医证候评价成为疗效评价体系的重要组成部分，有利于合理地判断以"辨证论治"为主的中医药干预措施的有效性，体现中医药的特点和优势。

笔者研究团队在国家 973 计划项目（NO.2003CB517103）资助下，收集了 2 288 例经冠脉造影证实的冠心病心绞痛病例资料，咨询了全国 23 家三甲医院 529 人次的专家和收集了 1 843 份调查问卷，采用多种方法（熵关联度、离散趋势法、因子分析法、相关系数法、Logistic 回归法、判别分析法及专家咨询等）综合筛选条目，创新性地引入非线性量化赋分方法，从症状体征、客观指标、生存质量、卫生经济学及心脏终点事件等多层次多角度综合评价临床疗效，研究制定了冠心病心绞痛病证结合疗效评价系列量表：《冠心病心绞痛血瘀证疗效评价量表》《冠心病心绞痛中医证候疗效评价量表》及《基于冠心病心绞痛患者报告的临床结局评价量表（CHD-PRO）》。同时，采用多中心收集的 409 例经冠脉造影证实的冠心病心绞痛病患，对上述量表进行科学性考核，认为该量表具有良好的效度、信度和反应度，并借助综合评价方法（TOPSIS 法）构建了冠心病心绞痛疗效综合评价体系，推广运用于临床及科研项目中。

一、冠心病心绞痛血瘀证疗效评价标准

冠心病心绞痛属于中医"胸痹""心痛"的范畴，早在《黄帝内经》中就已有"心痛"的记载。血瘀证占经冠脉造影证实的冠心病患者中医证候的 56.80%。历代医学书籍中记载了大量以活血化瘀药为主来组成的治疗胸痹心痛的有效方剂。目前，治疗冠心病的中药大多数也是以活血化瘀为治法，因此，建立中医药治疗冠心病的疗效评价体系关键在于建立冠心病血瘀证的疗效评价体系，由于量表与中医问诊的内容较为相似，都是对被调查者的自我感受进行收集和评定，因此引入量表测评法可以较好地体现中医的特色和优势，实现中医软指标评价的规范性和科学性。因此，建立冠心病血瘀证疗效评价量表是当前临床之所需与所急。

我们严格按照国际量表的研制方法，依托国家重点基础研究发展计划（973 计划）项目《冠心病心绞痛病证结合诊断标准与疗效评价体系研究（No.2003CB517103）》，首先确定了冠心病心绞痛血瘀证疗效评价量表的理论框架，基于多中心的 481 例经冠脉造影证实的冠心病心绞痛血瘀证患者，采用离散趋势法、判别分析法、相关系数法、因子分析法和 Logistic 回归法等统计方法，并结合专家意见的集中程度和协调程度，确定了冠心病心绞痛血瘀证疗效评价量表的条目。利用 M 指数非线性量化等方法对量表条目进行综合量化，最终形成了冠心病心绞痛血瘀证疗效评价量表（表 4-7）。该量表包括 4 个维度：①疾病的症状、体征；②血瘀证的症状、体征；③舌脉

象；④理化病理检查，共 11 个条目。并对量表进行了科学性考核，发现量表 Cronbach's α 系数为 0.886，评定者信度处于 0.863～0.979，提示量表具有较好的信度。研究还发现该量表具有较好的结构效度、区分效度、内容效度以及反应度。适宜人群与使用方法：本标准供中医内科、中西医结合内科医生临床使用，适用于冠心病心绞痛血瘀证患者的临床疗效评价，计算单个条目的得分或各个条目的总积分，建议治疗前后各评价 1 次。

表 4-7　冠心病心绞痛血瘀证疗效评价标准

编号	一级指标	二级指标	量化评分 / 分
1	胸痛(胸固定部位痛)	无	0
		轻度:有疼痛发作,但疼痛不重,可自行缓解	5
		中度:每天都发作,疼痛较重,需服药才能缓解	7
		重度:每天有多次发作,并且影响日常生活活动	14
2	胸闷	无	0
		轻度:轻微胸闷	4
		中度:胸闷明显,有时叹息样呼吸	7
		重度:胸闷如窒,叹息不止	11
3	心悸	无	0
		轻度:偶尔发生,不适感轻微	2
		中度:时有发生,持续时间长,不适感明显	4
		重度:经常发生,难以平静,甚则影响生活	6
4	唇龈黯红	无	0
		有	8
5	皮肤粗糙	无	0
		有	1
6	舌紫黯	无	0
		轻度:舌质黯红	6
		重度:舌紫黯	10
7	舌有瘀斑、瘀点	无	0
		有	6

续表

编号	一级指标	二级指标	量化评分 / 分
8	舌下脉络曲张	无	0
		轻度:舌根部脉络曲张	5
		重度:舌根部脉络曲张超过舌下静脉的1/2	8
9	脉涩	无	0
		有	1
10	冠脉病变	轻度(50%≤冠脉狭窄<70%)	2
		中度(70%≤冠脉狭窄<90%)	3
		重度(冠脉狭窄≥90%或左主干狭窄≥50%)	5
11	低密度脂蛋白	正常	0
		升高	3

二、冠心病心绞痛中医疗效评价标准

该研究建立了较为系统完整的中医证候疗效评价量表,规范了冠心病心绞痛的临床疗效评价,为中医疗效评价研究提供了新思路,形成了《冠心病心绞痛中医证候疗效评价量表》,使其能更科学、准确地反映中医药防治疾病所具有的真正效能,并有利于中医药防治冠心病心绞痛的疗效为国际医学界所接受,为评价中医药防治冠心病的临床疗效提供示范。该中医证候疗效评价量表形成过程中采用的统计学方法包括:①量表数据统计方法:描述性分析、相关分析、因子分析、一致性分析等;②指标筛选统计方法:条目分布考察法、离散趋势法、相关系数法、内部一致性检验的系数法、因子分析法等。

1. **冠心病心绞痛中医证候疗效评价量表** 笔者研究团队严格按照国际量表的研制方法,依托国家重点基础研究发展计划(973计划)项目《冠心病心绞痛病证结合诊断标准与疗效评价体系研究(No.2003CB517103)》,在进行文献研究的基础上,基于多中心的800例经冠脉造影证实的冠心病患者,采用条目分布考察法、离散趋势法、克朗巴赫系数法、因子分析法等统计方法进行冠心病心绞痛中医疗效评价量表的条目筛选,并结合两轮专家咨询的意见,多种方法综合运用,确定了冠心病心绞痛中医疗效评价量表的条目。采用 M 指数非线性量化等多种方法对量表条目进行了综合量化,最终形成了冠心病心绞痛中医疗效评价量表(表4-8)。同时,还对量表进行了科学性考核,发现量表的 Cronbach's α 系数为 0.817。评定者信度处于 0.805 ~ 0.959,提示量表具有较好的信度。研究还发现量表具有较好的结构效度、区分效度、内容效度以及反应度。适宜人群与使用方法:本量表包括 6 个维度,分别为气虚血瘀证维度(第 1 ~ 6 条,第 16 ~ 18 条),气滞血瘀证维度(第 1,2,11,16,17 条),气阴两虚证维度(第 3,4 条,第 7 ~ 10 条,第 18 条),痰瘀互阻证维度(第 1,12 条,第 15 ~ 17 条),阳虚寒凝证维度(第 1,13,20 条),痰浊热蕴维度(第 2,4,12,14,15,19 条),共计 20 个条目。本标准供中医内科、中西医结合内科医生临床使用,适合冠心病心绞痛患者的中医临床疗效评价,计算各个条目的总积分或某一个维度(证候)的积分,建议治疗前后各评价 1 次。

表 4-8　冠心病心绞痛中医疗效评价标准

编号	一级指标	二级指标	量化评分 / 分
1	胸痛	无	0
		轻度:有典型心绞痛发作,每次持续时间数分钟,每周疼痛至少发作 2 ~ 3 次,或每日发作 1 ~ 3 次,但疼痛不重,有时需口含硝酸甘油	4
		中度:每天都有数次较典型的心绞痛发作,每次持续数分钟到 10 分钟,绞痛较重,一般需要口含硝酸甘油	6
		重度:每天有多次典型心绞痛发作,因而影响日常生活活动(例如大便、穿衣等),每次发作持续时间较长,需多次口含硝酸甘油	10
2	胸闷	无	0
		轻度:轻微胸闷	4
		中度:胸闷明显,有时叹息样呼吸	7
		重度:胸闷如窒,叹息不止	11
3	倦怠乏力	无	0
		轻度:精神不振,气力较差,可坚持日常工作及活动	4
		中度:精神疲乏,全身无力,勉强坚持工作	6
		重度:精神气力严重疲乏,难以坚持日常活动	10

续表

编号	一级指标	二级指标	量化评分 / 分
4	气短	无	0
		轻度:一般活动后气短	3
		中度:稍活动后气短	5
		重度:平素不活动后亦感气短喘促	8
5	心悸	无	0
		轻度:偶尔发生,不适感轻微	2
		中度:时有发生,持续时间长,不适感明显	3
		重度:经常发生,惕惕而动,难以平静,甚则影响生活	5
6	自汗	无	0
		轻度:平素皮肤潮湿,稍动则更甚	3
		重度:平素即汗出,动则汗出如水渍状	5
7	盗汗	无	0
		轻度:皮肤微潮	3
		重度:皮肤潮湿或汗出湿衣	5
8	五心烦热	无	0
		轻度:手足心发热	3
		重度:手足欲露衣被外,时而心烦	5
9	两目干涩	无	0
		轻度:偶尔两目干涩	3
		重度:经常两目干涩	5
10	失眠	无	0
		轻度:睡眠时常觉醒或睡而不稳,晨醒过早,但不影响生活	2
		重度:睡眠不佳,影响到生活	4
11	太息	无	0
		轻度:偶尔太息	2
		重度:经常太息	4
12	痰多	无	0
		有	4

编号	一级指标	二级指标		量化评分 / 分
13	畏寒肢凉	无		0
		有		1
14	舌尖红	无		0
		有		5
15	舌苔厚腻	无		0
		有		6
16	舌紫黯	无		0
		轻度：舌质黯红		4
		重度：舌紫黯		6
17	舌有瘀斑、瘀点	无		0
		有		6
18	脉细弱	无		0
		有		1
19	脉滑数	无		0
		有		1
20	脉沉细	无		0
		有		1

2. **基于冠心病心绞痛患者报告的临床结局评价量表**（CHD-PRO） 笔者研究项目组严格按照国际患者报告的结局指标量表的研制指南，首先以中医理论为指导，包括"以心为主，五脏相关、内伤七情、神形合一、天人相应"等学说，结合国际PRO量表的理论框架，构建了CHD-PRO的理论结构模型。基于多中心收集的319例经冠脉造影证实的患者（冠心病心绞痛患者203例，冠状动脉硬化症患者116例）和847份量表。采用多种统计方法（条目分布考察法、离散趋势法、因子分析法、克朗巴哈系数法、逐步回归法、判别分析法）综合运用，确定了CHD-PRO的条目，在研究量表反应尺度的基础上，形成了CHD-PRO。并对CHD-PRO进行了科学性考核，发现量表的Cronbach's α 系数为0.813，分半信度为0.707，提示量表具有较好的信度。通过分析量表各个条目与所属领域均有较强的相关性，结果发现量表具有较好的内容效度。研究还发现CHD-PRO具有较好的结构效度、区分效度及反应度（表4-9）。

表 4-9 冠心病心绞痛患者报告的临床结局评价（CHD-PRO）量表

| 姓名： | 年龄： | 性别：□男 □女 |

所在地：

婚况：□未婚 □已婚 □离异 □丧偶 □其他

文化程度：□文盲 □小学 □初中 □高中或中专 □大专 □本科 □研究生或以上

职业：□工人 □农民 □干部 □服务行业 □自由职业 □其他

请针对您最近 1 个星期的情况，请圈出对您最合适的答案。

1. 您有胸痛吗?

□总是有	□经常有	□有（一般）	□偶尔有	□根本没有
1	2	3	4	5

2. 您有胸闷吗?

□总是有	□经常有	□有（一般）	□偶尔有	□根本没有
1	2	3	4	5

3. 您容易疲劳吗?

□极容易	□比较容易	□一般	□有点容易	□根本不容易
1	2	3	4	5

4. 您容易发脾气?

□极容易	□比较容易	□一般	□有点容易	□根本不容易
1	2	3	4	5

5. 您的夜尿多吗?

□>6 次	□5 ~ 6 次	□3 ~ 4 次	□1 ~ 2 次	□0 次
1	2	3	4	5

6. 您有气短吗?

□总是有	□经常有	□有（一般）	□偶尔有	□根本没有
1	2	3	4	5

7. 您有心慌吗?

□总是有	□经常有	□有（一般）	□偶尔有	□根本没有
1	2	3	4	5

8. 您感觉比一般人更容易出汗吗?

□总是有	□经常有	□有（一般）	□偶尔有	□根本没有
1	2	3	4	5

9. 您有腰酸或膝软吗?

□总是有	□经常有	□有(一般)	□偶尔有	□根本没有
1	2	3	4	5

10. 您有下肢水肿吗?

□总是有	□经常有	□有(一般)	□偶尔有	□根本没有
1	2	3	4	5

11. 您的睡眠怎么样?

□很差	□差	□不好也不差	□好	□很好
1	2	3	4	5

12. 您总想喝水吗?

□总是想	□经常想	□想(一般)	□偶尔想	□根本不想
1	2	3	4	5

13. 您有肥胖的烦恼吗?

□总是有	□经常有	□有(一般)	□偶尔有	□根本没有
1	2	3	4	5

14. 您觉得生活有乐趣吗?

□根本没有乐趣	□很少有乐趣	□有乐趣(一般)	□比较有乐趣	□极有乐趣
1	2	3	4	5

15. 您有战胜疾病的信心吗?

□根本没有	□偶尔有	□有(一般)	□经常有	□总是有
1	2	3	4	5

16. 您的注意力容易集中吗?

□根本不容易	□有点容易	□一般	□比较容易	□极容易
1	2	3	4	5

17. 您对自己身体健康状况满意吗?

□不满意	□大部分不满意	□部分满意	□大部分满意	□高度满意
1	2	3	4	5

18. 您有多长时间在想您的心脏病?

□总是想	□经常想	□想(一般)	□偶尔有	□根本不想
1	2	3	4	5

19. 心脏病使您精神痛苦吗?

□极痛苦	□比较痛苦	□痛苦(一般)	□很少痛苦	□根本不痛苦
1	2	3	4	5

20. 您担心心绞痛发作或病情恶化吗?

□一直担心	□经常担心	□有时担心	□很少担心	□绝不担心
1	2	3	4	5

21. 您的行动能力如何(例如爬坡或连续上三层楼梯)?

□重度受限	□中度受限	□轻度受限	□稍受限	□不受限
1	2	3	4	5

22. 您的日常生活受到心脏病的影响了吗?

□极影响	□比较影响	□影响(一般)	□很少影响	□根本不影响
1	2	3	4	5

23. 您的工作能力受到心脏病的影响吗?

□极影响	□比较影响	□影响(一般)	□很少影响	□根本不影响
1	2	3	4	5

24. 您的家庭关系受到冠心病心绞痛的影响吗?

□极影响	□比较影响	□影响(一般)	□很少影响	□根本不影响
1	2	3	4	5

25. 您有感受到自己是家庭或朋友的负担吗?

□总是感觉到	□经常感觉到	□感觉到(一般)	□偶尔感觉到	□根本不能感觉到
1	2	3	4	5

26. 您能从亲朋那里得到您所需要的支持吗? (如精神鼓励、经济支持、体力援助等)

□根本不能	□很少能	□能(一般)	□多数能	□完全能
1	2	3	4	5

27. 您就医的费用影响到家庭经济了吗?

□极影响	□比较影响	□影响(一般)	□很少影响	□根本不影响
1	2	3	4	5

28. 您的休闲娱乐、社交等活动受到冠心病心绞痛的影响了吗?

□极影响	□比较影响	□影响(一般)	□很少影响	□根本不影响
1	2	3	4	5

29. 您能得到社会医疗体系的支持吗？（如公费医疗、商业保险、社会保险等）

□根本不能	□很少能	□能（一般）	□多数能	□完全能
1	2	3	4	5

30. 您对得到的医疗服务质量满意吗？

□不满意	□大部分不满意	□部分满意	□大部分满意	□高度满意
1	2	3	4	5

G 如果综合以上各方面,您给自己目前的生存质量、健康状况总体综合打分

您认为您目前的健康状况分值为　　　　　分(满分为 100 分)。

您大约花了多长时间来完成这份问卷?　　　　　分钟

（以下由调查员填写）

调查员签名:　　　　　日期:

1. 临床诊断:

2. 冠心病心绞痛病程:

3. 患者中医辨证:

4. 冠脉造影结果:

5. 刻下症情况:

　　CHD-PRO 量表作为疾病特异性量表，主要用于冠心病心绞痛患者的临床疗效评价，亦适用于中医属于胸痹、心痛等患者的临床疗效评价。本量表可用于了解冠心病心绞痛患者全面的健康状况，包括生理、心理、社会及疾病诊疗等，以及帮助医生了解患者受疾病影响最严重的方面，以便更好地制定治疗方案和指导临床用药。CHD-PRO 正式量表含 31 条目条，由 5 个领域，10 个方面构成（表 4-10）。

表 4-10　CHD-PRO 量表的理论框架

领域	方面	条目
Ⅰ 生理领域	F1	1 ~ 13
Ⅱ 心理领域	F2 积极感受	14 ~ 15,17
	F3 注意力	16
	F4 消极感受	18 ~ 20

续表

领域	方面	条目
Ⅲ 独立性领域	F5 个人能力	21,23
	F6 日常生活	22
Ⅳ 社会关系领域	F7 个人关系	24 ~ 25
	F8 所需社会支持的程度	26
Ⅴ 社会环境领域	F9 社会服务、社交和经济	27 ~ 28
	F10 卫生医疗保健	29 ~ 30
总的健康状况与生存质量		G

　　根据量表框架结构，本量表可以得到 5 个领域，10 个方面的评分。10 个方面的原始得分为其所属条目得分相加，5 个领域得分为其所属方面得分相加。因为各领域包含条目数不同，领域最高分不等，所以简单累积领域总分，不利于领域间得分比较，故量表计分方法，采取计算领域标准分的方法。即将每一领域实际得分总和（原始分），除以该领域各条目的总分（满分），乘以 100，计算得该领域的标准分（表 4-11）。

表 4-11　CHD-PRO 量表的计分方法

领域	条目数 / 个	原始分	标准分
生理领域	13	1+2+3+······+13	原始分 /（13 × 5）× 100
心理领域	7	14+15+16+······+20	原始分 /（7 × 5）× 100
独立性领域	3	21+22+23	原始分 /（3 × 5）× 100
社会关系领域	3	24+25+26	原始分 /（3 × 5）× 100
社会环境领域	4	27+28+29+30	原始分 /（4 × 5）× 100

主要参考文献

[1]　王阶，陈可冀，翁维良 . 血瘀证诊断标准的研究 [J]. 中国中西医结合杂志，1988，8(10): 585.

[2]　中国中西医结合研究会活血化瘀专业委员会 . 血瘀证诊断标准 [J]. 中国中西医结合杂

志 , 1987, 7(3): 129.

[3] 李军 , 王阶 . 冠心病心绞痛证候要素与应证组合的 5 099 例文献病例分析 [J]. 中国中
医基础医学杂志 , 2007, 13(12): 926-930.

[4] 毛静远 , 牛子长 , 张伯礼 . 近 40 年冠心病中医证候特征研究文献分析 [J]. 中医杂志 ,
2011, 52(11): 958-961.

[5] 葛永彬 , 毛静远 . 7 512 例冠心病中医证型分布规律分析 [J]. 山东中医杂志 , 2011,
30(2): 227-229.

[6] 王阶 , 邢雁伟 , 陈建新 , 等 . 复杂系统熵聚堆方法对 1 069 例冠心病心绞痛证候要素
提取和应证组合规律研究 [J]. 中国中医基础医学杂志 , 2008, 14(4): 211-213.

[7] 张兰凤 , 王阶 , 衷敬柏 , 等 . 冠心病病证结合方证对应临床研究 [J]. 中医杂志 , 2004,
(6): 444-446, 472.

[8] 褚福永 , 王阶 , 孙晓伟 , 等 . 血府逐瘀胶囊改善不稳定型心绞痛介入术后血瘀证患者
近期生活质量的随机双盲对照试验 [J]. 中西医结合学报 , 2009, 7(8): 729-735.

[9] 李军 , 王阶 , 李长生 . 生脉芎芍汤治疗冠心病心绞痛的临床观察 [C] // 中华中医药学
会心病学分会 . 中华中医药学会心病学分会成立暨第八次全国学术年会论文精粹 . 芜
湖 : 中华中医药学会心病学分会 , 2006: 103-106.

[10] 王阶 , 许军 , 李十红 . 葛兰心宁治疗冠心病心绞痛临床观察 [J]. 中西医结合心脑血管
病杂志 , 2006, 4(3): 203-206.

[11] 王师菡 , 王阶 , 李霁 , 等 . 丹蒌片治疗痰瘀互阻型冠心病心绞痛的疗效评价 [J]. 中国
中西医结合杂志 , 2012, 32(8): 1051-1055.

[12] 王阶 , 荆鲁 , 衷敬柏 , 等 . 血府逐瘀汤拆方临床研究 [J]. 中国中药杂志 , 2004, 29(8):
90-94.

[13] 杨保林 , 王阶 , 姜燕 , 等 . 应用差异显示筛查冠心病血瘀证相关基因及分析 [J]. 北京
中医药大学学报 , 2006, 29(2): 132-140.

[14] 王阶 , 杨保林 , 姜燕 , 等 . 冠心病血瘀证相关基因研究 [J]. 世界科学技术 : 中医药现代
化 , 2005, 7(1): 16-19.

[15] 杨保林 , 王阶 , 姜燕 , 等 . 冠心病血瘀证相关基因 b13 的筛查和临床验证 [J]. 中国中
医基础医学杂志 , 2007, 13(1): 69-69.

[16] 刘咏梅 , 虞桂 , 王阶 . microRNA 与心血管疾病 [J]. 中国分子心脏病学杂志 , 2011,
11(6): 380-384.

[17] 虞桂 , 王阶 . miRNA 及其调控网络与中医治病求本机制研究 [J]. 中华中医药杂志 ,

2012, 27(11): 2789-2791.

[18] 王阶，虞桂 . microRNA 与冠心病中医证候研究 [J]. 中国中西医结合杂志，2012,
32(11): 1562-1565.

[19] WANG J, YU G. A systems biology approach to characterize biomarkers for blood stasis
syndrome of unstable angina patients by integrating microRNA and messenger RNA
expression profiling [J/OL]. Evid Based Complement Alternat Med, 2013, 2013: 510208
(2013-05-14) [2021-08-19]. https://www.ncbi.nlm.nih.gov/pmc/articles/PMC3666437/.
DOI: 10.1155/2013/510208

[20] 褚福永，王阶，邢雁伟，等 . 论证候动态演变规律的复杂性及研究思路 [J]. 中医杂志，
2009, 50(10): 936-938.

[21] 幺传为 . 冠心病介入术前后的中医证型研究 [J]. 中医学报，2010, 25(1): 97-98.

[22] 任毅，吴瑜，张敏州，等 . 冠心病介入治疗围术期中医证候特征及分布规律的研究 [J].
中西医结合心脑血管病杂志，2010, 8(6): 639-641.

[23] 王师菡，王阶，何庆勇，等 . 冠心病介入术后中医证候要素分布规律及相关因素分析
[J]. 世界科学技术 - 中医药现代化，2008, 10(6): 11-15.

[24] 褚福永，王阶，刘红旭，等 . 不稳定型心绞痛冠脉介入期间中医证候动态演变规律研
究 [J]. 中华中医药杂志，2013, 28(3): 627-630.

[25] 中华中医药学会心血管病分会 . 冠心病心绞痛介入前后中医诊疗指南 [J]. 中国实验方
剂学杂志，2018, 24(15): 4-6.

[26] 张志斌，王永炎 . 辨证方法新体系的建立 [J]. 北京中医药大学学报，2005, 28(1): 1-3.

[27] 汤艳莉，王阶 . 证候要素理论及临床应用进展 [J]. 中国中医药信息杂志，2009, 16(9):
97-99.

[28] 汤艳莉，王阶，何庆勇 . 冠心病心绞痛中医证候规律研究的比较分析 [J]. 世界科学技
术：中医药现代化，2009, 11(3): 352-355.

[29] 张志斌，王永炎 . 证候名称及分类研究的回顾与假设的提出 [J]. 北京中医药大学学报
2003, 26(2): 1-4.

[30] 王永炎，张启明，张志斌 . 证候要素及其靶位的提取 [J]. 山东中医药大学学报，2006,
30(1): 6.

[31] 王阶，邢雁伟 . 冠心病心绞痛证候要素诊断标准 [J]. 中医杂志，2018, 59(6): 539-540.

[32] 中华中医药学会心病分会 . 冠心病心绞痛主要证型的辨证诊断标准 [J]. 中国中西医结
合杂志，2018, 38(2): 1-2.

[33] 王阶，熊兴江，邢雁伟，等 . 冠心病血瘀证标准规范、生物学基础及循证评价——基于病证结合的"证候"研究思路与方法 [J]. 中国实验方剂学杂志，2019, 25(8): 1-6.

[34] 何浩强，陈光，高嘉良，等 . 中医证候疗效评价方法的理论研究与实践 [J]. 世界科学技术：中医药现代化，2018, 20(7): 1187-1191.

[35] 王阶，何庆勇 . 冠心病心绞痛中医疗效评价标准 [J]. 中国实验方剂学杂志，2018, 24(15): 7-10.

[36] 王阶，何庆勇 . 冠心病心绞痛血瘀证疗效评价标准 [J]. 中国实验方剂学杂志，2018, 24(15): 1-3.

[37] 王阶，何庆勇，熊兴江 . 冠心病心绞痛中医疗效综合评价体系的研究方法探讨 [J]. 世界科学技术：中医药现代化，2009, 11(1): 11-14.

[38] 褚福永，王阶，姚魁武，等 . 冠心病心绞痛中西医结合临床疗效评价指标及方法的研究现状和思考 [J]. 辽宁中医杂志，2008(10): 1611-1613.

[39] 王阶，何庆勇，姚魁武，等 . 冠心病心绞痛病证结合疗效评价标准的研究 [J]. 中医杂志，2008, 49(9): 842-844.

[40] 何庆勇，王阶 . 冠心病心绞痛患者报告的结局评价量表 [J]. 中国实验方剂学杂志，2018, 24(15): 11-15.

第五章

证候生物学基础研究

辨证论治是中医学的特色与优势，是中医药千百年来保证疗效的核心环节，同时，也是传统中医学与西医学的一大区别点。证候，是对患者症状和体征的归纳，反映了疾病过程中机体某一阶段的病因、病位以及病机等整体病理状态，贯穿了中医药辨证论治环节的始终。证候是核心环节，是结合四诊信息辨别出的结果，是中药、针灸处方论治的依据，是中药与症状治疗相应的中间环节，是判别方 - 证是否对应，衡量处方疗效的重要依据。审病辨证、因证立法、依法施方、据方遣药的中医临床诊疗思维均围绕证候进行。

不同证候常各自表现为一组相互关联的临床症状。一般认为，"有诸于内必形于外"。因此，表现为相互联系的症状、体征的证候，必然蕴含潜在的可能未被认知的深层次联系，即存在证候的生物学基础。阐明证候的生物学基础，有助于以现代科学技术的角度重新认识中医证候问题，并以之为桥梁，使古老的中医学与西医学之间得以相互沟通。此外，通过对中医证候的现代生物学基础研究，极有可能发现西医学尚未认识到的规律，改变当前生命科学的模式，从而使古老的中医学为整个生命科学的发展贡献力量。

而值得注意的是"证候的生物学基础"是一个相对模糊而宽泛的概念。从宏观发展到微观可以简单分为：器官→组织→细胞→分子。证候在宏观层次各种表现的功能性、器质性改变，必然是微观层次各种元素相互作用，甚至叠加作用的结果。研究证候生物学基础是当前中医证候研究中的热点和难点。在西医严格的诊断前提下，利用中医的四诊诊断证候，探讨其与生物学系统各层级指标之间的关联，不仅能推进中医诊断的客观化，而且能促进证候实质的挖掘，对于医学临床的个体化治疗方案及整个生物医学的发展都有着积极意义。

| 第一节 |
证候生物学基础研究思路与方法

一、证候生物学基础研究意义

证候，是构建疾病外在征象与内在病机本质的关键桥梁，同时也是中医认识和治疗疾病的核心依据。传统中医证候主要由症状和体征组成，辨证依据相对主观和模糊，在一定程度上限制了中医的临床疗效。在西医学还原论思想的指导下，我国证候研究者们大多从生理、病理、内分泌、免疫系统以及影像学等方面着手，寄希望于通过筛选出与所研究证候直接相关的高特异性、高灵敏性指标，找出证候的客观辨证依据，以提高辨证治疗的准确性与有效性。从 20 世纪 70 年代开始，相关研究层出不穷。常规研究思路为：证候相关理化指标筛选 - 指标验证 - 结合理化指标的中医证候诊断量表研发 - 量表验证 - 行业标准转化。以血瘀证相关症状体征的研究和冠心病心绞痛病证结合的证候诊断量表研究为例，总结常规方法为：多中心收集血瘀证、非血瘀证患者，通过文献分析、专家调查等基础上制定血瘀证量化诊断调查表（包括患者基本情况、症状、体征等），加以面访，在安静和自然光线下直接采集每一个患者望、闻、问、切的数据，通过血生化、血常规、冠脉 CT、心电图等检验检查手段采集理化指标，分别运用逐步回归法、逐步判别法等，筛选对于冠心病血瘀证诊断具有贡献度的指标，经各步模型拟合分类判断、回顾性检验获得最终经量化的诊断指标。

随着研究深入，人们发现很多证候微观指标特异性较弱，仍需继续进行大规模的实验室重复研究。此外，单一指标的非合理性、多个指标的非特异性、指标间缺少相关性研究、对照组设立不合理以及病种选择范围狭窄等问题，也困扰着证候客观化研究，现有单层次、单系统的研究已经难以全面揭示证的科学内涵。如何做好中医证候的生物学基础研究是临床亟待解决的关键问题，也是影响中医学发展与创新的重大科学问题。在系统生物学推动下，中医药的定量化、客观化飞速发展，从 DNA、mRNA、蛋白质、代谢物等不同层面探索，综合体现了现代医学整合思想和个体化的医疗手段，其科学内涵与中医学治未病、整体观、辨证施治、理法方药等基础理论相一致。

二、中医证候基础研究概况

临床上疾病状态所反映的信息，不外乎自觉症状异常、他觉症状异常及理化指标和影像异常等。医学工作者长期致力于恢复异常指标，但事实上中西医都无法单独解决疾病的所有问题。理化指标是西医与现代科学交叉渗透的科学研究成果，西医已为此建立了相对完备的理论体系，并广泛应用于临床。中医理论却很少或不能将其纳入自己的范畴加以运用，即使运用，也往往回归到西医理论体系，尚缺乏两者有机结合的创新。这就迫使现代的中医教育和临床必须系统完整地学习西医理论，并面对患者的病情做出双重诊断，这是中西医结合或中医现代化特有的医学现象。虽然中西医结合可以解决当下临床诊疗的部分问题，但在理论和实践上仍显机械、牵强，并未找到其内在的有机结合。如果中医在证候研究的基础上辨证接纳了西医学检测指标，那么中西医结合或将会迎来新的突破，两种医学或许会得到较好的融合，彼此发挥各自的优势，更好地解决临床问题。

绝大多数西医学临床检测均是借助有关仪器、试剂及其相应技术、方法，来延长和补充感官无法感知和捕获的人体疾病状态的深层次变化，如细胞、神经递质、激素免疫乃至基因调节等。这与中医四诊所收集的资料并没有本质区别，只会使中医望得更深、闻得更清、问得更细、切得更准。然而，这些通过提高技术、改进方法取得的资料仍然须结合患者实际病情综合分析才能得出准确结论。指标只能代表机体局部的变化，选准、选对临床参考指标才可较大范围地代表机体的整体状态，进而揭示疾病变化的本质。如果对疾病所表现的异常指标视而不见，不接纳重视和研究分析，仅仅依靠逻辑推理进行审证求因，就使辨证施治缺少了现代科学技术的支撑，阻碍了辨证施治的创新发展，这并不符合中医辨证论治的精神实质。唯有将检测指标纳入中医的理论体系，实现中医理论与现代检测指标的对接，在宏观辨证指导下赋予检测指标中医特性，经过临床方药反复验证，建立辨证的客观标准，并回归指导临床，才不失中医思维的科学性，也最有可能破解当代医学的现实壁垒和长远难题。

在中医的"天人合一"观、"阴阳""五行"、脏腑经络理论指导下，证候诊断是一个非线性的可以无限组合的复杂系统，其组合的多样性、系统性、复杂性是由医生根据患者病情的个体性或特殊性而决定，故而使"异病同治""同病异治"以及"治病求本"成为中医临床诊疗的必然。传统中医辨证相关指标主要包括一些宏观表征。西医学理化检查进一步延伸和拓宽了中医四诊的视野，将其结果纳入到中医辨证体系中，宏观微观辨证相结合，是中西医有机结合的重要体现。在这个意义上说，中医理论是"源"，检测指标是"水"；中医理论是"根"，检测指标是"木"。因此，在中医证候研究中应该努力寻找西医学检测指标与中医证、症、病之间的特异性与非特异性的有机联系，进而找出理化指标背后隐藏的病因病机，发现和总结疾病规律，丰富和发展中医理论。中医理论的"现代语言版"或检测指标"中医化"，能够实现其与检测指标的"无缝"对接，以丰富辨证论治。目前，检测指标"中医化"更符合当前医学发展的方向，也最有可能在中医现代化方面取得突破。如1986年由中国中西医结合学会活血化瘀专业委员会制定的《血瘀证诊断标准》中，即将理化检查如微循环障碍、血液黏度增加、血流动力学障碍等列入了血瘀证的诊断标准中，开宏观微观辨证相结合制定证候诊断标准的先河。

三、证候生物学基础研究思路

证候，是连接中医诊断与治疗的核心环节，基于证候的临床诊疗有助于疗效的提高。做好证候生物学基础研究，必须要传承其中医特性，讲求证候原创，以证候要素为切入点，借助现代科学技术，运用多学科交叉的综合研究方法进行。其中以下四个原则尤为重要：讲求证候原创，传承发展证候科学内涵；以证候要素为切入点，研究证候生物学基础的"降维升阶"；借助现代科学方法，深入研究证候的生物学基础；多学科交叉，进行证候生物学基础的综合研究。

1. **讲求证候原创，传承发展证候科学内涵**　通过对"证候"相关的古代文献梳理，结合中医辨证论治的临床认识和运用，我们发现证候包括3个方面的内涵：①证候是由一组相对固定的、有内在联系的、能揭示病变本质的证据集构成，具有特定的证候学名称。它是疾病过程中某一阶段或某一类型的病理概括，而不单纯指代患者的临床症状、体征。②它是病因、病位、病性、病情、病势等的综合体现，能反映疾病特定阶段的病机本质。③证候是指导临床处方施治的关键环节，辨证论治具有规范中医诊疗和提高疗效的临床意义。因此，作为症状体征等临床外象与病机病理等内在本质之间的桥梁，证候在中医诊断与治疗疾病中发挥着不可替代的作用。进一步对"证候"的古文考证表明，中医"证候"一词，首见于晋代王叔和《伤寒例》："今搜采仲景旧论，录其证候。"而"证"，乃"証""證"的简化字，《增韵》载证："候也，质也。"《说文解字》云候："伺望也"，具有占验、征兆之义；而《十三经注疏》曰："质，犹本也"，故而证的内涵应当包括以外在征兆反映事物的本质之意。

证候是中医特有的概念，也是中医对疾病病机认识的集中体现，具有鲜明的中医属性。首先，它能反映机体内部的病机变化，"有诸内者，必形诸外"，具有反映疾病本质的特性。这种本质性可以表现为相应器官、组织、细胞或分子层面的病理改变。其次，它是从患者诸多表象中归纳出的具有相对共性的抽象概念，概括的可以是一个或多个脏腑的病变，也可以是气血津液等人体物质基础的改变，因此具有宏观性。而对证候的宏观表现进行微观分析正是搭建疾病表型与内在机制的桥梁。再者，不同体质的患者往往会表现出证候表象的差异性和对某些特定证候的易感性，表明证候具有个体性，与先天禀赋有关。从现代分子生物学角度看，这种证候个体性可能存在基因层面的生物学基础。最后，证候作为对某一阶段病理的横向概括，它应当是当前各种内外因素综合作用于人体的整体结果，表现出显著的整体性。这种整体性使其可能是多个微观病理改变或理化指标的综合外在表现，具有多个不同层面的生物学基础，这也与目前从多组学角度研究证候的思路不谋而合。有鉴于此，传承证候的中医特性，深入理解其传统内涵，从多层次、多方位的角度揭示物质基础，能丰富和发展中医证候的范畴，赋予其新的时代价值。

2. **以证候要素为切入点，研究证候生物学基础的"降维升阶"** 辨证论治是中医治疗的核心，而临床证候却复杂多变，难以把握。传统中医在临床辨证施治之时，往往受到患者个人感受以及医生临床经验等主观因素干扰，缺乏明确的客观依据和物质基础，影响了中医辨证的准确性，限制了中医临床疗效的提高。而证候要素的提出，为中医证候生物学基础研究开辟了全新的道路。一方面证候要素是构成证候的最小单元，具有不可分割的性质，相比证候的复杂性和多维性，证候要素要简单得多，临床便于掌握，更符合现代科学实验对单一变量的要求。在生物学基础研究过程中，证候要素的对照组更容易实现，例如血瘀证的对立面为非血瘀证，而气虚血瘀证的对立面则难以界定。因此，研究证候要素的物质基础本质上是对证候物质基础的降维和简化处理。另一方面，虽然中医证候随时空变化无有穷尽，但可以通过对有限的证候要素进行生物学基础研究，从而把握其变化的内在规律。例如，冠心病的临床证候错综复杂，但其证候要素不离气虚、血瘀、痰浊、阴虚、阳虚、气滞、热蕴及寒凝等，通过研究证候要素的生物学基础及其升阶组合即能揭示临床上复杂多变的证候本质。冠心病临床常见的气虚血瘀证即是气虚与血瘀的组合，痰瘀互阻证为痰浊、血瘀的组合。通过先降维再升阶能够揭示出证候多层次、多方位的网状生物学基础。然而，针对证候要素进行生物学基础研究仍然面临复合证居多而单一证较少的临床问题，这就需要在规范证候要素诊断的基础上扩大样本量以降低统计分析的误差。

3. 借助现代科学方法，深入研究证候的生物学基础 中医证候具有包容性，能不断汲取同时代的文化与科技成果，完善自身理论内核。通过与现代科学思维和方法相结合，能赋予证候新的科学内涵，使其朝着现代化的方向发展。西医学的还原论思维和科学实验的方法为中医证候客观化和可视化提供了理论和方法学借鉴。随着人类基因组计划的完成，生命科学进入后基因组时代，医学界把目光投向更为广阔的领域，"基因组学告诉你可能发生什么，转录组学告诉你正在发生什么，蛋白质组学告诉你已经发生什么，而代谢组学则告诉你什么确实发生了"。通过运用基因芯片、高通量测序、双向电泳和质谱分析等技术方法能在基因组学、转录组学和蛋白质组学等层面揭示证候的生物学基础。而宏基因组测序、磁共振和色谱质谱联用等技术近年来获得了突飞猛进的发展，又为证候在代谢组学和肠道菌群领域提供了新的研究思路。

此外，不同疾病的证候具有本病特异性的症状体征及病理改变。研究证候的生物学基础应当关注其相对应的疾病属性，采用病证结合的方式，借助疾病相关现代检测手段，以使病证的特异性指标精确化。例如，冠心病的始动环节是血管内皮损伤，其基础病理改变是炎症反应，因此研究冠心病的证候生物学基础应当侧重内皮功能和炎症指标的检测，以及不同内皮因子、炎症因子与不同证候的相关性，进而从微观层面阐释冠心病证候的物质基础。高血压的主要病理是细小动脉痉挛、管壁重构和管腔狭窄，其血管病变与脂质代谢失调相关，尤其是升高的血浆总胆固醇水平。因此关注血管病理改变，同时监测患者血脂水平，对于揭示高血压证候的生物学基础具有重要意义。有鉴于此，充分发挥现代科学的技术优势，挖掘中医证候的科学内涵，是遵循中医发展规律和适应现代临床需求的必然选择。

4. 多学科交叉，进行证候生物学基础的综合研究 中医证候的生物学基础研究需要综合多学科知识和方法，从不同角度充分揭示其物质基础和发生机制。临床医学的研究对象是患者，是引发基础研究的源泉，同时也是基础研究最后回归的原点。基础研究则是揭示人的生命和疾病发生机制及其规律的主要方法，根据不同的研究层面又可以细分为分子生物学、免疫学及病理学等。随着医药学信息向大数据化发展和精准医疗的临床需求，预测学在医学领域逐渐受到关注和重视，涉及的学科包括网络药理学和计算生物学等。针对中医证候的生物学基础研究，不同学科的研究思路和方法各有其适用范围和局限性。其中，临床试验的研究对象能反映最真实的证候内涵，但临床研究方法难以系统深入地揭示证候的物质基础。基础研究是阐释证候相应病理基础和发生机制的最直观方式，但仍然存在如何构建最佳证候模型的瓶颈问题。网络药理学和计算生物学则为从海量生物信息中预测证候的物质基础提供了极大的便利，节省了科学实验的人力、物力和财力。但是，这种预测的方法不能代替基础和临床研究，必须得到实验证实才能最终确定证候的生物学基础。通过明确证候的生物学基础能构建微观指标和宏观症状之间的紧密联系，当与计算机深度学习相结合时，又可以为未来中医证候的智能诊疗提供可能。

四、组学技术在中医证候物质基础研究中的应用

对于发病原因复杂的疾病通常很难用单一的理论模式进行表述，中医证候的机制更是如此，系统生物学研究的引进可为中医证候的机制研究提供新的思路。系统生物学，是通过整合生物系统中诸多相互联系和作用的组分来研究复杂生物过程的机制，即研究生物系统中所有组成成分（DNA、RNA、蛋白质和代谢产物等）的构成以及在特定条件下这些组分间的相互作用和关系，并分析生物系统在某种或某些因素干预扰动下在一定时间内的动力学过程及其规律。组学技术（omics）为系统生物学提供了海量的实验数据和先进的技术方法。

组学技术的本质是围绕"中心法则"进行的，如果说基因组学是从DNA层面探究和解决生物学问题，那么蛋白质组学即是从DNA转录、RNA翻译层面探究和解决生物学问题，代谢组学即从分子性状及结果层面探究和解决生物学问题。为了更好地串联起多个组学的内容，通过多层组学整合的模式进行研究，让研究基于更加丰富的数据，产生更加可靠的结果（图5-1）。

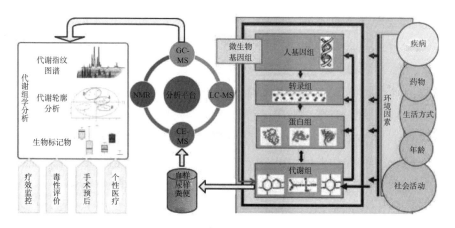

图 5-1 多组学研究模式

1. **表观遗传学相关技术在中医证候物质基础研究中的应用** 表观遗传学（epigenetics）的概念，于 1939 年由 C. H. Waddington 提出，定义为"基因和它们的产物之间的因果关系，使表型得以存在"。目前，表观遗传学被重新定义为有丝分裂和减数分裂中基因表达发生变化却没有任何突变的 DNA 序列。表观遗传修饰主要涉及 DNA 甲基化、组蛋白修饰、miRNA 和长非编码 RNA（long non-coding RNA，lncRNA）4 方面内容。其中，miRNA 是一类长度为 19～23 个核苷酸的非编码 RNA，序列具有高度保守性、时序性和组织特异性等特点，可以调控基因表达，调节细胞早期发育，参与细胞分化、增殖和凋亡等生物学功能，已获得医学界的广泛关注。研究表明，miRNA 差异表达在肿瘤、心脏、神经系统等疾病呈现一定规律，目前被应用于疾病诊断，个性化治疗和预后判断中。

现以冠心病血瘀证病证结合相关基因及表观遗传学研究为例，总结常规技术路线为：临床选择一定数量的冠心病血瘀证研究对象，运用 RT-PCR 技术和反向 Northern 方法，进行冠心病血瘀证相关基因的筛查和验证，以找出真实的差异基因片段，进一步克隆、测序，并进行生物信息学分析，探讨其与冠心病血瘀证病理改变的相关性。但目前相关研究也存在着一些问题，当前研究多通过小样本寻找差异表达的 RNA，未经大样本量的验证或验证与筛选结果不一致使结论可信度降低；经筛选得到的差异 RNA，缺乏"证候模型"下的细胞功能学验证以致其发生机制尚不明确；病证结合模式下的简单分组对照研究，无法准确甄别差异 RNA 是否具有疾病特异性还是证候特异性，容易使结果模糊化。

2. **蛋白质组学相关技术在中医证候物质基础研究中的应用**　近年来，蛋白质组学从基于双向电泳的质谱技术，到蛋白芯片、磁珠联合的质谱技术，再到定量蛋白质组学技术，整体得到了迅猛发展。从蛋白质组的角度开展证候实质的研究，有利于从微观的角度动态地了解证候的物质基础，为中医证候诊断的客观化提供依据。现以高血压不同证候患者的蛋白质组学差异研究为例，对同病异证的蛋白质组学研究方法进行叙述：抽取高血压不同证候患者的空腹血，并进行处理；以活化的纳米磁性微球捕获血清蛋白，将蛋白混合物点样于金芯片，自然晾干后采用 PBS-ⅡC 型阅读仪检测蛋白指纹图谱；利用 Biomarker Pattern 软件建模、优化实验参数、识别筛选证候的最佳标志物、确定最佳的分类决策模型并输出原始判别结果；最后运用盲法检验蛋白质谱对已建立的证候模型进行盲法验证。

3. **代谢组学相关技术在中医证候物质基础研究中的应用**　代谢组学是基因组学、转录组学、蛋白质组学在系统生物学方面的补充，旨在研究生物体生命过程中出现的代谢产物及其物质规律，进而达到对人体内整体代谢情况的把握。目前证候类代谢组学研究多基于病证结合基础进行。现以慢性心衰肾阳虚证为例，针对其代谢组学研究思路进行梳理：研究经过严格纳入、排除标准，收集一定量的慢性心衰肾阳虚证、慢性心衰非肾阳虚证、正常人的空腹晨尿尿样，通过尿液的前处理、色谱分离分析条件优化、尿液中的全成分分析、多维色谱与质谱联用等以获取指纹谱、计算解析指纹图谱中的重叠峰以充分提取谱图中提供的隐含化学信息、多源信息融合处理技术获得多源检测数据间的相关性，以抽取化学指纹综合特征，整体表达尿液代谢物复杂组分的特征指纹性，这样的气相色谱 / 质谱（GC/MS）联用及模式识别为主的代谢组学方法进行研究。从而证实慢性心衰肾阳虚证患者、非肾阳虚证患者和正常人具有不同的代谢模式，通过建模准确地区分开三者，但相关研究仍需通过大样本病例进行验证。

中医证候与从生物网络动态平衡的角度阐释疾病发生发展的观点具有相通性，数据挖掘、网络分析、分子生物学研究都是揭示证候内涵的有效手段，其关键节点可用于证候潜在生物标志物的筛选。目前，中医证候实质的研究发展迅速，但总体尚属起步探索阶段，对证候的生物标志物群多处于初步单一的分析，缺乏对各种组学信息的整合、聚焦和验证，及"整合 - 聚焦 - 验证"

的体系思路，仍需在严格的临床样本选择与质量控制前提下开展研究工作。

|第二节|
基因组学在心血管证候基础研究中的应用

一、基因组学概念

　　基因是核酸分子中贮存遗传信息的遗传单位，即贮存有功能的蛋白质多肽链或 RNA 序列及表达这些信息所必需的全部核苷酸序列。按照这个定义，一个基因序列不仅仅包括编码蛋白质多肽链或 RNA 的核酸序列，还包括保证转录所必需的调控序列及位于编码区 5' 端上游的非编码序列、内含子和位于编码区 3' 端下游的非编码序列。从简单的病毒到复杂的高等动植物细胞，RNA 序列和蛋白质的结构信息都是以基因的形式贮存在 DNA 中的。细胞或生物体中，一套完整的单倍体遗传物质的总和称为基因组（genome）。如人类基因组包含 22 条常染色体和 X、Y 两条性染色体上的全部遗传物质以及胞质线粒体中的遗传物质。基因组的结构主要指不同的基因功能区域在核酸分子中的分布和排列情况，基因组的功能是贮存和表达遗传信息。

　　证候引起相应症状、体征的出现是由一系列遗传基因内容、表观遗传学内容与外界环境因素相互作用引起的复杂情况。基因组在生理性证候（如瘦人多阴虚、肥人多痰浊，儿童稚阴稚阳之体、老年人多气血不足、肾气不足）及病理性证候（如冠心病患者出现血瘀或痰浊证候等）产生过程中起着多种作用。从功能的角度发现并评估这些基因位点，可对疾病不同证候或不同疾病相同证候的生物标志物、同病异证及异病同证的机制有所了解。

二、基因组学研究分析工具

　　1. 基因芯片　研究基因功能的最好方式之一是检测基因在不同组织、不同发育阶段以及不同健康状况机体中表达的变化，而大规模检测基因表达的最好方法之一是基因芯片（gene chip）技术，微阵列（microarray）技术，或芯片（chip）技术。利用这种技术可以同时测定成千上万个基因的转录活性。基因芯片技术是通过在固相支持物上合成（in situ synthesis）寡核苷酸或者直接将大量预先制备的探针以显微打印的方式有序地固化于支持物表面，然后与待测的荧光标记样品杂交，通过对杂交信号的监测分析，得出样品的遗传信息（基因序列及表达）。根据芯片上固定的探针不同，基因芯片可在同一时间内分析大量的基因功能，高密度基因芯片可在 $1cm^2$ 面积内排列数万个基因用于分析，实现了基因信息的大规模检测（图 5-2）。

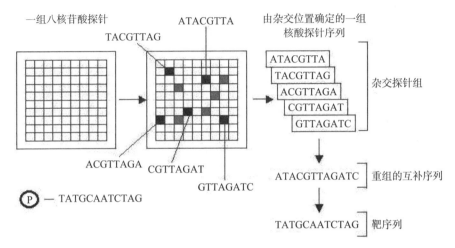

图 5-2　基因芯片技术原理

2. DNA 测序技术　伴随着 PCR 技术和荧光标记技术的出现，新的 DNA 自动测序技术得到迅速发展和广泛应用，第二代和第三代测序技术相继诞生。焦磷酸测序（pyrosequencing）技术于 1996 年由瑞典科学家建立，适用于对短至中等长度（通常 <400bp）的 DNA 样品进行高通量测序技术分析的技术。它也是基于聚合原理，但与 Sanger 双脱氧链终止法不同，它不是通过双脱氧核苷三磷酸的掺入使合成终止，而是依赖于焦磷酸盐的释放。释放的焦磷酸在 ATP 硫酸化酶（ATP sulfurylase）在萤光素酶（luciferase）的催化下与荧光素结合形成氧化荧光素，每一个脱氧核糖核苷三磷酸（dNTP）的掺入都与一次荧光信号释放相耦联，通过检测荧光的释放和强度，便可实时测定 DNA 序列。焦磷酸测序技术具有快速、准确、灵敏度高和自动化的特点，但其还存在测定序列较短的问题。

循环芯片测序（cyclic-array sequencing）被称为第二代测序技术，其基本原理是对 DNA 芯片样品重复进行 DNA 模板变形、退火杂交和延伸的聚合反应，通过设备观察并记录测序循环中释放的荧光信号，确定 DNA 序列。目前常用的第二代测序技术平台有 Solexa 技术和 SOLiD 技术等。单分子实时测序被称为第三代测序技术，它通过增加荧光的信号强度和提高仪器的灵敏度等方法，可以实现单分子序列分析，无需 PCR 扩增，并继承了高通量测序的优点，可以有效地将序列读取长度提高到数千个碱基，减少了测序后的拼接工作量。

3. **PCR 单链构象多态性分析**　PCR- 单链构象多态性分析（PCR-single strand conformation polymorphism，PCR-SSCP）分析是近年来在基因突变检测中运用最广泛的方法之一。PCR-SSCP 技术凭借突变可引起单链 DNA 三级构象改变，通过观察单链 DNA 在非变性聚丙烯酰胺凝胶中的迁移率漂移来判断突变。样品经 PCR 扩增后，其产物经变性后可以产生 2 条单链，如果存在基因突变，哪怕是一个碱基的异常，单链的构象也会发生变化，正常与突变的 DNA 单链在聚丙烯酰胺凝胶电泳（PAGE）中，可以显现出不同的带型，从而确定野生型和突变型，PCR-SSCP 分析的主要优点是简易且敏感性较高。但是该技术不能确定突变的部位和性质。PCR-SSCP 突变检测敏感性随 PCR 产物长度的增加而降低，一般用于检测较小外显子的突变。有时由于单个核苷酸变化所引起的构象改变很小，用 PAGE 电泳就可能无法检出，在 PCR 产物或待测 DNA 小于 200 bp 时，PCR-SSCP 分析能够检测出 70%～95% 的突变。如果以毛细管电泳代替 PAGE，则可大为提高突变检测的效率。

4. **变性梯度凝胶电泳**　变性梯度凝胶电泳（denaturing gradient gel electrophoresis，DGGE）利用由碱基序列所决定的 DNA 片段溶解度或变性度的差异，达到分离野生型与突变型 DNA 片段的目的，该手段分辨率达一个碱基。当 DNA 双链沿变性剂浓度梯度增加的聚丙烯酰胺凝胶迁移时，DNA 分子中解链温度（Tm）低的部分逐渐变性解链。一般总是错配碱基部分的异源双链 Tm 最低，最容易解链，其次是富含 AT 碱基对的部位，富含 GC 碱基对的部位 Tm 值较高所以解链较难。因此，正常 DNA 双链和异源双链在梯度变性胶中电泳时，异源双链总是先解链。将 PCR 产生的双链 DNA 在浓度递增的尿素和甲酰胺变性聚丙烯酰胺凝胶上电泳，当某一 DNA 片段迁移到变性剂浓度与其最低 Tm 相当的位置时，该片段低温解链部分的双链打开，部分解链导致 DNA 迁移速度明显下降，观察样品的迁移率变化即可判断是否存在变异。DGGE 敏感性高，即便异源双链中仅含一个错配碱基，在电泳时也可分辨其迁移率的改变。DGGE 方法的单碱基突变检出率在 DNA 片段长度 600bp 以内可以达到 95%。DGGE 方法需要设计特定片段最佳的 PCR 引物以及最佳变性条件，这一过程比较复杂，梯度变性胶的制备需要的设备较昂贵，所以在常规实验室不易实施。

5. **变性 - 高压液相色谱分析** 变性 - 高压液相色谱（denaturing high-performance liquid chromatography，DHPLC）是利用 DNA 构型改变检测基因突变和遗传多态性的方法之一，其可以检测单核苷酸多态和可遗传的突变。实验主要过程包括 PCR 扩增待测和正常 DNA 样品，将扩增产物变性后再复性，若存在突变，在这一复性过程中可形成异源双链。在部分变性条件下，高压液相色谱分析可以有效地区分由变异碱基与正常碱基形成的异源 DNA 双链和正常 DNA 双链。由于 DHPLC 的分辨率可达到 1bp/kb，而且操作过程可以全部程序化、大规模化和自动化，使得实验时间大大缩短，实验准确率提高，可作为大群体任何基因突变初筛的有力手段，比 SSCP 有更多的优越性，具有广泛的应用前景，许多工作都已经证实了 DHPLC 的敏感性、有效性和准确性。

6. **特异性等位基因扩增** 等位基因特异性扩增法（allele-specific amplification，ASA）是基于 PCR 技术的一种单核苷酸突变检测法，是分析已知碱基替代或微小片段缺失和插入型突变的常规技术。在 PCR 的引物设计中，根据已知突变位点性质在引物 3' 端或中间设计一错配碱基，使之仅能与突变型或野生型基因互补而只扩增突变型或野生型基因。ASA 技术只需一步 PCR 反应，甚至无需电泳和标记技术。因其快速，重复性强，耗资少，无同位素污染以及高效性等特点，将成为有前途的适应于人群大规模突变筛查的方法。应用该方法最好避免错配碱基为 G：T，这种错配可能引发扩增反应。

7. **化学裂解错配碱基法** 化学裂解错配碱基法（chemical cleavage mismatch，CCM）通过化学修饰并切割异源 DNA 双链中错配碱基，达到检测点突变的目的。其原理是末端标记的 DNA 片段暴露于可以识别并修饰异源双链中错配碱基的化学试剂中（如错配的胞嘧啶可被羟胺修饰，错配的胸腺嘧啶可被四氧化锇修饰，被修饰的位点随即可被杂氮环己烷等化学物质裂解。DNA 修饰裂解后，电泳观察 DNA 片段长度即可知道突变是否存在。该技术较其他突变检测系统有更多的优越性，可以扫描 1 ~ 2kb 的大片段 DNA 并在随后的顺序分析中定位突变位点，其效率可达 100%。该手段通常首先对目标 DNA 和野生型 DNA 进行 PCR 扩增，然后对野生型 DNA 扩增片段进行末端标记，标记片段作为探针与目标序列复性形成异源双链，用四氧化锇（OsO4）或羟胺（hydroxylamine）修饰并用哌啶（piperidine）切割，聚丙烯酰胺电泳分离不同长度的片段。采用碳化二亚胺作为错配修饰剂，进一步提高了该方法的敏感性。CCM 方法最初采用同位素 DNA 片段，用荧光标记代替同位素后，称之为荧光化学裂解错配碱基法（FCCM），该方法依然比较敏感并且安全，可检出 95% ~ 100% 的错配。化学裂解错配碱基法的不足之处在于工作量大，需要使用有害化学物质作为试验用试剂。

在实际研究时，往往需要视研究目的的不同，根据研究对象的生物学特征和功能确定分析层面，根据基因组、转录组、蛋白组、代谢组学或表观遗传学的不同挑选所需要的生物分子，进行高通量初筛、PCR 验证等分子技术的测定，必要时还可提前构建生物信息学网络进行相关分子表达和功能的预测，进一步验证则可结合细胞及动物学实验。临床大样本的验证更是分子生物学研究的最后一环，因为分子生物学最终的目的是通过阐明机制以更好地推及临床。

三、中医证候的基因组学研究

以中医证候的基因组学研究最为成型的血瘀证及与之相关的痰瘀互结证为例进行介绍。

（一）血瘀证

血瘀证是心血管疾病的重要证型，冠心病血瘀证是血瘀证研究中最为活跃的领域。近 30 年来，中医对冠心病病因病机的认识逐渐趋于统一，认为本病病机属"本虚标实，标实中血瘀贯穿发病过程始终"，进一步确定血瘀证是冠心病的主要证型，有研究显示血瘀证占经冠脉造影证实的冠心病患者中医证候的 56.80%。历代医学书籍中记载了大量以活血化瘀药为主来组成的治疗胸痹心痛的有效方剂。而在活血化瘀的基础上衍化出理气活血、益气活血、化浊活血、温阳活血等治法，显著提高了临床疗效。近几年，血瘀证的表观遗传学研究迅速发展，在疾病的分子机制及潜在的生物标志物研究方面也取得了丰富成果，进一步为证候实质的认识提供了全新思路。

1. **血瘀证的 DNA 甲基化的相关研究** DNA 甲基化是指通过 DNA 甲基转移酶（DNA methyltransferase，DNMT）的作用，在 5'-CpG-3' 的第 5 个碳原子上合成甲基。DNA 甲基化涉及各种细胞的生理和病理活动，如：时间和空间特异性基因表达，X 染色体不激活、衰老、癌症和心血管疾病。家族性高胆固醇血症（familial hypercholesterolemia，FH）和冠心病患者的 DNA 甲基化水平较低。DNA 甲基化与性别，种族 / 民族以及冠心病危险因素（非冠心病发病率）显著相关。在冠心病患者中，易发生动脉粥样硬化的动脉和不易发生动脉粥样硬化的动脉，DNA 甲基化水平是不同的。在来源于包含晚期动脉粥样硬化斑块的右冠状动脉中，位于 miRNA-10b 的四个 CpG 位点被确认为低甲基化。

针对血瘀证，已有一些试验对此展开了 DNA 甲基化的研究。在收集 14 例家系冠心病血瘀证患者和 7 例家系健康人的研究中，学者采用表达谱芯片检测冠心病血瘀证的差异表达基因。再收集 16 例冠心病血瘀证患者和 7 例健康人，通过启动子区甲基化特异性 PCR（methylation specific PCR，MS-PCR）研究，初步分析冠心病血瘀证差异表达基因及其启动子区甲基化状态芯片表达谱，共获取差异表达基因 26 个，其中选择 *KLF5* 和 *LRP12* 基因进行 MS-PCR，但是发现冠心病血瘀证的这两个基因启动子区甲基化状态和健康人比较无明显区别。而为了研究雌激素受体 β 基因在动脉粥样硬化及冠心病发展中的影响，有研究者开始探究其启动子区 CpG 岛甲基化状况在早发性冠心病血瘀证发生发展中的变化，其收集了早发冠心病血瘀证标本 16 例，冠心病非血瘀证 8 例，健康人 8 例，采用 MS-PCR 技术对上述基因 CpG 岛甲基化状态进行检测。结果发现 *ER-β* 基因甲基化可能与早发冠心病血瘀证的发生发展具有一定相关性。另外也有研究，收集非血缘性（气滞、痰浊、气虚）冠心病血瘀证组 3 例，冠心病非血瘀证组 3 例与健康对照组 3 例检测，仍采用表达谱芯片筛选出冠心病血瘀证 DNA 甲基化差异基因并进行验证，从中选出非血缘性冠心病血瘀证两个甲基化改变的易感基因 *CTNNB1*、*DES*；收入 60 病例分为早发冠心病血瘀证组 20 例、亚健康组 20 例、健康组 20 例，采用 RT-PCR 技术对非血缘性冠心病血瘀证亚型进行加减养心通脉方干预，检测干预前后这两个基因表达变化。研究发现 *DES* 和 *CTNNB1* 基因的 DNA 甲基化修饰可能是冠心病血瘀证的易感危险因素，加减养心通脉方对冠心病（气滞、痰浊、气虚）血瘀证三个亚型 *DES* 基因表达有明显的调控作用，但对 CTNNB1 基因表达无明显的调控作用。多个研究发现，在冠心病血瘀证中，特定位点确实会出现 DNA 甲基化程度的差异，包括 *ER-β* 的启动子区域、*DES* 和 *CTNNB1* 基因等。

在另外一个研究中，学者选取 6 例不稳定型心绞痛（unstable angina，UA）血瘀证患者作为试验组，另选取 6 例 UA 非血瘀证患者作为对照组，采用重亚硫酸盐处理检测两组 IL-6 基因启动子区甲基化状态并进行组间比较，分析血瘀证与基因启动子区甲基化相关性。结果发现 UA 血瘀证患者 IL-6 基因启动子甲基化水平存在高于非血瘀证组的趋势。在最新的研究中，有学者选择冠心病不稳定型心绞痛血瘀证组、冠心病不稳定型心绞痛非血瘀证组、非冠心病血瘀证组、正常对照组各 10 例。使用高通量测序技术、生物信息学方法筛选出冠心病血瘀证的差异基因。对获得的差异基因进行聚类分析、主成分分析、GO 功能富集和 KEGG 信号通路分析且进行 qPCR 验证。结果发现，冠心病血瘀证相关差异表达基因主要与免疫和炎症相关，确定了 miR194 promoter-miR194-MAPK 信号通路的关键节点。随后，研究者收集 84 例冠心病血瘀证患者，随机分为两组（试验组和对照组），发现冠心病血瘀证发生变化时，miR194 promoter-miR194-MAPK 信号通路中的关键节点均出现改变。

针对心衰也有学者对其经典证型气虚血瘀证患者进行了甲基化的研究。NET 将神经元释放的去甲肾上腺素（NE）再摄取回到突触前膜中，对调控突触间隙中 NE 浓度、终止神经冲动信号、维持受体对神经递质的敏感性极为重要对心血管系统功能起着重要的调节作用。研究采用分段区域焦磷酸测序技术，探讨心衰患者去甲肾上腺素转运体（norepinephrine transporter，NET）基因启动子区域甲基化异常升高是心衰的危险因素之一，甲基化程度与心衰患者气虚、血瘀证候呈正相关。

2. 血瘀证的 miRNA 相关研究　miRNA 处于动态变化水平，相比于 DNA 甲基化改变，反应更为敏捷，所以非常适合动态变化的证候研究的基因类型。有关于 miRNA 的研究在近十年迅速发展。ENCODE 项目表明，虽然有大约 90% 的人类基因被转录，然而只有 1%～2% 的 DNA 可以编码蛋白质，许多基因受非编码 RNA 调控。miRNA 在非编码 RNA（19～23 个核苷酸）中起重要作用。1993 年，首次发现 lin-4 miRNA；然而，直到 2000 年，

Pasquinelli 在 *Science* 杂志的一篇文章中指出 21 个核苷酸的 let-7 microRNA 具有高度保守性，它才引起人们的重视，同时也标志着现代 microRNA 生物学的诞生。在接下来的十年中，大量的研究表明 miRNA 参与大多数生物过程，在多细胞生物体中发挥重要作用，调控生物生长分化，细胞增殖和凋亡。miRNA 调控具有不完善的组合和微调的特点。miRNA 通过与数百个目标 mRNA 密切或不紧密结合，从而破坏 mRNA 的稳定性并抑制 mRNA 的转录。

miRNAs 的合成，是从 RNA 聚合酶 Ⅱ 转录生成原始 miRNAs（pri-miRNAs），Pri-miRNAs 由核内的 RNA 内切酶 Ⅱ（RNAse-Ⅱ）Drosha 修饰形成 miRNAs 前体（pre-miRNAs），从细胞核转运到细胞质。在细胞质中，形成成熟的 miRNA 单链，并结合到 RNA 介导的沉默子复合体中，从而发挥作用。

一些心脏特异性 miRNA 已经显示出一些关键的诊断价值，包括 miR-1，miR-133 和 miR-208。2008 年，在血液，血小板和红细胞中发现了 miRNA。在低 pH 或高 pH，多次冻融循环和室温下长期储存的条件下，血浆 miRNA 总能保持稳定。miR-1 和 miR-133 抑制后，可减少细胞增殖。通过调节增殖，分化和心脏传导，它们参与心脏发育。心肌损伤导致心血管疾病患者中循环 miR-133a 水平升高，并且 MI 患者在时间依赖性方面显著升高，类似于 cTnI，循环 miR-133a 在 MI 后 21.6 ± 4.5 小时达到高峰 72.1 倍。另一项研究发现，ST 段抬高心肌梗死（STEMI）患者血浆中 miR-133a 和 miR-133b 的水平升高，大约 2 小时后达到峰值。miR-133a 在 STEMI 患者中与心肌恢复减少，梗死面积增大和再灌注损伤加重有关。在体内，miR-133a 与急性 MI 后的恢复有关；然而，大规模的临床研究显示，miR-133a 与 MI 后左心室恢复功能无关。急性冠脉综合征（ACS）患者的 miR-1 水平显著升高。在 STEMI 患者中，尿 miR-1 水平增加了 60 倍。此外，其他心脏标志物，如 CK-MB 和肌钙蛋白 I 和 T，难以在尿液中收集。miR-208 是一种独特的 miRNA，仅在心脏中表达。它不会被非心脏疾病干扰。miR-208a 可通过负调节 Nemo 样蛋白激酶（Nemo-like kinase，NLK）的表达来促进 Ang Ⅱ 诱导的心肌细胞凋亡。在体外，miR-208a 的过度表达通过下调 NLK 和抗凋亡蛋白 Bcl-2，大大增强了 Ang Ⅱ 诱导的 H9C2 细胞凋亡，而当 miR-208a 被下调时，这些作用能被逆转。

　　2013 年研究者首次通过基因芯片技术筛选冠心病血瘀证大鼠模型的差异表达 miRNA，发现 miR-384 在冠心病血瘀证中有差异化表达，而进一步的过表达与抑制的细胞实验进一步说明了冠心病中 miR-384 起到了保护作用。同年，有团队首次筛选出冠心病血瘀证患者差异表达的 microRNA。对冠心病血瘀证患者、冠心病非血瘀证患者、非冠心病血瘀证患者和健康对照者的 microRNA 表达谱和基因表达谱进行检测和分析。结果发现，各组 microRNA 表达谱皆存在差异。在不稳定型心绞痛血瘀证中，上调的 miR-146b-5p 和 miR-199a-5p 可能通过下调 CALR 和 TP53 以减轻炎症和凋亡。qRT-PCR 验证证实了各种证候中具有关键调控作用的 microRNA 和靶基因的表达模式，其结果提示：miR-146b-5p、miR-199a-5p、CALR 和 TP53 可以作为不稳定型心绞痛血瘀证患者的生物标志物。接着，团队观察了血塞通干预冠心病血瘀证患者外周血 hsa-miR-199a-5p，hsa-miR-146b-5p，KIR3DS1，HLA-DPB1，TP53SESN2，NCR1，PRF1 表达的影响。结果发现，血塞通可有效改善冠心病不稳定型心绞痛血瘀证患者症状，其机制可能与调控 hsa-miR-199a-5p，hsa-miR-146b-5p 相关。也有研究同时筛选了冠心病血瘀证相关差异表达的 lncRNA-miRNA-mRNA，构建基因间调控网络。使用高通量测序技术，分别检测冠心病血瘀证、冠心病非血瘀证和正常组中 lncRNA、miRNA 和 mRNA 的表达情况。最新的研究已经发展到以 miRNA 确定血瘀证轻重的水平，有研究将 60 例 ACS 患者按血瘀证计分标准分为 ACS 血瘀轻证组和血瘀重证组，另选 30 例健康志愿者做对比。采用 qPCR 比较各组 4 种循环 microRNA（miR-208a-3p、miR-222-3p、miR-16、miR-198）表达水平。最终发现 miR-208a-3p 可作为 ACS 血瘀证与健康志愿者的判别，但不能用于判别血瘀轻重。miR-222-3p、miR-198 可能在协助判别血瘀轻重方面具有一定意义。血瘀证计分越高，则 GRACE 预测积分越高，预后越差。另外，也有研究者采用随机双盲对照试验方法，观察丹参多酚酸盐干预冠心病非 ST 段抬高型心肌梗死血瘀证患者的临床疗效，qPCR 法检测患者治疗前后相关 miRNA 及靶基因调控网络的变化。

　　针对冠心病不稳定型心绞痛血瘀证患者 80 例的临床观察，研究发现三七总皂苷（total saponins of panax notoginseseng，PNS）对冠心病不稳定型心绞痛血瘀证有较好的临床治疗效果，可以改善冠心病血瘀证评分，同时 miRNA let-7b 发生显著变化。而 let-7b 和 ADRB2 会发生相关变化，其一致性说明了 ADRB2 非常可能是 let-7b 的靶基因，在靶基因预测的过程中 ADRB2 还属于尚未被验证的 let-7b 的靶基因。同时研究发现 PNS 上调 let-7b 和 ADRB2，从而调控下游信号通路 GS/AC/cAMP/PRKACA/PLIN3，这可能是 PNS 达到治疗作用的重要途径之一：PNS 上调 ADRB2/Gs/AC 信号分子，其作用可能是降低急性心肌梗死患者血清肾上腺素、去甲肾上腺素的水平从而改善心脏舒缩功能；PNS 下调 cAMP 水平从而使 cAMP 依赖性蛋白激酶 A（PRKACA）减少，其作用可能是减少心肌氧耗、减轻心脏前后负荷和抑制心肌重构；PNS 下调 PRKACA 水平从而使脂滴结合蛋白 3（PLIN3）减少，其作用可能是调节脂肪细胞功能从而降低血脂水平。

针对高血压血瘀证，也有学者筛选与高血压血瘀证相关 miRNA，运用高血压气虚血瘀证、气滞血瘀证、寒凝血瘀证、热结血瘀证、非血瘀证患者和健康人的血清干预人脐静脉血管内皮细胞，建立高血压血瘀证血管内皮细胞损伤模型；采用 Solexa 高通量测序法筛选与血瘀证相关 miRNA，qRT-PCR 验证。结果发现 hsa-miR-199a-5p 和 hsa-miR-1283 可能是高血压血瘀证形成的特异性相关 miRNA。也有学者涉及高血压肝阳上亢证的研究，发现高血压肝阳上亢证形成与 miRNAs 有关，miR-126 可能是高血压肝阳上亢证形成的特异性 miRNAs 之一。

3. **血瘀证的 lncRNA 相关研究**　lncRNA 是一种新型的非蛋白编码转录物，已经引起了研究者的极大兴趣。lncRNAs 是一类长度大于 200nt 的非编码 RNA 分子，具有广泛的基因调控功能。lncRNA 在生物学过程中起重要作用，包括染色体重组，细胞分化和免疫应答。一些新的 lncRNAs 在心脏功能中起着重要的作用。lncRNA，坏死相关因子通过靶向 miR-873 参与了心肌细胞凋亡的调控和再灌注过程中心肌缺血的减少。lncRNA UCA1 通过抑制 p27 的表达参与心肌 I/R 期间心肌损伤的发生。

在另一匹配队列中（每组各 15 例），使用高通量测序技术及生物信息学分析方法，对冠心病血瘀证、冠心病非血瘀证和正常对照进行两两比较交联，发现 39 个 lncRNA 在冠心病血瘀证中差异表达。根据调控关系集构建冠心病血瘀证相关 lncRNA-miRNA-mRNA 调控网络，经过网络拓扑分析和韦恩分析，3 个 lncRNA（CTA-384D8.35、CTB-114C7.4 和 RP11-567M16.6）和 1 个 miRNA（hsa-miR-3158-3p）被认为是网络中的关键节点。挑选基因调控网络中关键节点（CTA-384D8.35 和 CTB-114C7.4）和 miRNA（miR-3196

和 miR-3656）进行基因干扰。结果显示该网络中 lncRNA、miRNA、mRNA 存在多种调控模式。而在活血化瘀组分配伍药物的干预后，对治疗前后的样本进行比较，发现患者症状有所改善，而相应的 lncRNA 及 mRNA 的表达谱也会发生变化，基因功能主要集中在氧气运输以及维持氧稳态、细胞膜运输与成肌分化、丝状伪足形成以及免疫过程方面。

4. 血瘀证的 circRNA 的相关研究   circRNA（环状 RNA）作为非编码 RNA 之一，具有高稳定性、物种间的高保守性以及组织特异性等特点，已被研究者视为有望成为临床诊断、治疗及预后等新的分子生物标志物及靶向治疗靶点的潜能。近年来，研究发现 circRNA 可通过"海绵"作用与疾病相关联的 miRNA 相互作用或通过与蛋白质相结合参与基因表达调控并影响蛋白质功能等作用，参与心血管疾病的发生、发展过程，并发挥着重要的调控作用。一项研究对急性 ST 段抬高型心肌梗死患者和健康志愿者的外周血中的 circRNA 表达进行比较分析，在检测的 882 个 circRNA 中，患者外周血中有 460 个表达上调，422 个表达下调。外周血 circRNA30741 表达水平显著高于正常健康对照者。人类全基因组关联分析（genome-wide association studies，GWAS）发现，染色体 9p21.3 上 INK4/ARF（CDKN2a/b）位点可转录生成线性的 lncRNA 和 circRNA ANRIL，其单核苷酸多态性与动脉粥样硬化风险密切相关。进一步研究发现，INK4 位点反义非编码环状 RNA（circRNA ANRIL）可通过调控核糖体 RNA（ribosomal RNA，rRNA）发挥抗动脉粥样硬化作用。

在中医证候方面，研究者针对冠心病气滞血瘀证特异性表达 circRNA 进行了多维度的分析。采集实验标本 25 例，分为冠心病气滞血瘀证组、冠心病非气滞血瘀证组、慢性胃炎气滞血瘀证组、类风湿关节炎气滞血瘀证组及健康对照组各 5 例，采集外周血，提取总 RNA，进行高通量测序。找到气滞血瘀证 circRNA 差异表达的有 4 个，分别是 circRNA09849、circRNA11523、circRNA18046、circRNA24450，其中 circRNA11523 可与已知的 circBase 中 has-circ-0005860 相关，其余三个为新发现的 circRNA。对气滞血瘀证的差异 circRNA 进行 KEGG 富集分析，最终一共找到 5 个富集通路，包括 path：hsa05144, path：hsa04914, path：hsa04650, path：hsa04110 以及 path：hsa05203，并参与了自然杀伤细胞介导的细胞毒性通路及细胞周期信号通路的调控作用。进一步研究综合多种生物信息学分析结果，确定 TGF-betal、HSP70、

CD62p、DES、HLA-DQA1、UCHL5、circRNA09849、circRNA11523、circRNA18046、circRNA24450 是可能的生物标志物。进行目标 RNA 表达量两组间比较，circRNA09849 和 UCHL5 表达量在气滞血瘀证组与健康对照组间有显著差异，有成为生物标志物的潜力。而在气滞血瘀证的治疗中也发现，气滞血瘀证的改善与 FZD8 与 circRNA13799 密切相关（表 5-1）。

表 5-1　心血管疾病血瘀证的组学研究

年份作者	研究对象	方法	结果
2005 年 吴金红	冠心病血瘀证患者 8 例、健康对照组 8 例	蛋白质二向凝胶电泳	冠心病血瘀证患者血浆与正常人相比，升高的蛋白质有免疫球蛋白、纤维蛋白原、粒酶,降低的蛋白质有 CD44SP
2007 年 杨保林	冠心病血瘀证、冠心病非血瘀证、非冠心病血瘀证患者和正常健康者各 10 例	反向 Northern 法阳性验证、克隆测序	28 条真实差异基因片段序列与人类基因数据库中序列进行比对分析,获得的 b13 与人类基因淋巴细胞活化因子 1 有 100% 的同源性,在冠心病血瘀证组显著表达
2008 年 马晓娟	冠心病血瘀证组和非冠心病血瘀证组各 8 例,健康人组 8 例	表达谱芯片 +PCR	差异基因共有 48 个,10 条通路中有 5 个涉及炎症和免疫反应
2010 年 李雪峰	冠心病血瘀证患者 22 例、冠心病非血瘀证 24 例	DIGE 差异凝胶分析,Western-blotting,Q-TOF-MS 质谱分析	获得正常对照组和冠心病血瘀证组间血小板差异蛋白点 13 个,质谱成功鉴定 9 个,去除 2 个冗余
2010 年 刘军莲	冠心病痰证 41 例、血瘀证 32 例、痰瘀互阻证 38 例、非痰非瘀证 35 例、健康对照血浆样品 37 例	蛋白质二向凝胶电泳,Q-TOF-MS 质谱分析	发现可区分痰证与瘀证的标志蛋白群是结合珠蛋白前体、肾上腺髓质素结合蛋白前体、补体 C4 和白蛋白
2012 年 虞桂	15 例冠心病血瘀证组患者,15 例非冠心病血瘀证组患者,15 例冠心病非血瘀证组患者,15 例健康对照组	表达谱芯片 +PCR 验证	在不稳定型心绞痛血瘀证患者中,上调的 miR-146b-5p 和 miR-199a-5p 可能通过下调 CALR 和 TP53 表达以减轻炎症和凋亡
2013 年 鲍岩岩	冠心病血瘀证大鼠	芯片表达谱	miR-384 在冠心病血瘀证中有差异化表达

年份作者	研究对象	方法	结果
2015 年 王萍	家系冠心病血瘀证患者 14 例,家系健康人 7 例,冠心病血瘀证患者 16 例,健康人 7 例	表达谱芯片,甲基化 PCR	差异表达基因 26 个
2015 年 唐梅森	早发冠心病血瘀证样本 16 例,冠心病非血瘀证 8 例,正常健康人 8 例	甲基化 PCR	ER-β 基因甲基化与早发冠心病血瘀证相关
2015 年 骆杰伟	36 例心衰样本,60 例对照样本	焦磷酸测序	*SLC6A2* 基因启动子区域甲基化异常升高是心衰的危险因素之一,甲基化程度与心衰患者气虚、血瘀证候呈正相关
2015 年 何玲	高血压气虚血瘀证、气滞血瘀证、寒凝血瘀证、热结血瘀证、非血瘀证患者和健康人的血清干预人脐静脉血管内皮细胞	Solexa 高通量测序 +PCR	hsa-miR-199a-5p 和 hsa-miR-1283 可能是高血压血瘀证形成的特异性相关 miRNA
2017 年 陈光	6 例 UA 血瘀证患者,6 例 UA 非血瘀证患者	甲基化 PCR	UA 血瘀证患者 IL-6 基因启动子甲基化水平存在高于非血瘀证组的趋势
2017 年 贾敏	60 例 ACS 患者分为 ACS 血瘀轻证组和血瘀重证组,30 例健康志愿者	qPCR	miR-222-3p、miR-198 可能在协助判别血瘀轻重方面具有一定意义
2017 年 廖江铨	15 例冠心病血瘀证组患者,15 例非冠心病血瘀证组患者,15 例冠心病非血瘀证组患者,15 例健康对照组	测序 +PCR	3 个 lncRNA(CTA-384D8.35、CTB-114C7.4 和 RP11-567M16.6)和 1 个 miRNA(hsa-miR-3158-3p)可能是冠心病血瘀证组学网络中的关键节点
2017 年 高嘉良	冠心病气滞血瘀证组、冠心病非气滞血瘀证组、慢性胃炎气滞血瘀证组、类风湿关节炎气滞血瘀证组及健康对照组各 5 例	测序	找到 4 个气滞血瘀证差异表达的 circRNA,分别是 circRNA-09849、circRNA-11523、circRNA-18046、circRNA-24450

年份作者	研究对象	方法	结果
2018年段练	15例冠心病血瘀证组患者,15例非冠心病血瘀证组患者,15例冠心病非血瘀证组患者,15例健康对照组	测序+PCR	miR194 promoter-miR194- MAPK信号通路可能是冠心病血瘀证中的关键通路
2019年何浩强	冠心病气滞血瘀证组、冠心病非气滞血瘀证组、慢性胃炎气滞血瘀证组、类风湿关节炎气滞血瘀证组及健康对照组各5例	PCR	circRNA09849和UCHL5表达量在气滞血瘀证组与健康对照组间有显著差异。

（二）痰瘀互结证

中医认为的"痰"有有形和无形之分，是人体津、液气化功能失常的产物，可在有形与无形间转换，具有逐渐蓄积、流动不测、秽浊腐败、凝结积聚、遍布周身、致病广泛的特点。传统中医学者陈可冀院士认为：冠心病是痰、气、寒等凝滞于心，使得导致心脉为之瘀阻，心脉不通从而发为心痛，随着人类膳食结构的改变，"膏粱厚味"增加，导致人体脾胃损伤而痰浊内生，造成痹阻胸阳，终为胸痹。研究证明，痰浊与血瘀常常同时出现，互为因果而致病，血脂的代谢紊乱与冠心病的发生发展密不可分，是造成动脉粥样硬化的危险因素，促进炎症反应的激活，加速心肌细胞的损伤，造成血管壁功能损害。

1. **痰瘀互结证的 DNA 甲基化相关研究** 有研究探讨了急性冠脉综合征（acute coronary syndrome，ACS）痰浊血瘀证和多个基因启动子甲基化的关系，包括血浆血栓调节蛋白（thrombomodulin，TM），基质金属蛋白酶-9（matrix metalloproteinase-9，MMP-9）及雌激素受体（estrogen receptor，ER）。研究选择痰浊血瘀型急性冠脉综合征患者60例（不稳定型心绞痛30例、急性心肌梗死30例）设为ACS组，另选取健康正常人40例设为正常组。ACS组予PCI术治疗联合活血化瘀中药汤剂（全蝎5g、蜈蚣2g、地龙15g、陈皮15g、半夏15g、白术15g、水蛭15g、金银花10g）口服1个月。结果发现ACS患者TM基因启动子多呈高甲基化，MMP-9基因启动子的低甲基化状态。PCI 术联合中药口服治疗明显降低 ACS 患者 TM 基因启动子甲基化水平，通过提高 TM 基因表达，增高 MMP-9 基因启动子的甲基化程度来发挥抗凝作用，改善血管内皮功能，稳定动脉粥样硬化斑块。此团队进一步探讨雌激素受体（ER）基因和基质金属蛋白酶 -9（MMP-9）基因甲基化水平与急性冠脉综合征（ACS）的关系，观察经中西医结合治疗后的痰浊血瘀证 ACS 患者 ER 基因和 MMP-9 基因甲基化水平。结果发现 ACS 的发生可能与 ER 基因的高甲基化状态和 MMP-9 基因的低甲基化状态有关，复方中药对 ACS（痰浊血瘀证）患者 MMP-9 基因与 ER 基因甲基化水平的双向调节可能是其发挥临床效用的机制之一。

    2. 痰瘀互结证的 miRNA 相关研究　利用动物实验，有研究分别使用冠心病痰浊血瘀证家兔和高脂血症痰浊证小鼠进行研究。在冠心病痰浊血瘀型家兔的研究中，学者探讨了其与血管中 miR-21 和 TGFβR Ⅱ mRNA 的表达的相关性研究。miR-21 的表达与炎症反应关系密切，参与多种心血管疾病的过程，TFG 为转化生长因子，能够调控纤维增生的损伤应答，促进细胞的增殖与分化。研究发现冠心病痰浊血瘀型家兔模型中 miR-21 和 TGFβR Ⅱ 的表达水平增高，提示 miR-21 和 TGFβR Ⅱ 可能是构成痰浊血瘀型冠心病的危险因素，同时又能导致心肌损伤，进而参与冠状动脉粥样硬化斑块的形成。也有学者以 ApoE-/- 小鼠动物模型喂以高脂饲料成痰浊证模型，采用化痰降浊方进行干预。结果发现化痰降浊方能控制 ApoE-/- 小鼠的血脂水平，血脂四项在给药期间均维持造模结束后的水平，其中中药高剂量组疗效最佳，能减轻小鼠体重，改善厌食情况，并通过抑制 miR-33 和 HMGCR 基因的表达，从而调节其参与的脂质代谢环节。

    目前表观遗传学的证候研究多以病证结合模式集中在冠心病血瘀证、冠心病气滞血瘀证、冠心病血瘀痰浊证、高血压血瘀证的方向，研究涉及 DNA 甲基化、miRNA、lncRNA 及 circRNA 四个层面。

    现以冠心病血瘀证病证结合相关基因及表观遗传学研究为例，常见范式为：①临床选择小样本的冠心病血瘀证研究对象，通过微列阵芯片或基因测序的方法进行差异基因筛选。②运用 RT-PCR 技术和焦磷酸测序方法，进行冠心病血瘀证筛选出的关键差异基因的验证，进行生物信息学分析，旨在探讨其与冠心病血瘀证病理改变的相关性。③扩大样本量进行验证以进一步确定某基因的特异性。④可以采用两种方式深入验证：a.采用药物干预，通过病证变化，检测相关基因是否进一步变化；b.进一步扩大样本量，观察特异基因的敏感性和特异性，挖掘其作为生物标志物的可能性。

但目前相关研究也存在着一些问题，当前研究多通过小样本寻找差异表达的 RNA，未经大样本量的验证或验证与筛选结果不一致使结论可信度降低；经筛选得到差异 RNA，缺乏"证候模型"下的细胞功能学验证以致其发生机制尚不明确；病证结合模式下的简单分组对照研究，无法准确甄别差异 RNA 为疾病特异性还是证候特异性，容易使结果模糊化。目前的证候表观遗传学研究已经在迅速发展，随着技术方法学的提高，未来会为病证结合的证候实质诊疗研究提供更丰富的思路。

四、冠心病证候的基因组学研究

冠心病的证候实质研究一直是最为活跃的领域之一，其目的是阐明证候发生的机制，寻找能够反映证候的生物标志物，对不同证候进行定量诊断，实现辨证论治的客观化和规范化，以期为冠心病的治疗提供新的靶点。证候要素的"降维"与应证组合的"升阶"，使证候诊断不再是一种由各种具体证候与临床表现之间单纯的线性联系组合的平面，而呈现出一种复杂的立体交叉的组合关系。

一项对 5 099 例冠心病心绞痛患者证候要素的提取研究显示：实性要素中血瘀所占比例最多（47.58%），其次为痰浊（22.06%）；虚性要素中气虚所占比例最多（34.95%），其次为阴虚（24.44%）。而这些证候要素则按照一定的方式应证组合，单因素证中实证多于虚证，其中血瘀最多，其次为痰浊；双因素组合中气虚 + 阴虚最多，其次为气虚 + 血瘀；三因素证主要以气虚血瘀 + 其他证候要素组合而成，气虚血瘀 + 阴虚最多，其次为气虚血瘀 + 痰浊。另一项研究将 1 069 例经冠脉造影证实的冠心病心绞痛患者的 69 个症状进行聚类分析，得出心肾阴阳俱虚、气虚血瘀、肝气郁结、脾气虚弱、痰瘀互阻、气虚 6 类证候要素。其中，气虚血瘀和痰瘀互阻的比例最大，可能构成了冠心病心绞痛的核心病机。气虚是血瘀和痰浊的前提，而痰浊和血瘀是气虚的结果。运用对应相关方法，研究证候间的应证组合规律发现，血瘀和痰浊之间的关系最为密切，其次依次为气虚和血瘀，气虚和痰浊，初步推断气虚、血瘀和痰浊是冠心病心绞痛的核心病机。

冠心病心绞痛的中医辨证属本虚标实，一项基于多个大样本的中医临床证型的归纳研究发现：①在单因素研究中，标实证多为血瘀证、痰浊证，本虚证多为气虚证、阴虚证；②双因素组合中气虚血瘀的比例最大，气虚血瘀证和痰瘀互阻证密切相关；③三因素证主要以气虚血瘀＋其他证候要素组合而成，气虚血瘀＋阴虚最多，其次为气虚血瘀＋痰浊；④通过应证组合规律不难看出，血瘀证是冠心病心绞痛发生过程中最常见的中医证候，血瘀和痰浊之间的关系最为密切，气虚是血瘀和痰浊等病理产物的前提，而痰浊和血瘀是气虚的结果。综上，以血瘀证、痰浊证主要证候要素为中心，围绕其同时开展补充气虚、阴虚等证候要素的机制研究网络是具备可行性和科学性的。

在中医冠心病心绞痛前期研究当中，多以宏观的症状和体征为条目池，并初步形成了冠心病证候诊疗量表，而微观分子水平测定为其量化提供了理论基础，进一步提高了证候诊断效能。疾病的发生发展、证候的形成演变都可反映在蛋白质的变化上，而基因和环境的相互作用是其本质，mRNA 则是连接基因和蛋白质的枢纽。针对冠心病心绞痛中医证候的分子机制研究，有助于对疾病进行基因分型，从分子水平实现个体化治疗，从而进一步提高临床疗效。

（一）血瘀证

在基因层面，一项研究为筛查冠心病血瘀证病证结合证候相关基因，纳入临床符合诊断标准的冠心病血瘀证、冠心病非血瘀证、非冠心病血瘀证患者和正常健康者各 10 人，运用外周血 mRNA 差异显示获得差异条带、反向 Northern 法阳性验证、克隆测序，并进行生物信息学分析和临床验证。差异基因分析发现，SLAMFl 在冠心病血瘀证组显著表达，随后进行的临床验证研究发现 SLAMF1 表达的强弱为：冠心病血瘀证组＞冠心病非血瘀证组＞非冠心病血瘀证组＞正常对照组，佐证了 SLAMF1 的表达与冠心病血瘀证的病理改变密切相关。进一步探索其机制发现，SLAMF1 与人类基因淋巴细胞活化因子 1 有 100% 的同源性表达，故 SLAMFl 可能通过活化淋巴细胞，引起免疫反应，刺激内皮细胞表达细胞因子、趋化因子及细胞黏附分子，促进炎症细胞黏附及脂质沉积，刺激血管平滑肌细胞增生及向中层迁移，参与内皮损伤而促进血管损伤的发生及斑块进展。某项研究发现，在不稳定型心绞痛血瘀证中，HLA Ⅱ类分子（HLA class Ⅱ molecule）在斑块中表达上调，能导致不稳定的斑块中 T 细胞的免疫反应，HLA Ⅱ类基因在免疫系统中扮演一个重要的角色，可通过呈递来自细胞外的多肽。自然杀伤细胞（NK 细胞）存在于人类和小鼠的动脉粥样硬化病变处，NK 细胞能够渗透血管壁，KIR3DS1 和 KIR2DS3 属于 NK 细胞免疫球蛋白样受体，这些 NK 细胞受体促进动脉粥样硬化病变的进展，在调节免疫反应中发挥着重要的作用。另有研究发现，在不稳定型心绞痛血瘀证中，上调的这些 NK 细胞受体可能会引起 NK 细胞介导的免疫反应。另有研究者发现，TP53 的表达增加与颈动脉粥样硬化斑块坏死核心的增大和斑块的破裂相关。在颈动脉粥样硬化患者中，随着 TP53 表达的增加，可能会导致斑块凋亡的增加和动脉粥样硬化进展。TP53 存在于 p53 信号通路中，能够应对多种细胞的刺激，调节靶基因引起细胞周期停滞、凋亡、老化、DNA 损伤或者代谢的改变。SLAMFl、HLA Ⅱ类分子、TP53 这些基因的表达在不稳定型心绞痛血瘀证的发生和进展中扮演着重要的角色，它们可以用来作为生物标志物以区分不稳定型心绞痛血瘀证患者和健康者，这些生物标志物有助于对不稳定型心绞痛患者进行进一步分层。

在 mRNA 层面，有研究者应用寡核苷酸基因芯片技术，研究血瘀证患者的差异基因表达谱。将 16 例血瘀证患者经冠状动脉造影诊断后，分为冠心病血瘀证组和非冠心病血瘀证组，每组 8 例，并选年龄和性别相匹配的 8 名健康人为健康对照组，抽取其静脉血，分离白细胞，抽提 RNA，使用质控芯片（Test3 芯片）对样本质量进行检测，然后与 Affymetrix U133 Plus 2.0 芯片进行杂交，通过扫描和软件分析，比较冠心病血瘀证组、非冠心病血瘀证组与健康对照组的基因表达谱，筛选血瘀证相关差异基因，并进一步进行基因本体（gene ontology，GO）和通路分析，最后运用实时荧光定量逆转录聚合酶链反应法对目标基因进行验证。研究发现，通过差异基因筛选，与血瘀证相关的差异基因共有 48 个，其中上调基因 26 个，下调基因 22 个；通过 GO 分析，其中与炎症免疫相关的基因有 5 个，占 10.4%；通路分析结果显示，有意义的 10 条通路中有 5 个涉及炎症和免疫反应。经实时荧光定量逆转录聚合酶链反应验证了基因芯片准确可靠。研究认为，血瘀证基因表达谱研究显示了炎症和免疫相关基因的比例和显著性优势，说明炎症和免疫反应在一定程度上介导了血瘀证的发生发展。

在药物的分子机制研究方面，血塞通主要成分为三七总皂苷，功用活血祛瘀，通脉活络，且可抑制血小板聚集和增加脑血流量，也适用于心脉瘀阻之冠心病心绞痛。前期理论基础已证实冠心病心绞痛血瘀证与 p53 介导的细胞凋亡信号通路和 NK 细胞介导的细胞毒性作用通路有密切的联系，之后有研究表明血塞通靶基因的变化趋势提示其可以干预抗原呈递，处理以上两个通路，从而间接通过药物的治疗靶点印证了冠心病心绞痛血瘀证的发病机制。复方丹参滴丸也为活血化瘀类中成药，主要成分为丹参、三七、冰片，具有活血化瘀，理气止痛之功效，适用于冠心病心绞痛血瘀证。在临床病证结合相关研究中发现，复方丹参滴丸治疗后冠心病血瘀证患者相关基因凋亡相关转录因子 BCLF1mRNA 表达显著减弱，凋亡相关基因 Bax mRNA 表达受到明显抑制，证实复方丹参滴丸可能通过调控细胞凋亡相关基因的表达，对冠心病血瘀证发挥治疗保护作用。

（二）痰浊证与痰瘀互结证

以往的证候调查已证实，冠心病病变程度严重的患者以痰浊证和血瘀证为多见。痰浊血瘀是冠心病的重要病机已成为共识，而痰浊血瘀又与脂质代谢紊乱密切相关。研究发现 ApoE ε4 等位基因的携带者更易于发生脂质代谢紊乱，冠心病、老年痴呆、高血压、糖尿病、肾病综合征等与此基因多态性相关的疾病如在中医看来均与痰有关。因此，对 ApoE 基因多态性与痰瘀之间的关系进行研究，有利于深刻认识痰瘀证候的病因病机。故研究者通过选取冠心病痰证、瘀证、痰瘀互阻证和非痰非瘀证（其他证型）患者 200 例，另选 100 名健康志愿者作为对照，提取全血 DNA 用 PCR-RFLP 技术检测 ApoE 基因型，并常规检测所有样品的血脂水平。结果发现：冠心病患者中 Apo Eε4 等位基因频率（19.5%）明显高于健康对照组（9.5%），痰浊证特别是 E3/4 基因型患者中 E3/4 型和 ε4 等位基因的频率明显高于血瘀证患者，具有统计学意义（$P<0.05$），其中尤以 E3/4 基因型更为多见（$P<0.01$）；携带 ε4 等位基因者的总胆固醇、总甘油三酯和低密度脂蛋白胆固醇水平明显高于非携带者（$P<0.01$）；由此得出 ApoE ε4 等位基因可能是冠心病的危险因素，携带此基因的患者与痰浊证关系较为密切，推测其可能是冠心病痰浊证的主要易感基因之一。另有一项研究基于通路和网络相结合的生物信息学分析，分别检测不稳定型心绞痛血瘀证和不稳定型心绞痛痰浊证患者的基因表达谱，寻找起关键调控作用的差异表达基因，以寻找能够作为生物标志物的靶

基因。

在药物的分子机制研究方面，丹蒌片是唯一被批准用于痰瘀互结所致冠心病心绞痛治疗的药物，在临床上疗效确切。一项研究为深入探讨丹蒌片对动脉粥样硬化（atherosclerosis，AS）病变过程中巨噬细胞泡沫化的影响，重点研究巨噬细胞清道夫受体 CD36、血凝集素样氧化低密度脂蛋白受体 1（lectin-like oxidized low-density lipoprotein receptor-1，LOX-1）与三磷酸腺苷结合盒转运体 A1（ATP binding cassette transporter A1，ABCA1）在 AS 巨噬细胞泡沫化中的作用机制，以及丹蒌片对 AS 巨噬细胞泡沫化和炎症的作用机制，为其临床应用提供理论依据。结果表明，丹蒌片通过下调 CD36 和 LOX-1 的表达，上调 ABCA1 的表达，促进巨噬细胞内胆固醇等外流，降低血脂，并抑制巨噬细胞的泡沫化，从而减少动脉斑块形成。丹蒌片还能够抑制 TLR4 的基因表达，并减少巨噬细胞分泌的炎症细胞因子，缓解血管慢性炎症，从而发挥防治 AS 的作用。

（三）虚性证候的基因多态性

有研究表明，气阴两虚、阴虚阳亢 ACEI/D 基因型与正常对照组基因型差异均有显著性意义。与痰瘀互结组比较，气阴两虚组与阴虚阳亢组的 II 基因型频率、I 等位基因频率均明显较高，DD 基因型频率、D 等位基因频率则无明显差异；而阴虚阳亢组与气阴两虚组两虚性证候的比较中，II 基因型频率、I 等位基因频率、DD 基因型频率、D 等位基因频率均无明显差异。提示冠心病心绞痛的发病可能与 ACEI/D 基因型的多态性密切相关，且其中 I 基因型可能与阴虚型相关。

气候对人类健康的影响既全面又巨大，而生活方式及饮食结构也在潜移默化地影响着疾病谱的差异，所以说疾病是基因和环境共同作用的结果。根据中国中西医结合学会活血化瘀专业委员会制订的血瘀证诊断标准（1986 年 11 月，广州），调研从 2004 年 2 月至 2005 年 12 月期间北京、福建、云南三地符合诊断标准的冠心病心绞痛血瘀患者的证候信息，对其地域分布进行分析得出，北京地区分布的亚型以气虚痰浊为主，云南以气滞血瘀为主，而福建 4 种亚型分布较均匀，其中阴虚血瘀较其他证型稍多。分析其成因，北京地处北方，冬季严寒，气虚患者多见，为了抵御寒冷，多食膏粱厚味，滋腻呆滞易化湿生痰，故气虚和痰浊患者多见；云南地处云贵高原，多山峦瘴气，气候潮湿，缺少氧气，故机体产生更多的红细胞以适应缺氧环境，血液中红细胞及血红蛋白增加，红细胞比容增加，易引起血瘀；人们多嗜食辛辣以抗寒燥湿，辛辣多食则易化火伤肝，故气滞患者较多，表现为胁胀、头痛等，而纳差也可以看作是气滞所致。福建地处我国东南，属于亚热带，气候炎热，人们饮食较为清淡，因此四种血瘀亚型比较平均，又因为气候炎热，易化火伤阴，故阴虚血瘀患者相对较多。

五、心律失常证候的基因组学研究

心律失常是心脏的自律性异常或激动传导障碍导致的心动过速、过缓、心律不齐或异位心律的一类病症，按照疾病性质和阶段心律失常可分为良性、潜在恶性和恶性，其中潜在恶性心律失常（potentially malignant cardiac arrhythmias，PMCA）是指心力衰竭和心肌梗死后合并的心律失常，是临床最常见的类型，占心律失常人群的 60%～70%，PMCA 可发展为恶性，导致心源性猝死。目前虽然西医治疗方式多样，但均有其不可避免的局限性，而中药因其能多组分系统整合发挥疗效越来越受到重视。根据 PMCA 的临床症状将其归属于中医学"心悸"范畴，目前中医药在心律失常的治疗上已取得一定的进展，其治疗 PMCA 的有效性得到了世界范围的认可。稳心颗粒是第一个获得国家批准的抗心律失常中成药，主治气阴两虚兼心脉瘀阻证，相关机制研究证实，稳心颗粒对心房钠离子通道有选择抑制性，可抑制晚钠电流，提高心房复极后不应期，而不影响正常心室功能。参松养心胶囊治疗冠心病室性早搏属气阴两虚，心络瘀阻证，具有整合调节的作用特点，不但可以阻滞多离子通道，还可通过抑制炎症因子及神经生长因子（nerve growth factor，NGF）信号途径，改善心肌梗死后神经重构。通脉养心丸用于冠心病心绞痛及心律不齐之气阴两虚证，或气阴两虚型窦性心动过缓，其中甘草酸单铵盐单体、麦冬总皂苷能抑制心肌细胞钙超载，抑制心肌触发活动的产生，且与剂量呈一定的正相关。中药方证对应，且各组分有独立的药理作用，无论单独还是联合西药使用，均能弥补西药治疗上的不足，降低不良反应发生率，说明中医药在西药尚未能解决的临床问题上的治疗优势不容忽视。

六、高血压证候的基因组学研究

高血压的发生是多种因素共同作用的结果，其中遗传因素的影响不可替代。另外，不良的生活习惯或生活方式，如大量持续饮酒、高盐饮食以及高压力的工作环境等可控因素对高血压的发病也起着重要作用。原发性高血压发病率高，是导致心、脑、肾以及大血管等器官损害的重要因素。当前，高血压已经成为我国人口健康和疾病防治中的严峻任务。目前已有6大类降压药物可供选择，包括α受体阻滞剂、β受体阻滞剂、利尿剂、钙离子拮抗剂、血管紧张素转化酶抑制剂、血管紧张素受体拮抗剂，由于其具有明确的作用靶点，通过阻断致心室肥厚的相关途径显示出较好的逆转左室肥厚的临床疗效。但在临床中我们发现，部分患者在控制血压改善靶器官损害基础上，临床症状并未得到较好缓解，同时由于长时间运用降压西药存在一定的副作用，因此如何寻找具有同等疗效，副作用相对较小的中药成为解决问题的关键。既往的中医药临床研究表明，中药不仅能有效控制血压，而且能在一定程度上逆转心室肥厚。中医药具有病证同治，整体综合调节优势，在高血压的治疗过程中，不仅能有效缓解高血压症状，减轻降压西药的不良反应，而且能稳定血压，减轻血压变异性，保护靶器官。当前越来越多的证据表明中医药对高血压的疗效与安全性。近年来，高血压的病因病机与证候演变已经发生了很大变化，传统的"肝阳上亢""从肝论治"的认识已经不能完全契合现代临床，且在一定程度上限制了中药降压的临床疗效。近年来，肾虚与高血压的关系受到关注。研究发现，高血压肾虚证的形成与增多，除与生理性因素以及疾病的自然转归相关外，主要与降压西药的运用密切相关。进一步研究发现，肾虚为其病机关键，而补肾降压是治疗此病的重要治则治法。

补肾降压方是基于补肾降压的治则治法而形成的治疗高血压的临床经验方，该方由生地、天麻、杜仲、三七等药物组成，具有补肾平肝活血化瘀之功，主治高血压引起的头痛、眩晕、耳鸣等肾虚证。前期文献研究及临床研究显示，本方治疗高血压疗效确切，能较好改善高血压肾虚证患者的血压及临床症状。通过对108例运用补肾降压方治疗原发性高血压阴虚阳亢证患者临床资料进行数据采集与统计分析，对治疗前后血压指标改善程度及症状积分进行分析评价，结果显示：运用补肾降压方治疗后，原发性高血压阴虚阳亢证患者治疗前后血压、症状积分有明显改善。目前，随着生物科学的迅速发展，在细胞信号转导水平寻找新的逆转心肌肥厚的靶点，已经成为新的研究方向和热点。在分子水平，多条信号通路（如 MAPK，NFAT，PKC 等）

可以被自分泌、旁分泌、内分泌的生物刺激激活，最终诱导心肌细胞肥厚。研究表明细胞外信号调节激酶 1/2（extracellular regulated protein kinase 1/2，ERK1/2）是重要的生存信号通路，自发性高血压大鼠（spontaneously hypertensive rats，SHR）左室质量指数与磷酸化 ERK 水平正相关，且随年龄增加，SHR 磷酸化 ERK 表达量随之增加，据此认为 ERK 参与高血压心肌肥厚的病理变化。有学者研究发现在心肌细胞中蛋白激酶 C（PKC）与 Ras 可共同激活 Raf-MEK-ERK 信号通路，进而引起细胞内收缩 Ca^{2+} 流变化迟缓，调节肌浆网重吸收 Ca^{2+} 的 SERCA2 酶表达减弱及肌原纤维排列紊乱。这种变化与心肌肥厚及衰竭时的变化非常相似，提示 MAPK/ERK 信号通路在心肌细胞病理变化中也发挥着多种调节作用。围绕高血压防治中"稳定血压"及"保护靶器官"这两大目标，进一步探讨补肾降压方对血压和高血压心室肥厚的影响及其调控机制。一项研究选择 Raf-MEK-ERK 信号通路上游的脑源性神经营养因子（brain-derived neurotrophic factor，BDNF）、Ras 基因，中游的 ERK1/2 基因，以及下游的 c-fox 基因为主要研究对象，并应用 RT-PCR 和蛋白质印迹法（Western blotting），结果发现，补肾降压方能在一定程度上逆转心室肥厚，且与抑制 ERK 信号通路及其关键靶标过表达有关。补肾降压方各剂量组之间呈现出一定的剂量依赖性，当大剂量应用时其降压，减慢心率，逆转心室肥厚，且抑制 ERK 信号通路作用明显。以上结果有力地证明了 MEK-ERK 的激活对心肌细胞肥大的发生、发展是必不可少的。进一步研究 ERK 信号通路在高血压心室肥厚发病过程中所起的作用及调节方式，有可能为高血压靶器官损害的防治提供新思路。

临床上高血压往往与糖脂代谢异常紧密联系，高血压、高血糖、高血脂3 种疾病互相影响，互相促进，增加发生心脑血管疾病的患病危险和病死率。近年发现，脂联素通路是高血压伴糖脂代谢异常的重要信号通路，参与其发生发展的多个进程。有研究表明，脂联素可通过 PI3K 通路调节 eNOS 的活性和 NO 的产生，过氧化物酶体增殖物激活受体 PPARα 可在基因表达水平调控心肌能量代谢，影响心肌脂肪酸和葡萄糖代谢。实验表明，补肾降压方具有降低血压，调节血糖和肾功能的作用。一项对补肾降压方干预糖脂代谢异常自发性高血压大鼠脂联素通路的研究表明，在高糖高脂的影响下，模型组脂联素水平、心脏 PPARα-mRNA 表达均降低，而经过卡托普利和补肾降压方的干预后，脂联素水平和心脏 PPARα-mRNA 与模型组比较表达有升高趋势，说明卡托普利和补肾降压方有升高脂联素的作用。此研究表明补肾降压方具有降低血压，改善胰岛素分泌，调节血脂的作用，且可能通过脂联素通路发挥作用，这为补肾降压方的药理作用靶点提供了实验依据。

在药物分子机制研究方面，血管紧张素Ⅱ受体拮抗剂可能直接增加脂联素的产生，左心室压力负荷的增加导致局部心肌细胞所分泌的效应激素Ang Ⅱ与其受体（angiotensin Ⅱ receptor，ATR）结合，通过G蛋白耦联，促使胞内Ca^{2+}与二酰基甘油（diacylglycerol，DAG）结合并激活磷脂肌醇信号途径（PKC），进一步活化丝裂原蛋白激酶，最终导致心肌细胞蛋白合成的增加及成纤维细胞的增殖。经研究，丹参酮Ⅱ A可以阻断心肌细胞L型Ca^{2+}通道，进而阻止心肌细胞的钙离子内流，发挥逆转心肌肥厚的作用。TGF-β1及其胞内信号蛋白Smads在Ang Ⅱ诱导的心肌肥厚过程中起着重要作用，而进一步研究发现，丹参酮Ⅱ A之所以能阻止钙离子内流，抑制高血压心肌肥厚，可能与抑制AT1R mRNA表达、阻滞TGF-β1/Smads的信号转导有关。另外，丹参酮Ⅱ A可以抑制AT1R的mRNA和PKC蛋白的表达量、促进心肌局部NO的产生及eNOS蛋白的表达，而NO合酶（NOS）是与心肌肥厚有关联的、重要的内分泌因子之一。再者，醛固酮（ALD）在高血压、冠心病等病理状态下具有较强的致心肌纤维化作用，ALD由胆固醇经过一系列反应生成，该过程涉及两个重要基因：CYP11B1，CYP11B2，它们分别调控ALD生物合成的早期与终末阶段。丹参酮Ⅱ A也可以下调心肌ALD合成相关基因*CYP11B2*的表达水平，减少心脏局部ALD的生物合成，从多个方面和多个途径对高血压心室肥厚发挥抑制作用。

诚然，上述研究对我们今后进一步探讨心血管疾病中医证候的实质有很大的借鉴意义，但是仍存在许多值得思考与研究的问题。证候的改变除了体质因素、环境因素外，还受治疗因素的影响。目前针对中医药治疗的研究，由于组分复杂、作用靶点多样、临床试验周期较长等原因，只是停留在探讨阶段，还没有真正体现临床应用价值。所以今后只有深入研究基因多态性与其表达后产生的功能差异及与不同个体临床疗效不同的关系，才能真正用于指导临床，体现中医辨证论治个体化治疗模式的优势。

随着基因组学研究的不断深入，我们认识到许多疾病的产生并不是单个基因错误表达的结果，而是由相关易感基因的多基因调控网络紊乱导致的。这种多基因论点与中医学的整体观念存在一定的相似之处，也为中药复方的多靶点（包括基因的表达与调控）调节提供了依据。因此，单凭从不同角度观察某一个或几个基因的多态性来把握证候的实质是远远不够的，而且基因的功能是相互调控的，一个基因的上调或下调往往会影响上下游几个基因的表达状态，进一步引起更多相关基因表达模式的改变进而形成网络。这要求我们要构建证型的基因差异表达谱，并深入研究所筛选出的基因，并从基因功能上对其调控网络进行分析；此外还要从"同病异证"和"异病同证"的基因表达谱差异中寻找证候的共同性和差异性，从而揭示证候的科学内涵，并为其客观化诊断提供依据和方法。

上述冠心病证型客观化研究的相关工作，特别是分子生物学研究方法的介入，现有的技术已突破单个基因、单个蛋白质的水平，转向多层次、多视角、高通量信息研究，为冠心病中医证候实质、中药作用靶点预测、新药研发的进一步深入研究奠定了重要基础，中医药的新药研制需要证候理论与分子生物学并驾齐驱，运用临床对应证候且疗效较好的老药筛选的基因，以药测证，这有助于辨明药物的有效成分，并为之后遴选中药单体提供了方向，可以提高创制新药的效率，避免损失。但目前这些研究指标尚缺乏特异性，无法揭示人体作为一个整体的有机的变化规律，不能良好地反映现实世界的疾病和治疗状况，距离科研成果的成果转化仍有一定的距离，因此，亟待解决的问题是在现有资料的基础上进行综合性的、网络性的研究工作，将研究深入到更新的层次，寻找能指导辨证分型的更特异的指标，将之定量化、标准化，为中医辨证分型、病机演变提供更好的依据，最终阐明冠心病中医辨证论治本质。要解决上述瓶颈问题必须把中医药学传统理论与现代生命科学的新理论和新技术结合起来，引入系统生物学的思路和方法，阐明冠心病中医辨证的本质，为冠心病中医辨证分型、病机演变提供依据，从而进一步指导临床诊断和治疗。

| 第三节 |

蛋白质组学在心血管证候基础研究中的应用

蛋白质组（proteome）学的概念最初于 1994 年澳大利亚学者 Wilkins 和

Williams 在意大利召开的双向电泳会议上提出，将其阐述为"一个基因组所表达的蛋白质"。经过 2 年的进一步研究，概念被完善为"在一定条件下，在某一个生命体系中由基因组编码的全部蛋白质，即某一物种、个体、器官、组织乃至细胞的全部蛋白质"。蛋白质组学的整体性、复杂性、动态性、信息化的特点和中医原创思维是一致的。

目前，蛋白质组学研究内容可分为三个主要方面：表达蛋白质组学、结构蛋白质组学和功能蛋白质组学。三者从不同的方向对机体蛋白质组进行分析，从不同角度揭示机体生理或病理状态的特性，相互补充。下面对蛋白质组学相关理论基础、研究方法及蛋白质组学在中医心血管疾病病证结合治疗中的应用进行简要介绍。

一、蛋白质组学理论基础

蛋白质是生物功能的主要载体。蛋白质组，指细胞、组织或机体在特定时间和空间上表达的所有蛋白质。蛋白质组学（proteomics）以所有这些蛋白质为研究对象，分析细胞内动态变化的蛋白质组成、表达水平与修饰状态，了解蛋白质之间的相互作用与联系，并在整体水平上阐明蛋白质调控的活动规律，故又称为全景式蛋白质表达谱（global protein expression profile）。

目前，蛋白质组学的研究主要涉及两个方面：一是蛋白质组表达模式的研究，即结构蛋白质组学（structural proteomics）；二是蛋白质组功能模式的研究，即功能蛋白质组学（functional proteomics）。由于蛋白质的种类和数量总是处在一个新陈代谢的动态过程中，同一细胞的不同周期，其所表达的蛋白质是不同的；同一细胞在不同的生长条件（正常、疾病或外界环境刺激）下，所表达的蛋白质也是不同的。以上动态变化增加了蛋白质组研究的复杂性。

二、蛋白质组学研究分析工具

目前常用的蛋白质组研究主要有两条技术路线，一是基于双向凝胶电泳（two-dimensional-gel electrophoresis，2-DE）分离为核心的研究路线：混合蛋白质首先通过 2-DE 分离，然后进行胶内酶解，再用质谱（mass spectrometry，MS）技术进行鉴定；二是基于液相色谱（liquid chromatography，LC）分离为核心的技术路线：混合蛋白质先进行酶解，经色谱或多维色谱分离后，对肽段进行串联质谱分析以实现蛋白质的鉴定。其中，质谱是研究路线中不可缺少的技术。

2-DE 是分离蛋白质最基本的方法，其原理是蛋白质在高压电场作用下先进行等电聚焦（isoelectric focusing，IEF）电泳，利用蛋白质分子的等电点不同使蛋白质得以分离；随后进行 SDS 聚丙烯酰胺凝胶电泳（SDS-PAGE），使依据等电点分离的蛋白质再按分子量大小进行再次分离。目前 2-DE 的分辨率可达到 10 000 个蛋白质点。

MS 是通过测定样品离子的质荷比（m/z）来进行成分和结构分析的方法。2-DE 胶内蛋白质点的鉴定常采用基质辅助激光解吸电离（matrix-assisted laser desorption ionization，MALDI）技术。MALDI 作为一种离子源，通常用飞行时间（time of flight，TOF）作为质量分析器，所构成的仪器称为 SDS 凝胶上 MALDI-TOF-MS。MALDI 的基本原理是，将样品与小分子基质混合共结晶，当用不同波长的激光照射晶体时，基质分子所吸收能量转移至样品分子，形成带电离子并进入 MS 进行分析，飞行时间与 m/z 成正比。MALDI-TOF-MS 适合微量样品（fmol ~ amol）的分析。

利用质谱技术鉴定蛋白质主要通过两种方法：①肽质量指纹图谱（peptide mass fingerprinting，PMF）和数据库搜索匹配：蛋白质经过酶解成肽段后，获得所有肽段的分子质量，形成一个特异的 PMF 图谱，通过数据库搜索与比对，便可确定待分析蛋白质分子的性质。②肽段串联质谱（MS/MS）的信息与数据库搜索匹配：通过 MS 技术获得蛋白质一段或数段多肽的 MS/MS 信息（氨基酸序列）并通过数据库检索来鉴定该蛋白质。混合蛋白质酶解后的多肽混合物直接通过（多维）液相色谱分离，然后进入 MS 进行分析。质谱仪通过选择多个肽段离子进行 MS/MS 分析获得有关序列的信息，并通过数据库搜索匹配进行鉴定。

三、中医证候的蛋白质组学研究

关于中医证候的蛋白质组学研究，主要有证候动物模型研究和临床病证结合模式下研究两大类型。有研究通过双向电泳法和质谱分析相结合的技术手段，寻找出脾阳虚证的大鼠模型回肠组织 12 个异常蛋白点，脾阴虚证大鼠模型的同一组织 7 个异常蛋白点表达，并分析认为脾阳虚证或与细胞骨架损伤和糖代谢异常关系更为密切，而脾阴虚证则与过氧化损伤有着更为密切的关系。另有利用二维凝胶电泳结合质谱技术鉴定气虚血瘀证大鼠血清蛋白质表达谱改变情况的研究，发现气虚血瘀证大鼠血清与正常大鼠比较结合珠蛋白、补体 C3、ZN-α-2- 糖蛋白、免疫球蛋白 λ 轻链表达升高，而 CD5 抗原样蛋白则表达降低。

蛋白质组学研究为心血管疾病血瘀证诊断和积极治疗提供了有力依据。通过对比冠心病血瘀证患者与正常人的血浆，发现有 3 个蛋白质下调和 6 个蛋白质上调，升高的蛋白质有免疫球蛋白纤维蛋白原、粒酶等，降低的蛋白质有 CD44SP 等。为寻找冠心病血瘀证患者冠脉事件的关键血小板功能蛋白，研究通过二维凝胶电泳技术筛选出了 13 个差异蛋白点，质谱成功鉴定 7 个，这些血小板功能蛋白的异常表达可能在冠心病血瘀证事件发生发展中起关键作用。更有研究通过比对高脂血症及动脉粥样硬化不同证候（痰证、血瘀证、痰瘀互阻证）血浆差异蛋白质的表达谱发现，能区分痰证与瘀证可能的标志蛋白群是结合珠蛋白前体、肾上腺髓质素结合蛋白前体、补体 C4 和白蛋白。

运用蛋白质组学技术，建立血瘀证的识别模式，也有利于提高脑血管疾病血瘀证患者的辨证准确性，为辨证施治提供依据。通过比对急性期缺血性卒中血瘀证患者和非血瘀证患者的血浆，研究发现了 6 个差异表达蛋白质，其中结合珠蛋白、SP40/40、纤维蛋白原 γ 链等 5 个蛋白质表达上调，主要与细胞的能量代谢、蛋白质磷酸化和细胞骨架等有关系，具有标志性意义。更有研究表明，在急性缺血性脑卒中患者中，血瘀证与 C 反应蛋白有正相关性，与甘油三酯、血清总胆固醇、高密度脂蛋白、低密度脂蛋白值无明显相关性。

四、冠心病证候的蛋白质组学研究

病证结合模式下的中医证候蛋白质组学研究，则根据同病异证和异病同证的差异在多系统疾病中有所体现。以冠心病不同证候的研究为例，针对心气虚弱证、心肾阴虚证冠心病进行的蛋白质组学研究，发现除载脂蛋白 E 在心肾阴虚中表达上调外，脂蛋白 A1、载脂蛋白 A4 前体、载脂蛋白 D 在心肾阴虚中均表达下降，猜想可能是冠心病心肾阴虚证形成的内在基础。针对痰浊内阻及心气虚弱型冠心病患者进行了比较蛋白质组学研究，发现载脂蛋白 H、补体成分 C3、血红素结合蛋白等 12 种蛋白均在痰浊内阻证患者体内出现了高表达。而对于冠心病血瘀证血清蛋白与正常患者的对比可知，黄醇结合蛋白 4、结合珠蛋白、血清白蛋白表达升高，载脂蛋白 A1 出现了表达下调，引导关注血瘀证与炎性反应和脂质代谢方面的关联。以肝阳化风为例对于异病同证的蛋白质组学研究发现，在脑出血、脑梗死、帕金森病、颈椎病 4 种病中的肝阳化风证有相同表达蛋白质点 13 个，其中有 1 个为硫氧环蛋白依赖性过氧化物酶，以上研究对于肝阳化风证的证候本质与证候的特征性代谢产物获取有重大意义。

五、心律失常证候的蛋白质组学研究

当前，心房纤颤的发生机制尚不完全清楚，研究发现其与基因、多发子波折返、局灶触发驱动、心房电重构、解剖重构、神经体液因子变化等多方面因素有关，多种机制共同作用引起心房电重构和解剖重构，导致房颤发生与维持。心房重构的分子生物学基础在于心房肌细胞离子通道蛋白、细胞膜上以及细胞内蛋白质的功能、数量、分布产生变异；L 型钙通道的内流性钙通道电流下降引起动作电位缩短，从而导致心房肌细胞有效不应期缩短，电生理特性发生改变。

目前对心房颤动的蛋白质组学研究主要集中于持续性房颤和永久性房颤的发生机制上，包括通过二维蛋白凝胶电泳和质谱技术分析房颤中心房组织蛋白质谱，并根据房颤组心房组织和非房颤组心房组织蛋白质表达差异，结合心房功能的变化，为分析房颤时心房功能改变提供有价值的蛋白质指标。此外，还有运用蛋白质组学技术确定房颤组与非房颤组代谢物改变的差异，从代谢紊乱的角度分析房颤产生的机制。而对于房颤不同中医证候与蛋白质组学的研究仍有待发展。

针对心律失常的蛋白质组学研究可以参考下文思路进行：利用同位素标记相对和绝对定量（isobaric tags for relative and absolute quantification，iTRAQ）技术标记风湿性心脏病心律失常患者外周血离心后血浆样本，利用质谱（MS）技术对样本中的肽段进行识别，将串联质谱数据与数据库中的理论质谱数据匹配分析后，得到 27 344 个 unique 肽段，鉴别出 447 种非冗余蛋白。以 1.2 倍蛋白差异和 $P \leqslant 0.05$ 为标准继续筛选差异蛋白，筛选出 57 种差异蛋白（其中 33 种蛋白质表达上调，24 种蛋白质表达下调）。经过 GO 分析、KEGG 分析、PPI 分析后，发现过氧化物酶体增殖剂激活受体 α 通路、肾素 - 血管紧张素 - 醛固酮系统及凝血和补体系统等多个通路在房颤的发生发展中发挥着重要的作用。

六、心力衰竭证候的蛋白质组学研究

心力衰竭是一种慢性和发展性疾病，是多种心血管疾病发展到终末期所共有的病理阶段。促发心衰的因素有很多，根据神经激素学说及炎症细胞学说，可有 BNP/NT-proBNP、炎症细胞因子（如 C 反应蛋白、肿瘤坏死因子 -α）、心肌损伤标志物（如肌钙蛋白）等为代表的一系列新的标志物。但是目前针对以上生物标志物的准确性、特异性、敏感性，仍需判断。另外，对于心衰不同中医证候的生物标志物研究仍处于起步阶段。需借鉴心衰生物标志物探究的模型进行构建及进一步研究确认。

对于心衰相关中医证候的蛋白质组学研究，可参考以下模式进行：对慢性心力衰竭患者尿液样本采用 TCA/ 丙酮沉淀法处理，第一向电泳聚焦 60kvh 的总伏特数，构建稳定性好、分辨率高的慢性心力衰竭尿液电泳图谱。继而，采用荧光差异蛋白质组学方法对慢性心力衰竭组和正常对照组尿液表达的蛋白进行分离。筛选并获得满意的荧光差异双向电泳图谱，共鉴定出 20 种不同的蛋白质（其中 13 个蛋白质表达下降，7 个蛋白质表达升高）。联合生物信息学方法分析以选定候选蛋白 ORM1。验证后，对临床样本用 ELISA 方法检测 ORM1 蛋白浓度，并运用 ROC 曲线分析尿液 ORMl/Cr 用来诊断慢性心力衰竭的临界值及对应的特异度和敏感度，探讨影响 ORM1 水平的相关因素。

七、高血压的蛋白质组学研究

高血压的证候情况可能与机体在某一特定环境下所表达的蛋白质组存在必然联系。因此，蛋白质组学研究中医中药治疗高血压具有高效解码证候生物学基础的潜力，将是揭示证实质的有效手段。

对于高血压气虚血瘀证和肝阳上亢证患者血清作用于体外培养的内皮细胞的差异蛋白点研究，发现存在 27 个差异蛋白（其中 11 个上调，16 个下调），说明基于细胞模型的中医证候蛋白质组学研究具有可行性。对高血压血瘀证患者血清致伤的人脐静脉内皮细胞（human umbilical vein endothelial cells，HUVEC）进行差异蛋白质组学研究，结果顺乌头酸酶与高血压血瘀证高度相关。对高血压肝阳上亢证模型大鼠肾上腺组织鉴定出铁轻链蛋白等 7 种蛋白，认为高血压肝阳上亢证的发病机制可能与能量代谢和抗氧化障碍等相关。利用双向电泳结合质谱技术对高血压气虚血瘀证患者血清进行差异蛋白检测，鉴定出肽基脯氨酰异构酶 A 等 9 种差异蛋白，认为高血压气虚血瘀证发生机制可能与细胞凋亡有关。

对于高血压证候蛋白质组学研究模式，可参考借鉴下文进行学习思考：采用弱阳离子纳米磁性微球捕获血清中的蛋白质，利用蛋白质芯片阅读仪检测绘制成蛋白指纹图谱，以对高血压中医肝胆湿热证、痰湿壅盛证、阴虚阳亢证患者与健康体检者进行血清蛋白质组学进行研究，试图寻找与证候相关的特异蛋白质。以此研究为例，对高血压的蛋白质组学研究思路进行介绍。研究对所有蛋白质谱采用 Biomarker Wizard 3.1 分析之后，用 Biomarker PatternS Software（BPS）5.0 来识别证候特异表达的蛋白质并建立证候模型。最后发现肝胆湿热证与健康体检者相比较，有 182 个差异蛋白峰，与痰湿壅盛证患者相对比有 46 个差异蛋白质峰，与阴虚阳亢证患者对比，有 72 个差异蛋白质峰；而痰湿壅盛证患者与健康体检者相较，出现了有 168 个差异蛋白峰，与阴虚阳亢证对比，22 个差异蛋白质峰；以阴虚阳亢证患者与健康体检者比较，有 124 个差异蛋白峰（$P<0.05$）。用 BPS 软件筛选 m/z 为 2487.19，9334.95，2238.14，6624.36，5903.54 的 5 个蛋白峰为肝胆湿热证的最佳标志物（敏感性 =86.66790，特异性 =96.552%）；m/z 为 3161.26，7922.98，7555.76，8030.79，3936.31 的 5 个蛋白峰为痰湿壅盛证的最佳标志物（敏感性 =96.552%，特异性 =83.333%）。

代谢组学在心血管证候基础研究中的应用

代谢组学所关注的是代谢循环中小分子代谢物的变化情况及其规律，反映的是内、外环境刺激下细胞、组织或机体的代谢应答变化。与基因组学和蛋白质组学相比，代谢组学与临床的联系更为紧密。疾病导致体内病理、生理过程发生变化，可引起代谢产物发生相应的改变。因此，开展疾病代谢组研究可以提供疾病诊断预后和治疗的评判标准，并有助于加深对疾病发生发展机制的了解。但是目前针对中医证候与代谢组学的研究还处于起步状态，多为病证结合模式下的代谢组学探索研究。

一、代谢组学理论基础

细胞内的生命活动大多发生于代谢层面，因此代谢物的变化直接地反映了细胞所处的环境，如营养状态、药物作用和环境影响等。代谢组学（metabolomics）就是测定一个生物/细胞中所有的小分子组成，描绘其动态变化规律，建立系统代谢图谱，并确定这些变化与生物过程的联系。

代谢组学的相关研究理论上可分为四个层次：①代谢物靶标分析（metabolite target analysis）：对某个或某几个特定组分进行分析；②代谢谱分析（metabolic profiling analysis）：对一系列预先设定的目标代谢物进行定量分析。如某一类结构、性质相关的化合物或某一代谢途径中所有代谢物或一组由多条代谢途径共享的代谢物进行定量分析；③代谢组学：对某一生物或细胞所有代谢物进行定性和定量分析；④代谢指纹分析（metabolic fingerprinting analysis）：不鉴定具体单一组分，而是对代谢物整体进行高通量的定性分析。

代谢组学研究主要以生物体液为研究对象，如血样、尿样等，另外还可采用完整的组织样品、组织提取液或细胞培养液等进行研究。以血样为研究对象，其中内源性代谢产物比较丰富，信息量较大，有利于观测体内代谢水平的全貌和动态变化过程。而以尿样为研究对象，虽然其中所含的信息量相对有限，但样品采集不具损伤性，对于研究最终代谢产物并分析其代谢途径大有裨益。

二、代谢组学研究分析工具

由于代谢物的多样性，常需采用多种分离和分析手段。其中，核磁共振（nuclear magnetic resonance，NMR）、色谱及质谱（MS）等技术是最主要的分析工具。①核磁共振（NMR）：是当前代谢组学研究中的主要技术。代谢组学研究中常用的 NMR 谱是氢谱（^{1}H-NMR）、碳谱（^{13}C-NMR）及磷谱（^{31}P-NMR）；②质谱（MS）：按质荷比（m/z）进行各种代谢物的定性或定量分析，可得到相应的代谢产物谱；③色谱质谱联用技术：这种联用技术使样品的分离、定性、定量一次完成，具有较高的灵敏度和选择性。目前常用的联用技术包括气相色谱 - 质谱（GC-MS）联用和液相色谱 - 质谱（LC-MS）联用。

三、冠心病证候的代谢组学研究

针对冠心病病证结合的代谢组学研究，近年来也在广泛开展。有研究利用磁共振波谱代谢学方法，结合偏最小二乘法（PLS-DA）分析冠心病不稳定型心绞痛血瘀证患者和健康志愿者尿液代谢物的变化。结果显示，冠心病不稳定型心绞痛血瘀证患者尿液中脯氨酸、丙氨酸、异亮氨酸、葡萄糖、缬氨酸、马尿酸等物质的含量升高；柠檬酸、肌酸酐、牛磺酸等物质的含量下降。进一步分析发现柠檬酸、脯氨酸、异亮氨酸、牛磺酸等代谢物的改变构成了冠心病不稳定型血瘀证患者代谢组学特征。另有针对冠心病心绞痛痰浊痹阻证、心血瘀阻证患者血浆及尿液代谢物图谱研究，通过血浆代谢组学分析发现痰浊痹阻证与心血瘀阻证患者在能量、脂、糖、氨基酸代谢中均存在不同程度的紊乱，如痰浊痹阻证组低密度脂蛋白（LDL）、葡萄糖、半乳糖较心血瘀阻证组高，而高密度脂蛋白（HDL）、不饱和脂肪酸、瓜氨酸等含量低于心血瘀阻证组，说明痰浊证比血瘀证存在更严重的糖脂代谢紊乱。尿液代谢组学分析发现冠心病痰浊痹阻证组尿液中柠檬酸、α-酮戊二酸、顺式-乌头酸等含量高于血瘀证组，而胆汁酸、组氨酸含量低于血瘀证组，两组血浆样本的代谢物图谱存在差异。综上认为，结合血浆、尿液代谢物的综合变化，可在一定程度上区分冠心病心绞痛的痰浊痹阻证与心血瘀阻证的中医证型。

四、心律失常的代谢组学研究

采用多维分析和单维分析相结合的办法筛选心律失常患者血浆成分，进行组间代谢组学研究分析，筛选出差异代谢物55种（其中表达上调的差异代谢物有38种，表达下调的差异代谢物有17种），对差异代谢物进行KEGG pathway分析，发现半乳糖代谢、不饱和脂肪酸合成、亚油酸代谢、ABC转运子和淀粉与蔗糖代谢等代谢通路与慢性房颤有关。在血浆蛋白质组学和代谢组学研究的基础上，利用生物信息学工具进行整合组学分析。

五、心力衰竭的代谢组学研究

运用色谱-质谱联用方法研究发现，心力衰竭患者体内有21种内源性化合物（其中包括脂肪酸、氨基酸、糖类、酮体、氧化三甲胺等）含量明显不同于非心衰患者。临床随机对照研究证实，慢性心衰患者体内存在与氨基酸代谢、糖代谢、三羧酸循环和脂质代谢等能量代谢紊乱相关的代谢机制。但由于，目前临床上常用监测心肌代谢的方法主要是 PET、MRI 等影像学检查，以及重要的生物标志物，如脑钠肽、可溶性基质溶素 -2、半乳糖凝集素 -3、生长分化因子 -15、肿瘤坏死因子、白细胞介素 -1β、IL-6、IL-18、IL-33 及其受体 sTNFR1 和 sTNFR2 等。

目前，关于代谢组学在心力衰竭中的应用尚有不少，但是在中医证候诊断中的研究及应用略有断代，未经系统设计进行研究，因此富有临床及研究价值的成果及结论较少。根据目前有限数量研究，可知心力衰竭与能量代谢、脂质代谢、糖代谢紊乱直接相关。

六、高血压的代谢组学研究

代谢组学反映的是人体整体代谢网络对所有扰动因素进行整体回应的结果，与中医"证"的内涵是相对一致的。目前中医证候的代谢组学研究，多以病证结合为背景，在探讨疾病前提下，研究不同证候之间代谢产物差异以获得同病异证的代谢差异；或针对某一特定疾病的特定证候进行代谢产物的分析，结合其余组学研究基础，剖析证候标志物。同病异证的代谢组学研究中，以高血压患者不同证候代谢组学差异较为成熟。研究利用 PCA 和马氏距离法，对临床高血压患者肝火亢盛证、痰湿壅盛证和阴虚阳亢证的血清进行代谢组学研究，发现可明显区分 3 种不同证型的高血压患者，并可在一定程度上显示 3 种证型的发展关系，符合中医辨证分型的理论。

七、方证对应的中药代谢组学研究

利用代谢组学技术还可以快速检测毒物和药物在体内的代谢产物和对机体代谢的影响，有利于判定毒物、药物的代谢规律，为深入阐明毒物中毒机制、发展个体化用药提供理论依据。中药代谢的内环境是一个动态过程，这一特点与代谢组学"整体 - 动态 - 综合 - 分析"的研究特点相一致，因此代谢组学对于揭示中药的代谢模式具有独特的优势。代谢组学在中药研发领域的大幅度开展，对于认识中药的药效 / 毒副作用物质基础、作用机制，以及指导制定用药剂量和疗程都具有重大的实际意义。同时，还对中药方剂配伍的科学性、中药种质资源以及中药的临床前安全性和毒性进行研究。利用代谢组学技术对代谢网络中的酶功能进行有效的整体性分析，可以发现已知酶的新活性并发掘未知酶的功能。

中药复方是主要的中医临床用药形式，具有多组分、多通路、多靶点、协同作用的特点，近年来常规研究思路为：将中药复方给予模型动物后，对其体内小分子代谢物进行分析，结合主成分分析（PCA）、偏最小二乘 - 判别分析（PLS-DA）、正交偏最小二乘 - 判别分析（OPLS-DA）以及相关网络（correlation networks）等各种数据挖掘技术，筛选出能代表复方疗效的差异代谢物，由此推测相应的代谢通路和复方的作用机制，并运用其他分子生物学手段进行机制验证。通过检测内源性物质的变化趋势，提示中药发挥作用的可能代谢途径，从现代药理学的角度揭示中药的作用机制。虽然仍存在成分不清，缺乏深入靶点探索等问题，代谢组学分析技术还是具有整体性、分辨率高等特点，可广泛应用于中药作用机制、复方配伍、毒性安全性检验等方面，为中医药现代化研究提供技术支撑。

不过，以上研究仍面临着中医药证候研究的通病问题，即缺乏统一的中医证候量化诊断标准，纳入受试者的异质性高；目前证候类代谢组学研究样本量小，临床可重复性差，缺少验证性研究；生物体自身代谢产物及代谢谱易受各种生理、环境因素等混杂因素的干扰，影响研究结果的客观性；缺乏更为完善的代谢产物数据库及统计学分析方法，生物标志物的结构鉴定等。需考虑开展相关多组学研究，多角度验证，从而明确证候标志物。

| 第五节 |
多组学在心血管证候基础研究中的应用

血瘀证的现代研究认为，血瘀证是血液及其循环系统形态与功能异常的综合体现，主要与微循环异常、高黏滞血证、炎症反应和血管内皮损伤等有关。以往研究主要集中在冠心病中医证候与炎症、微循环、血小板功能、血管内皮细胞功能、血流动力学等相关性方面。在此基础上，如何解决多项实验室检测指标特异性差、作用关系不明成了进一步研究的目标。

系统生物学的出现给证候实质研究补充了以往研究单一指标、单一组织、单一系统的研究方法，其强调的整体观念与中医学的整体观颇有相似之处。系统生物学的研究方法引入冠心病中医证候实质研究后，研究者们采用基因组学、蛋白质组学和代谢组学等高通量技术探索在血瘀证状态下基因、蛋白质的特异时空表达。冠心病血瘀证已经取得的研究成果是前贤辛勤探索的结果，为后续的研究奠定了坚实的基础。从得到差异基因的已知功能可以看出，它们从不同途径导致和参与了脂代谢、血液高黏高聚高凝状态的形成，并通过分泌炎症细胞因子，调控细胞凋亡，参与了内皮损伤和动脉硬化的形成。组间对照也显示了同病不同证、同证不同病之间基因表达的差异。进一步探讨差异基因相互调控关系，有助于阐释冠心病血瘀证病理的分子基因改变。

总结

目前，中医证候实质的研究发展迅速。中医证候与从生物网络动态平衡的角度阐释疾病发生发展的观点具有相通性，数据挖掘、网络分析、分子生物学研究是揭示证候内涵的有效手段，其关键节点可用于证候潜在生物标志物的筛选。但总体研究尚属起步探索阶段，对证候的生物标志物群多用初步单一的分析，缺乏对各种组学信息的整合、聚焦和验证。"整合-聚焦-验证"的体系思路要求在严格的临床样本选择与质量控制前提下开展研究工作。

在中医证候诊疗研究中，临床常用的理化指标既是病证结合的关键切入点，同时也是证候诊断体系构建的重要手段。以中医证候为基础，对理化指标及相关症状、体征进行相关性研究，进而揭示证候与检测指标之间的本质联系，构建中西医结合的辨证理论，对于实现中医理论与西医学检测指标的对接和中医现代化具有重要意义。中医理论的"现代语言版"或检测指标"中医化"，可以丰富辨证论治，实现其与检测指标的"无缝"对接，符合医学发展方向。

在中医证候的经典遗传学的研究中，我们更清晰地认识到基因的功能是相互调控的，一个基因的上调或下调往往会影响上下游几个基因的表达状态，进一步引起更多相关基因表达模式的改变进而形成网络。这要求我们要构建证型的基因差异表达谱，并深入研究所筛选出的基因，并从基因功能上对其调控网络进行分析；此外还要从"同病异证"和"异病同证"的基因表达谱差异中寻找证候的共同性和差异性，从而揭示证候的科学内涵，并为其客观化诊断提供依据和方法。

表观遗传学是近二十年的分子生物学研究热点，也取得了丰富的成果。目前表观遗传学的证候研究多以病证结合模式集中在冠心病血瘀证，冠心病气滞血瘀证，冠心病血瘀痰浊证，高血压血瘀证的方向，研究涉及 DNA 甲基化、miRNA、lncRNA 及 circRNA 四个层面。研究者的多年探索也为病证结合模式下的表观遗传学研究提供了新的范式。但目前相关研究也存在着一些问题，当前研究多通过小样本寻找差异表达的 RNA，未经大样本量的验证或验证与筛选结果不一致使结论可信度降低；经筛选得到的差异 RNA，缺乏"证候模型"下的细胞功能学验证以致其发生机制尚不明确；病证结合模式下的简单分组对照研究，无法准确甄别差异 RNA 为疾病特异性还是证候特异性，容易使结果模糊化。目前的证候表观遗传学研究已经在迅速发展，随着技术方法学的提高，未来会为病证结合的证候实质诊疗研究提供更丰富的思路。

主要参考文献

[1] 周春燕, 药立波. 生物化学与分子生物学 [M]. 北京：人民卫生出版社, 2019.

[2] 姚魁武, 王阶, 朱翠玲, 等. 不同计量诊断对于冠心病血瘀证症状体征分析比较 [J]. 世界科学技术：中医药现代化, 2009, 11(5): 684-688.

[3] 王阶, 李军, 杨戈, 等. 冠心病心绞痛病证结合的证候诊断量表的制订思路与方法 [J]. 世界科学技术：中医药现代化, 2007, 9(3): 13-17.

[4] GAO J, XU W, WANG J, et al. The role and molecular mechanism of non-coding RNAs in pathological cardiac remodeling [J]. Int J Mol Sci, 2017, 18(3): 608.

[5] 何浩强, 陈光, 高嘉良, 等. 中医证候的转录组学研究进展与探析 [J]. 世界科学技术 - 中医药现代化, 2018, 20(1): 1-6.

[6] 王阶, 陈光. 冠心病稳定型心绞痛中医诊疗专家共识 [J]. 中医杂志, 2018, 59(5): 447-450.

[7] 衷敬柏, 董绍英, 王阶, 等. 2 689 例冠心病心绞痛证候要素的文献统计分析 [J]. 中国中医药信息杂志, 2006, 13(5): 100-101.

[8] 李俊, 李小敏, 刘映峰, 等. 冠心病冠状动脉造影结果与中医证型及血脂、脂蛋白关系的研究 [J]. 中国中医急症, 2000, 9(3): 123-124.

[9] 胡丽娜, 陈小光, 吴焕林. 冠心病中医证型与冠状动脉狭窄程度的相关性研究 [J]. 中

国医药指南 , 2015, 13(24): 5-7.

[10] 杨丽 , 刘海涛 . 冠心病中医证型与 QT 离散度相关性的研究 [J]. 临床和实验医学杂志 , 2007, 6(5): 152.

[11] 沈红军 . 冠心病虚实证候自主神经功能状态的研究 [D]. 北京 : 中国中医科学院 , 2011.

[12] 翟军鹏 , 李方洁 . 冠心病虚实证候与自主神经功能的相关性 [J]. 中国中医基础医学杂志 , 2012, 18(3): 280-281.

[13] 朱炎 . 冠心病心气虚证心功能计量诊断的探讨 [J]. 湖北中医杂志 , 1994, 16(4): 50-52.

[14] 张永杰 , 黄西园 , 李一翔 . 冠心病气滞气虚血瘀证血液流变学及心功能比较 [J]. 辽宁中医杂志 , 1996, 23(9): 10-11.

[15] 刘书宇 , 潘涛 . 冠心病辨证分型与颈动脉粥样硬化程度的相关性临床研究 [J]. 山东中医杂志 , 2013, 32(6): 384-385.

[16] 徐济民 , 蔡沛源 , 李龙官 , 等 . 痰浊型冠心病与血脂水平关系的探讨 [J]. 中西医结合杂志 , 1984(5): 265-267.

[17] 陆振钧 . 冠心病中医辨证分型及与 TC、LDL-C 水平相关性研究 [J]. 实用中医药杂志 , 2013, 29(11): 951-953.

[18] 易遵军 , 胡节惠 . 冠心病中医证型与血液生化指标相关性研究进展 [J]. 大家健康 (学术版), 2013, 7(23): 305-306.

[19] 李军 , 王阶 . 冠心病心绞痛证候要素与应证组合的 5 099 例文献病例分析 [J]. 中国中医基础医学杂志 , 2007, 13(12): 926-927.

[20] 王阶 , 杨保林 , 姜燕 . 冠心病血瘀证相关基因研究 [J]. 世界科学技术—中医药现代化 , 2005, 7(1): 16-21.

[21] 王阶 , 滕菲 , 刘咏梅 , 等 . 血塞通对冠心病不稳定型心绞痛血瘀证患者 microRNA 的干预作用 [J]. 中国实验方剂学杂志 , 2017(19): 19-24.

[22] 王师菡 , 王阶 , 李霁 , 等 . 丹蒌片治疗痰瘀互阻型冠心病心绞痛的疗效评价 [J]. 中国中西医结合杂志 , 2012, 32(8): 1051-1055.

[23] 王阶 , 李海霞 , 吕光荣 , 等 . 不同地域血瘀证比较研究 [J]. 辽宁中医杂志 , 2007, 34(7): 881-882.

[24] 王阶 , 姚魁武 . 血瘀证证候实质研究进展与思考 [J]. 中华中医药杂志 , 2003, 18(8): 490-493.

[25] WANG J, XIONG XJ. Control strategy on hypertension in Chinese medicine [J/OL]. Evid Based Complement Alternat Med, 2011, 2012(1): 284847 [2022-08-28]. https://pubmed.

ncbinlm.nih.gov/22194771/.

[26] WANG J, FENG B, YANG X, et al. Chinese herbal medicine for the treatment of prehypertension [J/OL]. Evid Based Complement Alternat Med, 2013, 2013(11): 493521 [2022-08-28]. https://pubmed.ncbinlm.nih.gov/23878599/.

[27] 熊兴江, 王阶. 论高血压病的中医认识及经典名方防治策略. 中医杂志, 2011, 52(23): 1985-1989.

[28] 王阶, 熊兴江, 刘巍. 补肾法治疗高血压病. 中国中药杂志, 2013, 38(9): 73-75.

[29] 杨晓忱, 熊兴江, 王阶, 等. 补肾降压法治疗原发性高血压 108 例临床观察 [J]. 世界中西医结合杂志, 2014, 9(10): 1083-1086.

[30] 熊兴江. 补肾降压理论及补肾降压对自发性高血压大鼠 miR-1 调控心室肥厚 ERK 通路的影响 [D]. 中国中医科学院, 2013.

[31] 段练, 刘咏梅, 李敏, 等. 补肾降压方对糖脂代谢异常的自发性高血压大鼠脂联素通路的影响 [J]. 中国实验方剂学杂志, 2015(22): 11-15.

[32] 贾弘禔. 生物化学与分子生物学 [M]. 北京: 人民卫生出版社, 2015.

[33] 陈可冀, 史载祥. 实用血瘀证学 [M]. 北京: 人民卫生出版社, 1999.

[34] DUAN L, LIU C, HU J, et al. Epigenetic mechanisms in coronary artery disease: the current state and prospects [J/OL]. Trends Cardiovasc Med, 2018, 28: 311-319 [2022-08-28]. https://pubmed.ncbi.nlm.nih.gov/29366539/

[35] DUAN L, LIU Y, WANG J, et al. The dynamic changes of DNA methylation in primordial germ cell differentiation [J]. Gene, 2016, 591(2): 305-312.

[36] DUAN L, XIONG X J, LIU Y M, et al. miRNA-1: functional roles and dysregulation in heart disease [J]. Molecular biosystems, 2014, 10(11): 2775-2782.

[37] 王阶, 滕菲, 刘咏梅, 等. 血塞通对冠心病不稳定型心绞痛血瘀证患者 microRNA 的干预作用 [J]. 中国实验方剂学杂志, 2017, 23(19): 11-16.

[38] 廖江铨, 王阶, 刘咏梅, 等. 高通量测序筛选冠心病血瘀证相关 lncRNA-miRNA-mRNA 调控网络 [J]. 中国实验方剂学杂志, 2017, 23(19): 28-33.

[39] 马晓娟, 殷惠军, 陈可冀. 血瘀证患者差异基因表达谱研究 [J]. 中西医结合学报, 2008, 6(4): 355-360.

[40] 杨保林, 王阶, 姜燕. 冠心病血瘀证相关基因 b13 的筛查和临床验证 [J]. 中国中医基础医学杂志, 2007, 13(1): 69-71.

第六章

病证结合临床研究

世界卫生组织（World Health Organization，WHO）倡导循证的传统医学（evidence-based traditional medicine），强调从基本药物目录的制定到临床研究与实践都应当按照循证医学的理念来进行，以便为占据全球 80% 的传统医疗卫生服务实践提供科学依据。采用循证医学方法评价中医药临床疗效，有利于为其提供客观的科学证据，从更大范围对中医药进行有效推广，促进其走向世界。中医药界也普遍认识到了循证医学、临床流行病学对促进中医临床研究的重要性和必要性，强调要走中医药的循证道路，将循证医学的理念和临床流行病学方法应用于中医药的临床研究和评价，既符合医学界公认的方法学，又能充分体现中医药自身优势和特点。因此，本章将从中医药相关临床研究类型及设计要点、具体疾病临床研究方案设计、临床研究报告规范三方面进行详细介绍。

| 第一节 |
临床研究方法学概述

一、概述

临床流行病学作为临床医学的基础学科，具有丰富的科学与实用价值内涵。

从研究对象角度而言，临床流行病学多以患有疾病的患者（或具有发生该病危险因素、具有加重疾病病情危险因素的患者）为研究对象，研究单位可以小到患者个体，大到相应患病群体（population）。基于上述对象，研究、观测疾病发生、发展、变化、干预及转归的群体特性规律和防治效应等，并以相关事件的发生概率以及量化的数据指标对临床实践进行更好的指导。

从研究目的及任务方面而言，其研究目的包括：研究疾病病因（或发病/加重相关危险因素）、早期正确诊断、防治措施效应、改善患者预后与康复等，在此基础上同时追求研究结果的真实性与可靠性，获取临床研究的最佳证据，并将重要成果进行转化，更好地应用于临床诊治实践过程中。不仅可以有效提高临床医疗质量、促进临床诊治水平，也可更好地为解决患者具体临床问题提供借鉴和指导，这也就是循证医学（evidence-based medicine，EBM）的理念。

归属于临床医学的临床流行病学与当代医学发展模式相适应，来源于临床医学而不囿于传统临床医学，形成与传统的流行病学、医学统计学、卫生经济学以及社会医学等学科相结合的多学科交叉的新型临床科学，应用相关学科的理论及方法学科学地研究和解决临床问题。基于上述特点，临床流行病学方法学内容既包括来源于临床和传统的流行病学研究方法，又兼具创新与发展。早期被归纳简化称为临床科研的设计（design）、测量（measurement）和评价（evaluation）（design，measurement and evaluation on the clinical research，DME），随后对其进行扩展简化，即为研究的问题（problem）、干预（intervention）、对照（control）、结局（outcome）和研究时限（time）（即 PICOT）。基于本学科相关内容与方法学内涵丰富，难以用简单的文字详述之，故 Dr. Sackett DL 等人甚至为临床流行病学赋予一个副标题，即"如何做临床医学研究"（How to do clinical research）。

临床研究设计应遵循的基本原则主要包括随机、对照、盲法，此外还涉及重复性、试验前组间主要基线状况均衡可比，以及符合伦理学相关要求等原则。上述基本原则的主要意义在于防止若干已知或未知的偏倚因素干扰，影响研究结果和结论的真实性与可靠性。

随机化主要包括随机抽样和随机分组两种形式，其具体方法包括简单随机法、电子计算机/电子计算器随机分配法、分层随机分配法、区组随机法、系统随机抽样法、多级随机抽样法、半随机法等。对照的设置可根据临床研究设计方案的分类或依照干预措施的性质进行设置。前者包括同期随机对照（concurrent randomized control）、前-后对照（before-after control）与交叉对照（cross-over control）、配对对照（matching control）、非随机对照（non-randomized control）和历史对照（historical control）等。按照干预措施的性质进行对照设置又包括安慰剂对照（placebo control）、有效对照（effective control）。盲法并非"盲目"进行临床试验，而是在伦理学原则的规范下，遵循一系列原则和具体方法学的要求。盲法具体包括单盲（即设计受试对象处于盲的状态，single blind）、双盲（受试对象与研究人员盲，double blind）和三盲（受试对象、研究人员、结局测量者盲，triple blind）。

重复性（replication）原则在于解决机遇所造成的误差，一般来说样本量越大越能反映机遇变异的客观真实情况。因此我们需要规定所允许的 I 型错误 α 和 II 型错误 β 标准，还要根据可能出现的结果确定是单侧检验还是双侧检验，最后根据资料性质规定必须的标准，如计数资料要求定出试验组与对照组总体率 π，计算资料要求容许误差 δ 和标准差 α。由于大多数临床试验样本量不多，且患者病情复杂多样，因此要求纳入的受试对象、组间样本数量、影响疗效或预后的主要临床特点等基本情况设计基本一致，即临床基线（clinical baseline）可比性，又称均衡性。均衡原则的处理方法有三种，即配对（matching）、分层（stratification）和随机化（randomization）。

中医药以其悠久的传承历史和确切的临床疗效被人们广泛接受，然而如何运用现代临床研究方法证实其科学性和合理性仍然是值得我们思考和探索的技术难题。无论是从病因学研究、诊断性研究、防治性研究还是预后研究，中西医学临床研究的基本原则和方法学应该说是通用的，临床流行病学/DME 原理和方法不仅适用于西医学相关研究，同时对中医学的研究也具有重要的指导作用。虽然中医药学以"辨证论治""整体观"为主要诊疗特色，与西医学有所不同，导致在临床研究设计时面临诸多困难和挑战，但我们不应该只一味强调中医药临床研究的特殊性与困难，而应认真对待、仔细思考、逐步攻坚相关技术难题，开展中医药相关临床研究。

二、中医药临床研究主要内容

中医防治疾病强调以"整体观"和"辨证论治"为核心。"辨证"是前提，是临床医师通过望、闻、问、切四诊采集并综合信息后，根据经验主观判断并概括疾病在某一阶段病因、病位、病性和病势等情况。由于医师经验差异和知识储备不同，往往会导致辨证结果存在偏差，不规范的证候命名或诊断标准又可能导致后续治疗及疗效评价的差异。因此，证候规范化是建立中医疗效评价体系的基石，也是有效探索和建立既符合现代医学界公认方法学又能体现中医药特色体系的前提。建立和完善中医证候标准的研究，规范和统一证候命名及诊断标准，对于中医药发展的国际化、标准化和规范化需求是必不可少的。

中医证候标准研究包括探讨建立具有相对"金指标"（gold standard）的证候宏观标准以及证候微观指标等研究。证候的宏观标准以特定的症状、体征、舌象、脉象为基本组成要素，它们属于"软指标"或定性指标的范畴，具有一定程度的模糊性和主观性。因此，有学者提出可在广泛分析文献的基础上，通过设计相关问卷，大范围开展专家咨询，在此基础上进行多中心、大样本临床流行病学调查建立相关量表，并从效度（validity）、信度（reliability）以及反应度（responsibility）等方面加以评价，建立具有"金标准"意义的证候宏观标准。在规范命名与诊断标准的基础上，构建中医证候疗效评价量表及核心指标集，形成证候疗效评价为主，个体化评价为基础的综合疗效评价方法。

证候疗效评价体系中，证候只能够反映患者当下部分特征，无法良好地体现中医"整体观"的特点，因此应当结合现代生物-心理-社会医学模式，借鉴和采纳患者生活质量评价、证候相关生物学指标、疾病变化及长期疗效等方面内容。其中随着科技的进步和对疾病认识的深化，借助现代技术手段，从人体不同水平和层面（系统、器官、细胞、分子、基因等）阐释证候在基因、蛋白、代谢、结构、功能等诸多方面的物质基础，从而寻找具有重要价值的微观指标，建立证候微观指标标准。微观指标并非随意选择，而是要考虑证候相关中医基础理论以及西医学的生物学基础和异常改变意义，同时应从灵敏度（sensitivity）、特异度（specificity）、准确度（accuracy）等方面综合评价指标的相关性，还应进行多指标联合测试、综合判断，以达到充分反映证候本质的目的。

三、中医药临床研究类型

1. **随机对照试验** 随机对照试验（randomized controlled trial，RCT）是目前医学界公认的，为评价干预措施有效性提供最有力支持强度的金标准研究方法，将其应用于中医药的临床疗效评价具有重要意义。中医药临床随机对照试验应遵循以下几个环节：①证候判断标准化：可采用现行公认的国家标准或行业标准，如《中医病证诊断疗效标准》（中华人民共和国行业标准，国家中医药管理局发布）、《中医病证分类与代码》《中医临床诊疗术语》等；②尽可能采用盲法，减少期望性偏倚的产生：如采用中药颗粒剂进行随机双盲对照试验；③临床结局指标的选择与临床疗效评价：结合常规疗效评定标准，同时从患者自我感觉、功能状态和生存质量等多层面反映中医药防治疾病的真正效能（efficacy）；④保证临床试验质量的其他措施：规范和完善临床试验流程，进行伦理学批准、完成试验注册等制度、开展预实验等，严格遵照规范化的临床研究报告标准。

大规模 RCT 往往需要投入大量的时间、金钱、人力及物力，由于纳入排除标准设置严苛，导致其研究内部真实性较高，外部真实性相对较差，结果的可推广性往往差强人意，但其在评价证候类中药新药疗效方面的作用不可替代。随机化可减少选择性偏倚，盲法可减少主观因素对结果造成的影响，安慰剂对照可减少混杂因素的干扰，对于观察"绝对疗效"及识别不良反应具有重要意义。

根据 2018 年《证候类中药新药临床研究技术指导原则》疗效指标的选择原则，应根据研究目的确定主要疗效指标和次要疗效指标，可采用下述几种疗效评价方法，具体如下：①以改善目标症状或体征为目的者，应以目标症状或体征消失率 / 复常率，或临床控制率为疗效评价指标，但同时应注意观察目标症状或体征痊愈时间和 / 或起效时间的评价。②建议引入患者报告结局指标，将患者"自评"与医生"他评"相结合。③鼓励采用能够反映证候疗效的客观应答指标进行评价。证候疗效的客观指标包括西医学中的理化指标、生物标志物等。临床试验期间需观察评估中医证候疗效的起效时间、缓解时间或消失时间。④基于生存质量或生活能力、适应能力改善等方面的考虑，推荐采用公认具有普适性或特异性的生存质量或生活能力、适应能力等量表进行疗效评价。也可采用基于科学原则所开发的中医证候疗效评价工具进行疗效评价。⑤鼓励采用反映疾病的结局指标或替代指标进行疗效评价。

2. 单病例随机对照试验　单病例随机对照试验（randomized controlled trials in individual patient，N-of-1）多中心、双盲、随机临床试验是国际发展趋势，我国《新药审批办法》中也规定了Ⅱ、Ⅲ期临床试验应采用随机的方法。应该说，RCT 在评价西药、化学药及中药新药疗效方面的作用毋庸置疑，但 RCT 也并非评价治疗干预措施有效性的唯一方法。针对中医辨证论治的个体化治疗（individualized treatment）优势，其同样存在局限性，对于评价复杂性干预如中医个体化的辨证论治尚需要方法学的创新。20 世纪 80年代，循证医学创始人之一的 Guyatt 教授，为贯彻"以患者个体为中心"的诊疗思想，提出了 N-of-1 的概念。目前，单病例随机对照试验被认为是唯一能够以科学的方法为个体患者谋取最大利益的一种临床试验方法，其个体化评价的核心理念为传统中药复方的评价提供借鉴依据，有机结合中医个体化治疗特色与规范化的临床研究方法，或将更切实地阐明中医药的个体化疗效。

单病例随机对照试验具有以下特点：①适用于慢性、稳定性疾病，患者往往需要长期服药；②患者乐于接受长期且充分的治疗，积极主动参与自身治疗措施评价过程；③洗脱期的设置可最大程度消除前一干预措施残存的影响；④治疗效果可测量，结局指标既可以是定性指标也可以是定量指标，要求便于观察、记录和分析，且可由医生和患者共同确定。

N-of-1 试验将随机对照原理应用于单病例中进行一系列交叉试验，即每一病例既是受试者也是对照者。试验过程中，受试者交替接受试验药与对照药，先接受试验药物还是对照药物均按照随机方法确定，每一试验周期包括一个试验药物观察期和一个对照药物观察期，需在观察期间和试验期间设置适当合理的药物洗脱期。通过试验数据能充分表明试验药物对预先制订的研究目标有作用时，可终止试验，一般要求至少有 3 个周期以上的观察。

3. **分析性研究**　分析性研究（analytical study）回顾性评价某治疗措施时，常常用到分析性研究，具体包括队列研究（cohort study）和病例 - 对照研究（case-control study）。上述两种方法既可用于病因研究也可用于治疗证据研究。

队列研究通常根据研究对象是否接受某种治疗措施分为暴露组和非暴露组，经一段时间随访后，比较分析各组内疗效与治疗之间的关系。由于研究对象接受的治疗措施通常由患者病情或医务人员决定，因此很难保证基线水平可比性。所以，对于可测量的或者已知的混杂因素，可采用配对、限制纳入标准等方法以达到均衡原则，或采用多种统计学方法（如分层分析、标准化法、多因素分析等）进行校正。

病例 - 对照研究通过对（疗效好的）病例组和（疗效差的）对照组进行比较，回顾性分析某种治疗措施与疗效好坏是否存在关系以及关系的强度。由于其存在回忆性偏倚、选择偏倚等因素影响，导致其疗效证据的真实性与RCT 相比相对较差。但设计良好的病例 - 对照试验可以迅速获得疗效相关初步证据，因此在循证医学实践中仍有重要应用价值。

4. **描述性研究**　描述性研究（descriptive study）该类型主要分为横断面研究（cross-sectional study）、监测（surveillance）、生态学研究（ecological

study）。生态学研究又称相关性研究（correlational study），是以群体为基本单位收集和分析资料，从而进行暴露与疾病关系的研究，即用代表群体特征的量度来描述某些因素与疾病的关系。例如从年龄、时间、卫生服务的利用，或者食品、药物及其他产品的消耗等。它描述某种疾病或健康状态在各人群中所占的百分数或比数，以及各项特征者在各人群中所占的百分数或比数。从上述两种群体数据可以分析某种疾病或健康状态的分布与人群中哪个特征分布相接近。

横断面研究是指某一时点（或期间）内对某一特定人群的疾病患病（或事件发生）状况及其影响因素（暴露）进行的调查分析。由于是在短时间内完成，如一天、一周或一个月，且调查的是患病频率，因此又称"现况研究"，或"现患率研究"（prevalence study）。其研究对象的选择、影响因素的调查及其结果分析较其他描述性研究（如病例报告）更为严密和规范。中医的辨证论治理论强调根据患者的具体情况结合所处的环境、气候，给予个性化的方证，体现了中医药个体化诊疗的特点，是中医药有别于西医学诊疗体系的特色和优势。中医药领域开展横断面研究时，研究者应注意对海量数据与精准数据的综合把握。

5. **特殊类型——真实世界研究** 真实世界研究（real-world study，RWS）遵照循证医学理念，在积累足够数量观察数据的基础上，应用流行病学、卫生统计学、信息科学等方法和技术，探索干预措施在现实状况下的临床终点事件、生活质量、卫生经济学等指标。其可以根据患者的实际病情和意愿选择治疗措施并开展长期评价，能够评价综合效应，适应中医整体观念和辨证论治的特点，在中医药领域开展日益广泛。目前，RWS 可以通过队列研究、病例对照研究、巢式病例对照研究、横断面研究等基本的流行病学研究方法、注册登记研究及利用在日常诊疗中形成的数据库如 HIS 系统等方式实现。

将研究的干预措施最大程度地还原到真实的临床实践条件中，是 RWS 的核心思想。因此，RWS 常需较大的、覆盖较为全面的样本量，且无严格的纳入及排除标准，以期获得一组无选择偏倚或较少选择偏倚的样本，通过评估患者的实际病情、依据患者的意愿给予不同措施，而非采用随机分配的方式。关注的结局是与临床密切相关的终点事件及患者的生活质量，通常需要长期的随访观察。由于在研究设计阶段并没有对可能存在的混杂进行控制，因此在后期数据的统计分析时较为复杂，需要采取倾向性评分、逆概率加权、工具变量等方法处理存在的混杂因素。

四、中医药临床研究设计要点

1. 立题依据充分 临床研究的首要问题是立题是否充分，应说明研究问题的临床价值。在立题之初，要对既往的研究进行整理、归纳和系统综述，找出临床研究的切入点和创新性，说明其优势和进行临床研究的科学价值。

2. 研究目的明确 确定一项临床研究目的需依据整体临床研究计划考虑。首先应明确该项临床研究所处的临床研究阶段是探索性研究还是验证性研究。不同阶段的临床研究其目的不同。其次，应充分评估既往临床前研究或临床研究所提供的数据，明确将要开展的下一项临床研究所需回答的问题，以保证各项临床研究之间合理有序地衔接。试验目的是设计和制定临床研究方案的前提。

中医药和中西医结合临床研究目的应具体，具有可行性，符合临床实际，并突出中医药临床优势与特点。确定研究目的要依据干预措施的功能主治和作用特点，参照既往临床研究工作基础，体现干预措施的临床应用价值。干预措施功能主治的表达要根据干预措施临床作用特点制定，一般分为三种情况：一是以中医的证候作为临床主治；二是以西医学的疾病和中医证候结合作为临床主治；三是仅以西医学疾病作为临床主治。目前中医药的临床研究功能主治范围多以病证结合为主体，要结合临床实际确定中医药的功能主治，以此作为临床研究所遵循的主线。

3. 临床研究方案设计 在中医药的临床研究中，要注意结合中医药的特点和需要回答的临床研究问题，适用于西药的 RCT 模式不能简单地全部照搬到中医药临床研究中。建立科学假说、确定研究目的是制定研究方案的前提。针对中医综合干预（复杂干预）的评价可参考英国医学研究委员会评价复杂干预措施的方法指南。建议采用分阶段的研究方法：①回答中医药治疗特定疾病具体效力的有关问题可以参考解释性随机对照设计（explanatory randomized controlled trial，eRCT）。这类研究的特征是高度选择的同质性人群，标准化的干预措施，以安慰剂作为对照，采用双盲或双盲双模拟设计的试验。②回答有关中医药干预在常规临床实践中效果的问题可以参考实用性随机对照试验（pragmatic randomized controlled trial，pRCT）。③在前期研究阶段回答有关中医药的疗效，可考虑包含个体化治疗的研究，如观察性研究、病例系列研究（预试验）。④如果前期研究的数据显示疗效可观，后续的研究可采用标准化的治疗方案，如采用固定处方治疗疾病。⑤如果问题的解决可能不需要 RCT，可通过其他研究方法进行探讨（表 6-1）。

表 6-1　研究问题及其相应的研究方法

研究问题	优选的研究方法
中医药治疗某种疾病或症状的效力	安慰剂对照,双盲,RCT
中医药在现实世界中的效果	pRCT
不良反应是否由中医药导致	观察性研究 - 纵向调查,病例对照研究
患者服用中医药的经历	定性研究
中医药疗法对哪些症状效果良好	受试者注册,观察性研究,横断面调查
特定中药的有效成分 针灸干预起效机制	实验室研究
中医药治疗疾病的经济效应	卫生经济学评价

4. 临床研究的偏倚控制　偏倚是指抽样误差以外的，因研究设计、测量、资料分析及结果解释等临床研究各个环节中所造成的系列错误。选择性偏倚主要在研究设计阶段产生，因不正确地选择了研究对象组成了试验组和对照组，使研究开始时，两组研究对象就存在除研究因素以外的其他因素分布的不均衡，从而导致研究结果与真实情况之间产生差异。信息性偏倚又称测量性偏倚（measurement bias）或观察性偏倚（observation bias），主要在研究实施阶段可能发生。在资料收集阶段，由于观察和测量方法不一致，使各比较组所获得的信息偏离了真实情况，可以源于调查者、受试者，也可以源于测量方法及工具。由于两组间收集资料的方式不一致，从而导致了研究结果与真实结果间的系统误差。

在临床研究中，由一个或多个既与疾病有制约关系，又与暴露因素密切相关的外部因素的影响而掩盖或夸大了所研究的因素与该疾病的联系，称为混杂性偏倚（confounding bias），那些外部因素称为混杂因素。混杂因素是一个与暴露因素和疾病都有关系的因子，在人群中的分布与暴露因素的分布相关。混杂偏倚出现在研究的设计、分析阶段，是唯一可以通过统计学方法控制的偏倚。

中医药研究有其自身的特殊性。首先，临床医师和受试者对中医药的认识及偏好容易左右受试者的意愿。此外，选择临床中心时不同地区之间的搭配及中医院、西医院及综合医院的搭配也是偏倚形成的原因之一。中医药的临床研究，为保证高质量进行，必须进行偏倚控制，在充分考虑到医患双方对中医药的不同认识的基础上开展研究，方可保质保量。

5. **样本量估算**　样本量的估计是临床试验设计的关键点之一，每个临床试验所需的样本量最低应满足统计学的要求，以确保对试验目的进行可靠回答。临床研究早期阶段的探索性研究可以不进行样本量计算。样本的大小通常依据试验的主要结局指标（疗效和／或安全性终点）来确定，同时应考虑试验设计类型、比较类型、检验假设、Ⅰ类和Ⅱ类错误参数等。

6. **病例选择**　问题病例选择及患者纳入需要根据试验的目的以及使用药物的特点来确定。为保证纳入对象同时符合西医学评价体系和中医基础理论及辨证评价需求，往往需要保证患者安全性，目标疾病的自愈性较低，患者的症状表现相对稳定，不宜对评价造成过多影响等。

7. **纳入标准问题**

（1）受试者应充分知情同意，且自愿参加临床试验。

（2）建议纳入基础治疗及证候表现基本稳定的受试者。

（3）结合试验目的及实施过程（具体包括符合相关诊断标准的规定、受试者病情及病程的基线一致等）。

（4）需注意疾病与中医证候之间的关系。

8. **排除标准问题**

（1）基于排除混杂性因素设置排除标准：兼具影响目标证候诊断或疗效评价的其他证候人群需排除。

（2）基于安全性角度设置排除标准：通过改善症状可能掩盖病情进展者需排除；服药后若可能发生严重后果或加快疾病进程的特定人群需排除。

9. **确定干预方案**　临床研究方案中需制定干预措施，包括干预方案、剂量、实施途径、疗程、合并治疗的规定等。中药临床试验的干预剂量通常根据既往临床应用经验或前期研究结果确定。安全性也是干预剂量设计时需考虑的重要因素。疗程应根据疾病的发展变化规律和干预措施的作用特点确定。合并治疗包括基础治疗和联合治疗。合并治疗应预先规定，否则会严重干扰有效性和安全性的评价。

10. **对照药物选择问题**　为保证试验结果的准确性及可说明性，对照药物的选择应首选安慰剂，如有相关证候上市中成药，可选择业内已知的或业内公认有效的药物，或者选用组方相近、作用相似且具有确实疗效的中（成）药或西药作为对照，且该药有效性须经安慰剂对照确认。尽量注意药物模拟的相似性（包括剂型、外观、气味、口感、质感等方面）达到双盲的技术要求。同时需要注意的是，研究若涉及复杂的多种西医疾病，可根据受试者病情进行分层随机，保证组间基线可比性，保证药物的疗效评价客观性。

11. **确定结局与指标效应**　观测与评价指标包括有效性评价指标和安全性评价指标。有效性指标是反映干预措施作用于受试对象所表现出的有效性的主要观测与评价工具，主要包括疗效观测指标及其判定标准。病证结合模式下的中药有效性评价，主要包括疾病有效性评价和中医证候改善的评价。可选择公认的临床终点指标、患者相关的结局指标或替代指标，也可以根据试验目的选择其他适宜的指标。针对中医证候疗效的评价，临床试验中尽量采用经科学研究、信度和效度检验的中医症状量表。安全性指标观测与评价要根据研究药物或疗法的目标适应证、纳入受试人群的特点、疗程、干预途径、已知毒性靶器官和既往临床应用经验等全面设计，并有足够的暴露时间及病例数以评价其安全性。根据临床试验的目的，安全性指标也可以作为主要效应指标。

药物研发最重要的莫过于疗效，基于科学公认的疗效评价体系之上，重视并采用中医证候疗效评价标准，并根据研究目的明确主要疗效指标及次要疗效指标，是证候类新药研发的重要环节。在研究设计阶段，首先根据研究目的，严格定义和区分主要指标和次要指标，其次是根据主要指标的性质（定量或定性）和特征（一个或多个、单一指标或复合指标、临床获益或替代指标、客观／主观指标或全局评价指标等），调整研究的统计设计策略。

（1）主要指标和次要指标：主要指标又称主要终点，是与试验主要研究目的有本质联系的，能确切反映药物有效性或安全性的观察指标。主要指标应根据试验目的选择易于量化、客观性强、重复性高，并在相关研究领域已有公认标准的指标。一般情况下，主要指标仅为一个，用于评价药物的疗效或安全性。若一个主要指标不足以说明药物效应时，可采用两个或多个主要指标。方案中应详细描述所关注的主要指标的设计参数及其假设、总Ⅰ类错误率和Ⅱ类错误率的控制策略。主要指标将用于临床试验的样本量估计，多个主要指标的情况下，将制定对总Ⅰ类错误概率的控制策略并保证研究有足够的把握度。次要指标是与次要研究目的相关的效应指标，或与试验主要目的相关的支持性指标。在试验方案中，也需明确次要指标的定义，并对这些指标在解释试验结果时的作用以及相对重要性加以说明。一个临床试验，可以设计多个次要指标，但不宜过多，足以达到试验目的即可。

（2）复合指标：当难以确定单一的主要指标时，可按预先确定的计算方法，将多个指标组合构成一个复合指标，如各种临床上采用的量表。将多个指标组综合成单一复合指标的方法需在试验方案中详细说明。主要指标为复合指标时，可以对复合指标中有临床意义的单个指标进行单独的分析。

（3）全局评价指标：全局评价指标是将客观指标和研究者对受试者疗效的总印象有机结合的综合指标，它通常是等级指标，其判断等级的依据和理由应在试验方案中明确。全局评价指标可以评价某个治疗的总体有效性或安全性，带有一定的主观成分，因此，其中的客观指标常被作为重要的指标进行单独分析。以全局评价指标为主要指标时，应该在方案中考虑：该全局评价指标与主要研究目的的临床相关性、信度和效度、等级评价标准和单项缺失时的估计方法。不建议将"综合疗效和安全性"的全局评价指标作为临床试验的主要指标，因为这样会掩盖药物之间在疗效和安全性方面的重要差异，从而导致决策失误。

（4）替代指标：替代指标是指在直接评价临床获益不可行时，用于间接反映临床获益的观察指标。例如降压药物的临床获益，常被认为是降低或延迟"终点事件"（心脑血管事件）的发生，但若要评价"终点事件"发生率，需要长时间的观察。在实际中，降压药的临床试验，采用替代指标"血压降低值/血压达标"来评价药物的疗效，因为临床研究和流行病学也已证实，将"血压"控制在正常范围内，可以降低"终点事件"的发生。一个指标能否成为临床获益的替代指标，需要考察：①指标与临床获益的关联性和生物学合理性；②在流行病学研究中该指标对临床结局的预测价值；③临床试验的证据显示药物对该指标的影响程度与药物对临床结局的影响程度一致。选择替代指标为主要指标，可以缩短临床试验期限，但也存在一定的风险，尤其是"新"替代指标。药物在替代指标上的优良表现并不一定代表药物对受试者具有长期的临床获益，药物在替代指标上的不良表现也不一定表示没有临床获益。

12. **随访和疗程** 中医药在远期疗效和健康促进等方面可能具有一定的优势，可考虑设置足够长的随访时间，以便更客观地评价中医药的疗效。心血管系统某些疾病症状表现与用药关系较为密切，有时会出现停药后症状或体征复发或反跳等现象，因此需要注意对病例进行充分的随访，保证患者在临床试验结束后一段时期内相关情况的监测。根据药物或中医疗法的不同作用特点和试验目的，设计随访的期限与次数、间隔时间，随访可以针对进入试验的所有受试者。如果随访目的是观察疗效的稳定性及疾病复发情况，可以只选择观察临床疗效为痊愈和 / 或显效的病例数据。

13. **总体质量控制方法**

（1）分析本底资料，明确研究定位：临床研究设计阶段需要完成基础性资料收集挖掘及分析工作，确定研究定位及研究的主要意义和目的，对干预药物的特点、作用规律、安全性、药效及药理学相关内容进行初步论证，为进一步研究提供科学支撑。

（2）严格执行伦理审查与试验注册：可在 WHO 国际临床试验注册平台或中国临床试验注册中心进行注册。

（3）设置高效的临床试验组织机构：①项目负责人领导下的临床研究管理中心；②临床研究指导委员会；③临床研究执行委员会；④数据管理中心；⑤数据分析组；⑥数据安全监测委员会；⑦独立的临床监查组等，以充分实现研究设计、实施与评价的三分离，提高结果的可靠性。

（4）强化依从性控制：①从受试者和研究者两方面进行依从性控制是临床研究过程管理的重点，可通过集中培训或现场培训对研究者进行培训和考核；②加强沟通与监管力度；③有效提高受试者依从性，研究者需注意：讲解通俗易懂，注意沟通态度与技巧；充分介绍研究相关内容，使患者了解研究的重要性；明确试验能够确保患者利益最大化、风险最小化，得到患者充分信任与配合；给予患者充足时间进行考虑，以防入选后依从性差而导致脱落。

（5）借助信息平台，实现动态管理：①实施中央随机化；②试验药品动态管理；③试验数据动态管理。

| 第二节 |
冠心病证候临床研究

自 20 世纪 70 年代以来，我国开展了冠状动脉粥样硬化性心脏病（coronary atherosclerotic heart disease，CHD）的中医证候研究，广泛结合现代科学手段及丰富的客观量化指标，所获成果丰硕，为冠心病中医辨证论治的客观化与规范化奠定了坚实的基础。在此基础上，证候诊断标准的确立为后续的中药临床药效研究及新药试验提供了支撑。

一、研究现状

目前临床尚无完全统一的冠心病中医辨证标准，各临床研究所采用的具体标准如：1980 年全国冠心病辨证论治研究座谈会议标准、原卫生部和国家中医药管理局发布的《中药新药临床研究指导原则》《中药新药治疗胸痹（冠心病心绞痛）的临床研究指导原则》、1990 年中国中西医结合学会心血管分会会议标准、国家统编教材《中医内科学》"胸痹"辨证标准等，其中以《中药新药临床研究指导原则》、全国冠心病辨证论治研究座谈会议标准及《中医内科学》教材三者相关内容应用居多。国内相关研究结果显示，冠心病中医证型的发生率尤以气虚血瘀证（25%）、心血瘀阻证（24%）、气滞血瘀证（20%）和气阴两虚证（14%）四种证型比例最高。冠心病中医证型分布特点与疾病变化也具有相关性，单纯冠心病以气虚血瘀证（40%）为主要证型，变异型心绞痛以寒凝心脉证、心阳亏虚证为多，合并糖尿病时，则气阴两虚证比例增多，合并高脂血症者则以痰浊阻塞证、痰瘀相兼证为主要证型。

近年来，众多学者将目光和焦点着眼于证候客观化临床研究方面，试图建立多种实验室指标、影像学检查结果，甚至是微观层面的基因、蛋白、代谢组学等方面与证候之间的关联，用客观化的手段将定性特质的证候"定量化"，从而使中医证候逐步走向标准化、客观化、统一化。尽管尚未有统一标准建立，但是诸多研究结果为后续研究奠定了坚实的先决条件。

经冠状动脉造影（coronary angiography，CAG）可证实冠心病患者均存在血瘀证情况，因 CAG 为临床诊断冠心病的金标准，故有学者认为血瘀证是冠状动脉狭窄的病理基础，其所伴随的兼证比例不同，兼气虚及痰浊证为多，次者为阴虚证、阳虚证和气滞证，兼寒凝及阳脱证者相对较少。心电图（electrocardiogram，ECG）作为冠心病临床诊断的必做检查项目，其阳性检出率患者中医心血瘀阻证比例最高（63.24%），其后依次为气阴两虚证、寒凝证、痰浊证、阳虚证、心肾阴虚证等，通过与疾病关联可见心血瘀阻证最常见的疾病以心房颤动和室性早搏为多，心肾阴虚证和气阴两虚证以室性心律失常为主，心阳虚证以窦性心动过缓、房室传导阻滞多见。此外 ECG 的 QT 离散度（QTd）亦可作为 CHD 辨证分型的参考。利用超声心动图评价的心功能改变情况，证候分型与左心室功能损害程度存在一定的关系，心功能的改变会随着 CHD 虚证程度的加重而加重，左室舒张功能和左室收缩功能对心气虚证诊断分别具有高敏感性（87%）和高特异性（88%）。

相关研究证实微循环障碍是 CHD 血瘀证的基本病理改变之一，患者血液呈高浓度、高黏度、高聚集状态，实证患者多以红细胞聚集能力增强、血小板聚集、血液黏度和红细胞变形能力下降为主，尤以血瘀证和痰浊证为著；气虚证患者则以血浆高黏滞状态为主，会随心气虚损程度的加重而加重。此外，还有学者从脂肪浸润学说角度研究脂蛋白异常变化与 CHD 痰浊证患者的关系，以及从红细胞内超氧化物歧化酶（superoxide dismutase，SOD）、胰岛素抵抗、免疫功能、基因多态性、C 反应蛋白等方面开展冠心病证候病理特征的相关研究。

二、冠心病中医证型临床研究

1. **心血瘀阻证**　西医概念的冠状动脉粥样硬化使管腔狭窄或阻塞，导致的心肌缺血、缺氧和随之而来的血栓，对应中医"心血瘀阻"的概念。《素问·脉要精微论》云："夫脉者，血之府也，长则气治，短则气病，数则烦心，大则病进，上盛则气高，下盛则气胀，代则气衰，细则气少，涩则心痛。"强调了心痛病位在心，血脉不畅、心血瘀阻是其发病关键。心血瘀阻证是冠心病心绞痛最常见的证候。20 世纪 80 年代，中国中西医结合研究会开展中西医结合研究，制定了第一版《血瘀证诊断试行标准》，陈可冀院士首开中医药界血瘀证研究先河，至今影响深远，成就斐然。

此后，活血化瘀成为治疗冠心病心血瘀阻证最主要的治法。研究围绕阐明活血化瘀药物的作用原理，探讨"血瘀证"本质是什么，促进西医学中有关理论和实践的发展。对于血瘀证或心血瘀阻证的临床研究，干预药物众多，经典方剂如血府逐瘀汤、膈下逐瘀汤、桃红四物汤，自拟方如复方三七复脉汤、通脉逐瘀汤、加味丹参饮、活血通冠汤、活血通络方、心痛宁方，中成药如理气活血滴丸、复方丹参滴丸、银杏酮酯分散片、心脑舒通胶囊等，中药注射剂如丹红注射液、参花注射液等。

一项针对理气活血滴丸的Ⅱ期临床研究，观察其治疗稳定型心绞痛（心阳不足、心血瘀阻证）的有效性及安全性。纳入 5 家医院共计 240 例患者，随机分为治疗组和对照组，每组 120 例，分别予理气活血滴丸（每次 10 粒，3/d）、复方丹参滴丸（每次 10 粒，3/d）治疗，疗程 4 周。应用意向性分析集（intension-to-treat，ITT）和符合方案数据集（per-protocol，PP）的概念进行分析。研究结果显示治疗后治疗组与对照组的心绞痛总有效率分别为 67.24% 和 50.43%，且治疗组心绞痛症状积分下降幅度明显大于对照组，两组差异有统计学意义（$P<0.05$）；在心电图疗效、中医证候评分、改善胸痛、气短方面，治疗组明显优于对照组，两组差异比较有统计学意义（$P<0.05$）；但硝酸甘油停减率和运动试验疗效方面，两组差异无统计学意义（$P>0.05$）。治疗期间两组均无明显不良反应。证实了理气活血滴丸治疗冠心病心绞痛（心阳不足、心血瘀阻证）安全有效。

2. **气滞血瘀证**　气滞血瘀证是临床中较为常见的气血同病，是指气机郁滞而致血行瘀阻的一种临床表现。理论上，气滞血瘀的形成应先有气滞后有血瘀，即"初病在气，久病及血"，但气滞与血瘀，二者互为因果，可复合而成证候。《难经·二十二难》指出："气留而不行者，为气先病也"。情志不遂，肝郁气滞，气滞则血随气积，此为气滞引起血瘀；跌扑损伤，瘀积脉络，血不行气，血瘀则气机失调，此为血瘀引起气滞。《医林改错》提出："周身之气通而不滞，血活而不瘀。"

冠心病气滞血瘀证的治法不离调和气血。常用药物如血府逐瘀胶囊。证候类新药的代表性研究，开展前瞻性多中心分层区组随机、安慰剂平行对照、双盲临床试验，纳入 3 家医院 120 例气滞血瘀证患者，试验组 60 例给予血府逐瘀胶囊干预，对照组 60 例给予血府逐瘀胶囊模拟剂，两组均每次 6 粒，每日 2 次，疗程为 7 周。主要结局指标为干预 2、4、6、7 周时的证候情况（气滞血瘀证 PRO 量表），并以此评价临床疗效；次要结局指标为气滞血瘀证相关的症状体征改善情况。样本量估算按照优效性检验的样本估算公式（α取 0.05，β取 0.1），两组样本含量相同，计算出每组样本量为 48 例，考虑 20% 脱落率，则需要总样本量为 115 例，考虑分中心 2：1：1 的分配比例，确定了最终本研究的样本量 120 例。随机分组与随机隐藏采用中央随机系统实现分层区组随机的分组与随机隐藏，由网络版中央随机系统实现，随机号由中国中医科学院临床评价中心系统管理。盲法用双盲设计、两级设盲法。统计方法根据 ITT，统计分析按全分析数据集进行。特殊之处在于缺失值用末次填补方法填补。结果分析可认为该药干预 7 周改善气滞血瘀证候优于安慰剂，证候尼莫地平法疗效具有随着干预时间延长而升高的趋势，次要疗效指标提示该药改善相关症状体征疗效优于安慰剂。

另有研究对 70 例行 PCI 治疗的急性冠状动脉综合征患者进行干预研究，研究该药对心血管事件的影响。对照组患者 PCI 术后给予冠心病二级预防治疗，观察组在对照组基础上给予血府逐瘀汤加减，每日 1 剂，疗程 8 周。研究将治疗前后甘油三酯（TG）、总胆固醇（TC）、高密度脂蛋白胆固醇（HDL-C）、低密度脂蛋白胆固醇（LDL-C）、肌钙蛋白Ⅰ（cTnI）、肿瘤坏死因子 α（TNF-α）、超敏 C 反应蛋白（hs-CRP）水平进行分析，并随访 12 个月，记录患者心血管事件发生情况。显示两组患者治疗后 TC、LDL-C、TNF-α、hs-CRP、cTnI 水平均较治疗前显著降低（$P<0.05$）。观察组治疗后 TC、LDL-C、TNF-α、hs-CRP、cTnI 水平显著低于对照组（$P<0.05$）。随访期间观察组再发心绞痛率、心绞痛再住院率、再发心肌梗死率均显著低于对照组（$P<0.05$）。表明血府逐瘀汤能够调节急性冠状动脉综合征 PCI 术后患者的血脂水平，且抗炎作用明显，对预防患者心血管事件具有显著作用。本研究虽没有明确中医证候诊断标准，但众所周知急性冠脉综合征患者共同的病理生理学机制为在冠状动脉粥样硬化的基础之上，粥样斑块破裂或糜烂、溃疡，并发血栓形成，导致病变血管完全性或非完全性闭塞，对应中医的"血瘀"或"气滞血瘀"证候的相关表现。

3. **痰瘀互结证**　临床上对痰瘀互结型冠心病的治疗多选用《金匮要略》中的经典方剂瓜蒌薤白半夏汤，配合《医林改错》中的血府逐瘀汤加减运用，临床疗效显著。多个国内研究分别在不同的时期和地区，以瓜蒌薤白半夏汤合血府逐瘀汤加减为观察组，进行了临床疗效观察。另外，瓜蒌薤白半夏汤加味、瓜蒌薤白半夏汤合银丹心泰滴丸、瓜蒌薤白半夏汤合丹参饮也有相关研究涉及。一些自拟方剂如冠心逐瘀汤、益气化瘀汤、心痛宁加味亦有临床随机对照试验的报道。近些年来，中成药丹蒌片作为冠心病痰瘀互结证的一个较有针对性的药物，研究较为广泛。

有研究者开展活血化痰安神方（丹参、瓜蒌、三七、薤白、酸枣仁等组成）治疗冠心病稳定型心绞痛痰瘀互结证的临床研究，选取 73 例临床患者，脱落 13 例，最终完成 60 例。治疗组给予活血化痰安神方配方颗粒治疗，对照组给予安慰剂联合常规西医治疗。导入期 1 周，疗程 4 周。随机和盲法均由制药公司负责，并实行研究人员培训和质量控制。检测常规安全性指标，疗效指标选用冠心病心绞痛疗效评价标准作为主要疗效指标，中医证候疗效评分以及单项中医证候疗效评分作为次要指标，主要次要指标共同评价该药的临床疗效。资料统计分别根据计量资料和计数资料的不同，选用合适的统计学方法进行统计。最终结果显示，活血化痰安心方疗效优于对照组，并逐渐在临床上进行了推广使用。

近年来，另有针对冠心病心绞痛痰瘀互结证的常用药丹蒌片的研究，从 4 个中心选择 66 例符合条件的患者，按随机数字表法分为两组，每组 33 例，治疗组在对照组的西药常规治疗基础上加服丹蒌片 1.5g/ 次，每日 2 次，疗程 28 天。观察两组心绞痛疗效、心绞痛发作频率、持续时间、心绞痛积分、心电图 ST 段下移导联数、T 波低平导联数、T 波倒置导联数、硝酸甘油使用情况，比较两组治疗前后中医临床证候评分变化。检测两组患者治疗前后 hs-CRP、同型半胱氨酸（homocysteine acid，Hcy）、可溶 CD40 配体（soluble CD40 ligand，sCD40L）、白介素 -6（interleukin-6，IL-6）、髓过氧化物酶（myeloperoxidase，MPO）、基质金属蛋白酶 -9（matrix metalloproteinase-9，MMP-9）、血管细胞黏附分子 -1（vascular cell adhesion molecular-1，VCAM-1）水平变化。研究结果显示疗效方面治疗组显著优于对照组。

4. 心肾阳虚证　通过对相关临床试验进行分析发现，冠心病心肾阳虚证临床研究多为冠心病（慢性）心力衰竭、冠心病心绞痛两种，其他以心肾阳虚证为主要证候的心血管疾病研究相对较少，这可能说明尽管存在"同证异病"的情况，但证候与疾病的关联性是客观存在的，并非某一证候可以广泛存在于多种疾病之中。相关临床研究一般多采用随机对照试验，其中大多数临床试验能够大致遵照临床流行病学方法及循证医学理念，采用当前国际或国内公认的诊断标准对相关群体进行纳入和排除，在预先设定的干预与对照方式下进行一段时间的观察，并通过相关指标和结果对药物的临床疗效进行评估。

一项随机对照研究收集慢性心力衰竭心肾阳虚证住院患者 56 例，将患者按随机数字表法随机分为治疗组和对照组，其中治疗组 26 例，对照组 30 例。对照组给予常规西药治疗，治疗组在常规西药治疗的基础上加用参附注射液 60ml 静脉输注，一天一次，疗程（10±2）d。观察两组外周血 $CD4^+CD25^+Foxp3^+Treg$ 细胞比例及血浆白介素 -10（IL-10）、转化生长因子 β1（TGF-β1）水平的变化。结果两组患者血浆 TGF-β1、$CD4^+CD25^+Foxp3^+Treg$ 细胞比例及 $CD4^+$ 比例均明显上升，血浆 IL-10 明显下降，且治疗组效果明显优于对照组（$P<0.05$）。认为参附注射液具有调节慢性心力衰竭患者免疫功能及细胞因子网络平衡的作用，是治疗慢性心力衰竭的有效药物之一。

5. **气虚血瘀证**　有研究针对芪参益气滴丸对心肌梗死二级预防，进行了大规模随机对照、双盲双模拟的试验，在全国设立 16 个临床试验分中心，共计 84 家协作单位同时进行试验。利用中心随机化系统，以阿司匹林肠溶片作为对照，主要采用非致死性再梗死、非致死性脑卒中及心血管病死亡等终点事件发生率作为主要评价指标，纳入有效病例共计 3 508 例，平均随访达 37 个月。该研究是第一个具有自主知识产权的中医药大规模、多中心随机对照临床试验，还是第一个以心血管事件为终点的心肌梗死中医药二级预防研究。研究中重视群体评价与个体评价的关联，强调标准化与个体化的结合，研究者报告结局和患者报告结局二者互为补充，通过现代科学技术方法证明中医药在防治心肌梗死恢复期的疗效与优势所在。课题组建立了独立运作的临床试验中心、数据管理中心和数据监察委员会等机构组织，对试验实施的全过程和各个环节进行严格的质量控制，在随机化方面课题组引入中心随机化系统和临床研究语音应答系统。在最后的验收阶段，由 5 位院士及 4 位同行专家组成的验收专家组对研究一致给予肯定的评价：芪参益气滴丸对于心肌梗死二级预防具有与阿司匹林肠溶片相似的疗效，并且通过该研究建立了具有中医药特色的循证医学的相关技术和方法，是中医药循证医学研究的范例。

小结

结合目前研究现状及相关临床研究可发现，目前在阐明中医药治疗冠心病主要证候方面的具体机制及临床疗效评价方面，取得了长足的进步，这无疑为冠心病证候规范化研究奠定了坚实的基础。然而成果虽丰，但在相关临床研究的梳理过程中我们发现，依然存在一些问题值得继续进行深入探讨和研究：①目前相关临床研究中冠心病诊断仍不甚明确，大部分未采用冠脉造影这一金标准。考虑到临床条件及患者因素，该金标准不能广泛被采用存在主客观因素的制约。中医辨证分型诊断也尚缺乏统一规范的标准，极易影响疾病诊断的系统性和准确性。②尽管有诸多研究探索客观检测指标与证候的相关性，并从中发现某些规律，但这些指标大多未经过特异性、敏感性和可行性检验，缺乏相应的动态观察分析，较难直接纳入诊断或疗效评价体系运用于临床实践。③目前临床试验在某些设计环节上未能严格遵照临床流行病学方法，缺乏大样本、多中心研究证实。研究的方法学质量仍有欠缺，许多中医药 RCT 设计过程中未能做到随机分组，其随机序列产生方式不明确，未进行分组隐匿，在治疗及随访的过程中大多数研究也未采用盲法，对于患者的随访资料也不够完整，失访率相关记述不明晰，在最终的资料分析阶段也未明确说明是否采用意向性分析，研究终点往往未明确主要终点和次要终点等。④研究报告质量还未能完全达到国际水准，内容及条目往往存在缺失和遗漏（报告质量具体评估工具可参见本章第六节内容）。⑤病证结合证候诊断疗效评价多以症状改善程度为依据，多有主观评价之虞，缺乏治疗前后病理生理及生化指标的变化对比，难以全面、详尽、客观地评价证候动态发展过程及疗效。

因此，在今后的临床研究中，我们应基于医学界广泛接受的临床流行病学方法及循证医学理念，采用 DME 方法，严格遵照相关试验设计的标准与规范，在大量进行文献调研、专家咨询的基础上，提倡多学科的协作互助，开展大样本的临床试验及前瞻性研究以规范冠心病的辨证及治疗，达到分型依据要简明清晰、有证可循、可重复度高等目标。此外，在规范的临床流行病学设计基础上，应进一步深入研究冠心病不同亚型及合并不同疾病的证候分布特点，并结合长期临床随访，了解其证候的动态演变规律，充分体现证候的时相性特征，尤其要根据临床终点事件发生情况，研究冠心病稳定期高危患者的证候特点、临床表征及转化规律，以期达到早期识别、尽早干预、加强二级预防和进一步减少心血管事件发生的目标。

| 第三节 |
高血压证候临床研究

　　高血压是一种以体循环动脉压升高为主要特征的，伴或不伴有多种心血管危险因素的临床常见病，是多种心、脑血管疾病的重要病因和危险因素，影响心、脑、肾等重要脏器的结构和功能，易引发脑卒中、心脏病、肾衰竭等并发症，严重影响患者的身心健康。目前，原发性高血压尚无根治方法，降压治疗的目的是减少高血压患者心、脑血管病的发生率和死亡率。降压西药的疗效被广泛接受，但仍然存在作用途径单一以及副作用等相关问题。中医学以整体观和辨证论治为依据，根据高血压的发病特点及常见表现，可归属于中医学中"眩晕""头痛""风眩""脉胀"范畴。高血压的病因多为七情所伤、饮食失节、劳逸失调、内伤虚损；病机为脏腑阴阳平衡失调；主要涉及肝、肾、脾、心四脏。但是不同医家对其病位病机的认识又不尽相同。中医药辨证论治在治疗高血压方面优势显著，不仅能改善症状，提高生活质量，还能稳定血压，通过平稳降压、缓和降压的方式，改善危险因素，保护靶器官，使部分患者达到停药减量目的。

一、研究现状

　　结合中华中医药学会 2019 年发布的《高血压中医诊疗专家共识》及 2011 年发布的《高血压中医诊疗指南》，目前高血压的证候分型常见有：肝阳上亢证、痰湿内阻证、瘀血内阻证、阴虚阳亢证、肾精不足证、气血两虚证以及冲任失调证型标准。但近代医家基于各自的理论认识和临床经验又提出了多种不同的分类方法，有学者应用频数分析和关联规则对 30 034 例原发性高血压住院患者的一般信息及其诊疗情况进行分析，研究显示，4 199 例原发性高血压患者中痰瘀互结证 862 例（20.53%），其次是肝肾阴虚证 703 例（16.74%），气血亏虚证 649 例（15.46%），余下依次是气阴两虚证

（14.91%）、肝阳上亢证（12.07%），痰湿壅盛证（8.17%）、脾肾亏虚证（5.31%）、阴虚阳亢证（3.1%）、阳气亏虚证（1.14%）及其他（2.57%）。

高血压证候分型与生化指标的相关性也是近年研究的热点之一。肾素-血管紧张素-醛固酮系统（RAAS）在原发性高血压的发生发展中起着极为重要的作用。探讨原发性高血压患者血浆肾素（PRA）、血管紧张素Ⅱ（AngⅡ）与中医证型间的关系，可为临床提供更加客观、全面的诊疗依据。此外，大量研究证实原发性高血压患者血液流变学检测指标高于正常人，且不同证型间均存在差异；多数原发性高血压患者伴有血脂代谢紊乱，并与中医证型密切相关。Hcy作为心血管疾病发生的一个独立危险因子，同样与中医证候关系密切，有研究显示血浆Hcy水平显著升高可作为原发性高血压痰湿壅盛型的辨证指标。

高血压临床表现多样，病因病机复杂，各个医家对其认识也不尽相同。近年来中医药在高血压证候学研究方面取得了进一步的发展，中医的证候分型虽然在一定程度上反映了患者间的个体差异和多方面的疾病信息，但目前仍缺乏统一的分型标准。中医证候是辨证施治的基础，深入研究高血压的证候学特点及证型发展演变规律，对中医药防治高血压有着重大的意义。

二、高血压中医证型临床研究

1. 肝阳上亢证　肝阳上亢证的主要表现为眩晕耳鸣，头痛，头胀，劳累及情绪激动后加重，颜面潮红，甚则面红如醉，脑中烘热，肢麻震颤，目赤，口苦，失眠多梦，急躁易怒，舌红苔薄黄，脉弦数，或寸脉独旺，或脉弦长，直过寸口等，治疗高血压肝阳上亢证的常见中药汤剂有天麻钩藤饮、镇肝熄风汤、建瓴汤、龙胆泻肝汤等。

如有研究探讨天麻钩藤汤治疗肝阳上亢型原发性高血压临床疗效，该研究纳入肝阳上亢型高血压患者62例作为研究对象，采用随机数字表法将患者分为对照组和研究组各31例。纳入标准为：所有患者符合《中国高血压防治指南2010》诊断标准；中医证型符合《中药新药临床研究指导原则》中肝阳上亢型标准；均为原发性高血压患者，且为高血压1级和2级。排除标准为：严重心、肝、肾功能障碍者、继发性高血压者；孕妇及哺乳期女性；近期服用影响治疗的药物或接受其他降压治疗者；对药物过敏和过敏体质者。对照组给予西药基础治疗，降压药物选择苯磺酸左旋氨氯地平片治疗。

连续治疗 4 周。研究组则在对照组基础上，加用天麻钩藤饮加减治疗。记录两组患者治疗前后中医临床证候、血压变化及不良反应发生情况。疗效判定显效：舒张压下降 10mmHg 以上，且恢复至正常水平或下降达 20mmHg 以上，临床症状基本消失，其他症状明显改善；有效：舒张压下降小于 10mmHg，恢复至正常范围或下降 10～19mmHg，但未达到正常水平，临床症状基本消失；无效：未达到上述标准者。总有效率＝显效率＋有效率。研究结果表明，研究组和对照组患者分别以天麻钩藤饮和苯磺酸左旋氨氯地平片治疗后，血压较治疗前均明显降低，但两组降压水平相当，且两组患者治疗后临床效果良好且相当，但两组患者头痛、眩晕、口苦口干、烦躁易怒四个症状积分均明显降低，研究组症状改善情况显著优于对照组，差异有统计学意义（$P<0.05$）。

此外，高血压肝阳上亢证的观察指标还涉及失眠改善情况、血浆一氧化氮（NO）、内皮素（ET）、血管性假血友病因子（VWF）、舒张末期后壁腔-内膜界面至中外膜界面的距离（IMT）、心率、生活质量、不良反应等。

天麻钩藤饮联合钙离子拮抗剂的选用原因是在原发性高血压人群中，肝阳上亢证型的患者所占比例相当大。其基本的病因病机是由于肝阳上亢，肝风上扰，致使气血上逆，血流速度增快且过度充盈脉道，使血液对脉管的压力增大则血压升高。多数患者平素情绪急躁易怒，肝郁化火伤阴，或素体阴虚，致使阴不敛阳，阳气亢逆。由于阳热亢盛，煎灼津血，可致津亏血瘀，所以患者不仅有头重脚轻，面红目赤，眩晕耳鸣等临床表现，且多伴有阴虚血瘀之象，如眼干口渴，五心烦热，虚烦少寐，瘀斑瘀点，尿黄便结，舌质紫黯，脉弦细数等，临床上要根据患者伴随的症状体征，随症加减。钙离子拮抗剂是临床当中常用的一线降压药物，东方人种对钙离子拮抗剂的降压反应敏感，效果更好。钙离子拮抗剂可以减少高血压产生的并发症，通过降低高血压患者的晨峰现象，从而起到预防脑出血，减缓左心室肥厚进展，保护肾功的作用，减少高血压对心、脑、肾等靶器官的伤害。相比血管紧张素转换酶抑制剂，钙离子拮抗剂对心血管系统有更好的保护作用，能够降低心肌梗死发生率，扩张冠脉缓解其痉挛，促进心肌供血。

2. **痰湿内阻证** 痰湿内阻证主要表现为眩晕，头重，头昏沉，头不清爽，如有物裹，头痛，视物旋转，容易胸闷心悸，胃脘痞闷，恶心呕吐，食少，多寐，下肢酸软无力，下肢轻度水肿，按之凹陷，小便不利，大便或溏或秘，舌淡，苔白腻，脉濡滑。常见中医汤剂有：半夏白术天麻汤、温胆汤、黄连温胆汤、泽泻汤、小陷胸汤、苓桂术甘汤、五苓散等，也可用中成药如半夏天麻丸。常见西药降压药物有 CCB 类、ACEI 和 ARB 类等，此外应根据患者情况加用降脂药，如阿托伐他汀钙等。

痰湿内阻证高血压的临床试验设计与肝阳上亢证稍有不同。痰湿内阻证高血压患者多形体肥胖或合并血脂偏高，现代研究证实痰湿证与血脂相关，如有研究认为 AT1R 基因在痰湿内阻证高血压的表达上与原发性高血压的其他证型存在差异性，有学者通过对痰湿内阻证高血压患者血清蛋白质组学研究认为，差异表达的蛋白质可能是高血压痰湿内阻证的物质基础。

一项临床研究探讨了半夏白术天麻汤治疗高血压合并颈动脉粥样硬化临床疗效及对血清胱抑素 C（Cys C）、Hcy、生长激素释放肽（ghrelin）水平影响。将 76 例原发性高血压合并颈动脉粥样硬化痰湿内阻型病例随机分为对照组和观察组各 38 例，纳入标准为西医诊断标准：原发性高血压Ⅰ~Ⅱ级，诊断符合《中国原发性高血压防治指南》（2010 年版），颈动脉粥样硬化的诊断参考《欧洲高血压治疗指南》，根据彩色多普勒超声结果，双侧颈动脉内膜中层厚度（CIMT）增厚或颈动脉壁回声增强（CIMT>0.9mm）；中医诊断标准：痰湿内阻型参考《中医病证诊断疗效标准》，主症见眩晕、头痛或头重昏蒙、胸脘痞闷、呕吐痰涎，次症为身重困倦、心悸失眠、纳呆口淡、舌胖苔白腻、脉濡滑或弦滑；排除标准：继发性高血压或Ⅲ级原发性高血压需服用或联用其他降压药物；合并急性心肌梗死、心力衰竭及脑出血、梗死等心脑血管并发症；严重心、肝、肾功能不全；存在神经性症状或精神疾病，难以配合规律服药；过敏体质或中药过敏者。对照组口服缬沙坦，观察组在口服缬沙坦治疗基础上联合半夏白术天麻汤，共服用 4 周。观察两组患者降压前后收缩压、舒张压的变化及达标率（血压 <140/90mmHg 作为标准）、CIMT、斑块面积、血清胱抑素 C（Cys C）、Hcy 及血清生长激素释放肽（ghrelin）。结果显示观察组患者治疗后血压、达标率变化、CIMT、斑块面积明显优于对照组（$P<0.05$），观察组与对照组相比治疗后血清 Cys C、Hcy 均明显降低，ghrelin 明显升高，差异具有统计学意义（$P<0.001$）。

3. **瘀血内阻证** 瘀血内阻证主要表现为头痛如刺、痛有定处，兼见胸闷心悸、手足麻木、夜间尤甚等症，舌质黯，脉弦涩。实验组干预方式主要为中西医结合治疗，常见中医汤剂如血府逐瘀汤、补阳还五汤等，中成药有血府逐瘀胶囊等，中药注射剂可用丹红注射液。观察指标同样包括血脂水平变化、血流变、血浆黏度和红细胞比容等。

一项临床研究探讨了新血府逐瘀软胶囊对高血压患者血清Ⅰ型前胶原羧基端肽（PⅠCP）、血清Ⅲ型前胶原（PCⅢ）、转化生长因子 -β1（TGF-β1）及血瘀证候的影响。该项研究纳入患者120例，按随机数字表随机分组，西药组60例，中药加西药组60例，考虑到20%脱落率，预计观察西药组72例，中药加西药组72例。诊断标准：西医诊断标准参照2005年《中国高血压防治指南》高血压的诊断标准。中医证候诊断标准参照1988年《血瘀证诊断参考标准》：舌质黯或有瘀斑、瘀点；典型涩脉或无脉；痛有定处（或久痛、锥刺性痛或不喜按）；瘀血腹证；癥积；离经之血（出血或外伤瘀血）；皮肤黏膜瘀血斑、脉络异常；痛经伴色黑有血块或闭经；肌肤甲错；偏瘫麻木；瘀血躁狂；理化检查具有血液循环瘀滞表现。具有以上任何一项即可诊断为血瘀证。排除标准：年龄在30岁以下或80岁以上受试者，妊娠或哺乳期妇女；合并肝、肾、造血系统等严重原发性疾病，精神病患者，继发性高血压患者，患有肝、肾、肺等其他脏器纤维化疾病，冠心病，肢端肥大症，风湿病等；过敏体质者。两组均以依那普利为基本降压药，中药加西药组加服新血府逐瘀软胶囊4粒，饭后服用治疗12周。观察用药前及用药12周后患者血压、血瘀证候的变化，并检测患者血清Ⅰ型前胶原羧基端酶（PⅠCP）、血清Ⅲ型前胶原（PCⅢ）及转化生长因子 -β1（TGF-β1）的含量变化。研究结果显示两组药物均可显著降低血压，经统计学分析，两组降压效果无显著差异（$P>0.05$）；经治疗后，两组患者血瘀证候均有所改善，中药加西药组服药后血瘀证候改善有效率高于西药组服药后（$P<0.05$）；治疗后组间比较，中药加西药组PⅠCP、PCⅢ及TGF-β1水平均较西药组明显下降（$P<0.01$）。说明依那普利与新血府逐瘀软胶囊均可降低患者PⅠCP、PCⅢ及TGF-β1水平，依那普利联合新血府逐瘀软胶囊改善患者心肌纤维化明显效果优于单用依那普利。

4. **肾精不足证**　肾精不足证主要表现为眩晕，视力减退，两目干涩，健忘，口干，耳鸣，神疲乏力，五心烦热，盗汗，失眠，腰膝酸软无力，遗精，舌质红，少苔，脉细数。补肾降压已成为临床降压新策略，这是因为西医学对高血压早期诊断、降压西药的早期干预及不断优化，直接改变了高血压的自然进程，及时阻断了高血压的自然进展，如利尿剂可以通过利尿达到减少血容量而降压的作用，但过度利尿则有伤阴之虞，出现口干舌燥，舌尖红，少苔，烦热，失眠，盗汗，腰膝酸软等肾阴虚证表现。抗高血压药物可通过对中枢或外周神经系统、血管系统和激素的作用直接及间接影响性功能，出现性欲下降、勃起功能障碍、射精障碍及男性乳腺发育等现象。上述原因均可导致高血压的中医学病机演变规律发生很大变化，肝阳上亢证和肝火上炎证的临床出现比例较前减少，而肾虚证较前增多。常见中医汤剂如肾阴亏损日久，阴损及阳，肾阳亏虚，方选肾气丸、真武汤、左归饮、右归饮等。中成药可选用六味地黄丸、金匮肾气丸等。

有研究探究了补肾降压方对肾气亏虚型高血压的疗效。该研究纳入患者60例，随机分为试验组与对照组，每组30例。诊断标准参照2002年《中药新药临床研究指导原则》中肾气亏虚型高血压的诊断。排除标准为心、脑、肾严重器质性病变者。随机分成试验组与对照组，每组30例。治疗方法对照组按照《中国高血压防治指南（2010年修订版）》西医基础治疗，包括钙离子拮抗剂，血管紧张素转化酶抑制剂、血管紧张素Ⅱ受体拮抗剂、β受体阻滞剂、利尿剂、α受体阻滞剂。试验组在西医基础治疗上加用中药，基本方：生黄芪30g，生地黄20g，山药20g，茯苓30g，丹皮15g，泽泻15g，天麻15g，钩藤15g，白芍15g，丹参20g，葛根30g，补骨脂15g。两组疗程均为2个月。观察两组治疗效果、血压及尿微量白蛋白变化，疗效评定标准依据2002年《中药新药临床研究指导原则》标准对血压中医证候疗效评定。参考《高血压病肾气亏虚证诊断量表的反应度分析》制定中医证候积分量表。包括口渴、怕冷、头重脚轻、腰膝酸软、疲乏无力、气短、健忘、脱发、多梦、盗汗、夜尿频等11项。研究结果显示，两组治疗后收缩压均明显下降（$P<0.05$），补肾降压方对肾气亏虚型高血压患者的收缩压降压效果更明显。两组舒张压治疗后比较无统计学意义（$P>0.05$），补肾降压方在调节患者舒张压方面略显不足。试验组降压疗效总有效率96.7%，对照组降压疗效有效率83.7%，治疗组疗效优于对照组（$P<0.05$）。治疗组中医证候疗效总有效率93.3%，对照组中医证候疗效总有效率53.3%，治疗组疗效优于对照组（$P<0.05$）。说明加用补肾降压方对肾气亏虚型高血压患者而言，不仅在降压疗效方面明显优于单纯西药组，而且可以改善中医症状积分，改善了患者肾气亏虚证的症状。试验组治疗后24小时尿微量白蛋白减少明显优于对照组（$P<0.05$），更说明了补肾降压方的优势所在，此方补肾

固摄，防止微精渗漏，益气养阴活血，改善了高血压对肾脏的损害。补肾降压方治疗肾气亏虚型高血压患者具有明显优势，可在有效降压的同时，改善患者临床症状，减少早期肾损害，保护肾功能，提高生存质量。

小结

综上所述，目前高血压证候学的临床研究已经日趋完备和成熟，但仍存在一些问题。在证候标准方面，目前高血压中医辨证标准繁多，缺乏统一性、权威性。许多标准来源于专家经验，并且标准的制定与方药关系不密切。常常是简单将证候与方药逐一对应，如肝阳上亢证的用药直接对应为天麻钩藤饮等，缺乏病证结合、方证相应的用药思路，临床疗效无法得到显著提高。在高血压证候的生物学基础研究方面，目前尚缺乏特异性的证候"生物标志物"。其他诸如临床研究不足，高血压气血两虚证以及冲任失调证临床研究和实验研究均较少，缺乏高质量、大样本的临床试验研究。但中医治疗高血压有独特优势，注重整体观念，标本兼治，制定出适合中医实际情况的临床疗效评价标准是当务之急。

| 第四节 |
心律失常证候临床研究

心律失常（cardiac arrhythmia）指心脏活动的起源和 / 或传导障碍导致心脏搏动的频率和 / 或节律异常，常以心悸为主要临床症状，可引起冠状动脉、脑动脉等供血不足症状，影响心、脑、肾等重要脏器，重症者可危及生命。我国心血管疾病的病死率始终居于居民死因的前列，而心律失常是最常见和多发的心血管疾病之一。目前已对心律失常的发病机制有了较深刻的认识，如国外学者 Philip L Podrid 认为临床心律失常发生的 3 个主要机制是折返激动、触发活动和自律性增强。现阶段临床对心律失常的西药治疗主要有钠通道阻滞药、β 肾上腺素受体阻断药、选择性延长复极过程药物、钙拮抗药,但长期服用抗心律失常药均有不同程度的副作用,而且在一般情况下,心律失常并不是一种独立的疾病,不同的患者可能有不同的基础疾病和并发症,其心功能与肾功能状况及年龄差异也很大,可供选择的抗心律失常药物也就更为有限,外科手术治疗目前主要是用于治疗房颤合并其他心脏病需要开胸手术者。其他治疗方法如反射性兴奋迷走神经方法可用于终止多数阵发性室上性心动过速,可在药物治疗前或同时采用。电复律和电除颤分别用于终止异位快速心律失常发作和心室扑动、心室颤动。心脏起搏器多用于治疗窦房结功能障碍、房室传导阻滞等缓慢性心律失常。导管消融术可以根治多种室上性心动过速,如预激综合征、房室折返性心动过速等。心律失常作为心血管疾病中的始发事件或伴随事件,患病率高,常易引发多种临床事件,严重危害人们的生命健康。

心律失常属中医学"心悸"范畴,最早见于《黄帝内经》,中医文献中有很多关于心悸的记载。《金匮要略·惊悸吐衄下血胸满瘀血病脉证治》曰:"寸口脉动而弱,动即为惊,弱则为悸。"《丹溪心法》言:"怔忡者血虚,怔忡无时,血少者多,有思虑便动,属虚。"《济生方》曰:"夫怔忡者,此心血不足也。"《景岳全书·怔忡惊悸》云:"怔忡之病,心胸筑筑振动,惶惶惕惕,无时得宁者是也。"综合古代文献,可见心悸是指气血、阴阳亏虚,或痰饮、邪毒、瘀血阻滞心脉,致心失濡养、心脉不畅、心神不宁,引起心中悸动,惊惕不安,不能自主,或脉搏参伍不调的一种病证。心悸发作时常伴胸闷、气短,甚至眩晕、喘促、心痛、汗出肢冷、晕厥。参照中华中医药学会发布的《中医内科常见病诊疗指南》与《中药新药临床研究指导原则》,其诊断依据包括:①自觉心搏异常,或快速或缓慢,或跳动过重,或忽跳忽止。呈阵发性或持续不解,神情紧张,心慌不安。②伴有胸闷不适,心烦寐差,颤抖乏力,头晕等症。中老年患者,可伴有心胸疼痛,甚则喘促,汗出肢冷,或见晕厥。③可见数、促、结、代、缓、迟等脉象。④常有情志刺激,惊恐,紧张,劳倦,饮酒等诱发因素。⑤血常规、血沉、抗 O、T3、T4 及心电图、X 线胸部摄片、测血压等检查,有助明确诊断。

一、研究现状

研究发现近年来学者针对临床常见心律失常类型(如心房纤颤、室性早搏等)的中医证治研究进展主要包括经方治疗、名家经验方治疗、中成药、中药注射液及单味药药理研究。从 20 世纪 60～70 年代，就开展了小样本临床观察，结果显示中药复方治疗心律失常疗效确切，能有效减轻临床症状。同时对单味中药如苦参、人参、三七、延胡索、甘松、附子等抗心律失常的作用机制进行了探讨。20 世纪 80 年代开始尝试应用中西药联合治疗心律失常，中药以汤剂为主辨证加减，临床研究证明中西医结合治疗心律失常疗效显著优于单一疗法。郭士魁还率先应用中药附子提取物（附子 I 号，消旋去甲乌药碱）治疗缓慢型心律失常，显示出良好疗效。20 世纪 90 年代起，全国相继开展了中成药或中药注射剂与抗心律失常药物合用的随机对照临床试验，但对于中药特别是注射剂的临床不良反应也偶有报道。21 世纪伊始，较大规模的抗心律失常中成药的临床随机对照试验证明，中西医结合对于各类心律失常的发生和治疗都具有独特的疗效，在临床救治方面也有良好的效果。

辨证论治是中医学的精华，治疗疾病的关键在于准确地辨证，在辨证准确的前提下才能取得更好的临床疗效，但心律失常中医证型具有动态易变性、复合性和相互转化等特点，这些特点使临床医生对中医证型的认识和把握显得更为困难。此外，心律失常中医分型标准存在着不一致、不规范的问题，而且缺乏循证医学的检验或多中心、大样本的调查研究，所以缺少规范客观的辨证标准。本节证型主要参考《中华人民共和国中医药行业标准 - 中医证候诊断标准》中心悸的证候分型（心虚胆怯证、心脾两虚证、阴虚火旺证、心血瘀阻证、水气凌心证、心阳虚弱证）。现选取典型心律失常病证结合研究的相关内容及疗效评价来展开本节心律失常的证候临床研究。

疗效判定标准具体为——优：治疗后患者胸闷、胸痛等症状消失，室性早搏疗效指数 ≥ 70%，室性心动过速疗效指数 ≥ 90%；良：治疗后患者胸闷、胸痛等症状有明显减轻，室性早搏疗效指数 ≥ 50%，但 <70%，室性心动过速疗效指数 ≥ 60%，但 <90%；差：治疗后患者胸闷、胸痛等症状仍然严重，其余未达到以上标准。证候疗效评价如下——显效：症状消失，心电图及动态心电，实验室检查恢复正常；有效：症状减轻，发作次数减少，心电图及动态心电，实验室检查有改善；无效：主要症状及心电图等检查无改变。

二、心律失常中医证型临床研究

1. **心虚胆怯证** （以室性早搏为例）心为神舍，心气不足易致神浮不敛，心神动摇，少寐多梦；胆气怯弱则善惊易恐，恶闻声响。心胆俱虚则更易为惊恐所伤，稍惊即悸。心为胸中，心气不足，胸中宗气运转无力，故胸闷气短。气虚卫外不固则自汗；劳累耗气，心气益虚，故劳则加重。脉象动数或细弦为心神不宁，气血逆乱之象。该证型症见心悸因惊恐而发，悸动不安，气短自汗，神倦乏力，少寐多梦，舌淡苔薄白，脉细弦。临床以益气养心、安神定志为治法，常用安神定志丸、定心汤、镇心丹等中成药，临床研究表明，上述药物能有效缓解患者的临床症状，取得了较为满意的临床疗效。室性早搏属一种常见的心律失常，目前中西医治疗都致力于改善患者的临床症状，减少早搏发作次数，改善预后等，但一些抗心律失常药物存在不良反应，介入手术存在一定的风险，所以中西医辨病与辨证结合发挥了整体治疗的优势，取得了较为满意的疗效。

室性早搏在病情发展初期以虚证为主，心虚胆怯证是其常见证型。一项针对定心汤治疗心虚胆怯型心悸（室性早搏）的临床疗效研究，使用随机数字表法将 60 例心虚胆怯型心悸患者分为 2 组各 30 例，2 组均实施常规对症及病因治疗，对照组口服盐酸普罗帕酮片治疗，治疗组口服定心汤，对比 2 组患者的中医证候评分及临床疗效。结果发现治疗后，2 组各项中医证候评分和总评分均较治疗前降低（$P<0.05$），治疗组各项中医证候评分、总评分均低于对照组（$P<0.05$）。治疗组中医证候疗效、减少室性早搏次数疗效与对照组相当。对照组的不良反应发生率高于治疗组（$P<0.05$）。试验表明采用定心汤治疗心虚胆怯型心悸（室性早搏）能有效缓解患者的临床症状，疗效与西药相当，且无明显不良反应，是一种安全、有效的治疗方。

2. **心脾两虚证** （以室性早搏为例）该证型症见心悸不安，失眠健忘，面色㿠白，头晕乏力，气短易汗，纳少胸闷，舌淡红，苔薄白，脉弱，还可伴随多梦、面色萎黄、腹胀、神疲乏力、便溏出血或见皮下紫斑、女子月经量少色淡或淋漓不尽等。对于心脾两虚型心悸，临床常以补益心脾为大法，多用归脾汤、人参健脾丸、养心安神汤、甘麦大枣汤等中药或中成药来治疗，疗效显著。高雅等收集 2016 年 9 月至 2019 年 3 月就诊于中国中医科学院广安门医院和中国中医科学院望京医院 2 个中心的室性早搏患者病例，共 517 例。采集与室性早搏密切相关的症状及体征等中医四诊信息。运用多元统计方法如聚类分析和因子分析研究室性早搏的中医证候及证候要素、证候要素靶位分布规律，通过文献研究和临床研究发现室性早搏可分为痰火扰心证、阴阳两虚证、气滞血瘀证、阴虚火旺证、心脾两虚证、气阴两虚证六个基本证候，最常见的证候是阴阳两虚证与心脾两虚证，故研究心脾两虚型室性早搏可为该型心律失常提供参考。

一项关于归脾汤联合西药的随机对照试验研究，观察其治疗心脾两虚型室性早搏（ventricular premature beats，VPBs）的疗效及对患者心电图指标的影响。通过收集 2017 年 1 月至 2018 年 4 月汕头市澄海区人民医院心内科收治的高血压心脏病 VPBs 患者 60 例，根据随机数字表分作观察组与对照组各 30 例，两组均给予原发病治疗及饮食、休息等指导。此外，对照组给予美托洛尔缓释片 11.875mg 口服，观察组西药停服后，加服归脾汤 1 个月，比较两组中医证候积分及疗效、室性早搏总数、心电图指标 [心率变异性（HRV）、QT 离散度（QTd）、窦性心律振荡（HRT）]、心功能指标 [左室收缩末期内径（LVESD）、左室舒张末内径（LVEDD）、左心室射血分数（LVEF）]。结果表明两组中医证候积分均显著低于治疗前（$P<0.05$），且观察组降低幅度大于对照组（$P<0.05$）；观察组总有效率 100.00%，显著高于对照组的 80.00%（$P<0.05$）；两组早搏总数均显著低于治疗前（$P<0.05$），且观察组降低幅度大于对照组（$P<0.05$）；两组 HRV、QTd、HRT 结果均优于治疗前（$P<0.05$），且观察组改善程度大于对照组（$P<0.05$）；两组 LVESD、LVEDD 均显著低于治疗前（$P<0.05$），LVEF 均显著高于治疗前（$P<0.05$），且观察组 LVESD、LVEDD 降低程度、LVEF 上升程度优于对照组（$P<0.05$）。结果说明归脾汤联合西药治疗心脾两虚型心律失常室性早搏可以更好改善中医证候、提高证候疗效、降低早搏次数、改善心电图指标，更利于心功能恢复。

3. **阴虚火旺证** （以快速型心律失常为例）该证型症见心悸不宁，思虑劳心尤甚，心中烦热，少寐多梦，头晕目眩，耳鸣，口干，面颊烘热。舌质红，苔薄黄，脉细弦数。肾阴不足，水不济火，不能上济于心，以致心火内动，扰动心神，故心悸而烦，不得安眠。阴亏于下，则见腰酸。阳扰于上，则眩晕耳鸣。手足心热，舌质红，脉细数，均为阴虚火旺之征。对于阴虚火旺型心悸，临床以滋阴清火、养心安神为治法，常用天王补心丹、加味生脉散、当归六黄汤为主。快速性心律失常是内科常见病，循证医学证实临床常用的普罗帕酮（心律平）等抗心律失常药物，治疗量与中毒量接近，使用不当会导致新的心律失常发生，长期使用可增加病死率。因此，寻求疗效好，且不良反应少的抗心律失常药物是国内外长期研究的重点。依据快速型心律失常的临床症状，不难发现中医理论阴血亏虚，心火旺盛，导致心神妄动，心搏紊乱是快速性心律失常的重要病机之一，故曾有临床研究采用病证结合的策略，通过系统评价从阴虚火旺论治快速性心律失常的临床疗效及安全性进行评价，证实滋阴降火治法对于阴虚火旺型快速型心律失常的疗效好，不良事件少，安全性高。

一项基于加味生脉散的临床研究，对符合标准的 60 例阴虚火旺型快速型心律失常患者进行观察。采用随机数字表法分为治疗组（29 例）及对照组（30 例），治疗组采用加味生脉散配合富马酸比索洛尔的中西医结合治疗方案，对照组选用口服富马酸比索洛尔控制心室率的西医治疗方案，两组疗程均为 28 天。记录治疗前、治疗第 7 天、第 14 天、第 21 天、第 28 天患者生命体征改变，中医证候，西医疗效，血尿便常规，肝肾功，电解质，心电图等指标变化以及不良事件。采用 SPSS17.0 统计软件对数据进行分析，并对结果进行分析探讨。结果发现治疗组西医总疗效总有效率为 86.20%，对照组总有效率为 64.52%，治疗组治疗效果优于对照组；两组治疗方案均可改善中医症状，治疗组疗效优于对照组；两组治疗方案均可改善心烦、胸闷、脉律异常、失眠多梦、五心烦热、潮热盗汗、口干、耳鸣、腰酸症状，对舌象、耳鸣缓解不明显；治疗组对心悸、心烦、脉律异常、胸闷、五心烦热、口干、腰酸、潮热盗汗等症状的缓解优于对照组；此外两组安全性良好。说明加味生脉散联合富马酸比索洛尔治疗快速型心力衰竭与单独应用富马酸比索洛尔治疗阴虚火旺型快速型心律失常（室性早搏、持续性房颤）相比较，可有效缓解患者临床症状，并且对富马酸比索洛尔西医疗效具有辅助作用，对中医证候缓解疗效显著，安全性能良好，无严重不良反应，在临床实践过程中具有较高推广价值。

4. **心血瘀阻证**　（以房颤为例）心血瘀阻是心血管疾病的常见证型，该证型症见心悸怔忡，胸闷心痛阵发，或面唇紫黯。舌质紫或有瘀斑，脉细涩或结代。心主血脉，心脉瘀阻，心失所养，故心悸不安。血瘀气滞，心阳被遏，则胸闷不舒。心络挛急，则心痛时作。脉络瘀阻，故见唇甲青紫，舌质紫黯或有瘀斑，脉涩或结或代，均为瘀血蓄积，心阳被遏之征。治疗以活血化瘀、理气通脉为大法，常用活血理气之品，如血府逐瘀汤、桃仁红花煎等，近年来还有研究表明，不少经验方与自拟方对心血瘀阻型心律失常疗效确切。

心房颤动（atrial fibrillation，AF）简称房颤，是一种由心房出现不协调激动所致的心房无效收缩的室上性快速性心律失常。传统房颤分为首发房颤、持续性房颤、阵发性房颤、长程持续性房颤、永久性房颤五种。当今，导管消融术、起搏器植入及各类抗心律失常的药物被广泛用于房颤的治疗，但存在疗效不确切、治疗后症状易复发、手术并发症及药物副作用多等缺点。近年来中医药治疗房颤已积累了较多经验，在改善患者症状、减少复发、提高综合治疗效果等方面有着独特的优势。谢文对 738 例房颤患者的中医证型进行分析，将其归纳为八个证型：痰浊闭阻证、痰火扰心证、心血瘀滞证、痰瘀互结证、气虚血瘀证、气阴两虚证、心肾阴虚证、心肾阳虚证，其中痰瘀互结证最多见。刘泰民对 386 例非瓣膜性房颤患者的病例资料进行回顾性分析，发现瘀阻心脉证患者最多，心血不足、痰火扰心、心虚胆怯证亦为常见证型。韩越对丁书文教授治疗心房颤动医案中的证候频次进行统计，发现心血瘀阻、心气虚、热毒内盛证为房颤常见的证型。由此可见心血瘀阻证是房颤最主要的证型，常导致左心房内血栓形成，血栓脱落梗阻脑血管则极易继发脑卒中，故心律失常心血瘀阻证以房颤为典型案例进行临床研究。

有学者曾观察益气活血方联合西医常规疗法治疗心血瘀阻型房颤的临床疗效及其对纤溶相关指标的影响。将非瓣膜型房颤患者 66 例随机分为对照组（30 例）和干预组（36 例）。对照组采用西医常规疗法治疗，干预组在西医常规治疗的基础上加服益气活血方，疗程均为 14 天。观察治疗前后证候积分及纤溶相关指标：血组织型纤溶酶原激活物（t-PA）、血纤溶酶原激活物特异性抑制物（PAI-1）的变化情况，并评价疗效。结果显示治疗后两组中医证候疗效差异无统计学意义（$P>0.05$）；治疗组治疗后 PAI-1、t-PA 均较治疗前差异有统计学意义（$P<0.05$，$P<0.01$）；治疗组 PAI-1 治疗前后差值与对照组比较，差异亦有统计学意义（$P<0.01$）。研究表明益气活血方联合西医常规疗法能有效改善心血瘀阻型房颤患者症状，降低血浆 PAI 水平，纠正低纤溶状态，而且具有效力高、副作用少、毒性低的优点，可为心血瘀阻型房颤的中医治疗提供参考依据。

5. 心阳不振证　以缓慢性心律失常为例，该证型症见心悸动则为甚，胸闷气短，畏寒肢冷，头晕，面色苍白。舌淡胖，苔白，脉沉细迟或结代。久病体虚，损伤心阳，心失温养，故心悸不安。胸中阳气不足，故胸闷气短。心阳虚衰，血液运行迟缓，肢体失于温煦，故形寒肢冷，面色苍白。舌质淡白，脉虚弱或沉细无力，均为心阳不足，鼓动无力之征。治疗以温通心阳、安神定悸为治法，常用代表方剂为桂枝甘草龙骨牡蛎汤、炙甘草汤、麻黄附子细辛汤等，近年在中药注射液方面的研究也丰富了治疗心阳不振型心律失常的临床治疗，最有代表性的就是参附注射液。

缓慢性心律失常是临床常见的心血管疾病，多由心脏的自律性和传导性降低而引起。西医治疗以起搏器治疗最佳，但是因其价格昂贵且为有创性，很难被患者普遍接受。药物治疗主要以阿托品、钙离子拮抗剂为主，但是长期应用副作用大，患者对药物的依从性和耐受性较差，不能长期服用，故积极寻求中医药治疗成为患者普遍接受的治疗方式。缓慢性心律失常属于中医心悸范畴，心阳不振是本病的主要病理基础，心肾阳气的充实与否直接影响心脏的节律以及心率的快慢，心阳不振则搏动无力，故可见心率减慢。

近年来麻黄附子细辛汤被广泛地应用于治疗缓慢性心律失常，并取得了良好疗效。一项针对麻黄附子细辛汤的临床研究，采用该方加减治疗缓慢性心律失常。将 79 例缓慢性心律失常患者按照随机数字表法分为观察组 40 例和对照组 39 例，观察组采用麻黄附子细辛汤，对照组给予心宝丸治疗，两组均治疗 30 天，观察两组的疗效及不良反应。结果发现观察组总有效率明显高于对照组总有效率，两组总有效率具有统计学意义（$\chi^2=5.73$，$P<0.05$）。两组中医证候积分、24 小时总心搏数、平静心率、24 小时平均心率及 24 小时最慢心率均较治疗前明显改善（$P<0.05$），观察组较对照组改善更为明显（$P<0.05$）。观察组纤维蛋白原、血浆黏度及全血黏度均较治疗前明显改善（$P<0.05$），对照组上述指标无明显改善，治疗后组间比较，纤维蛋白原、血浆黏度及全血黏度具有显著性差异（$P<0.05$）。治疗前后对患者血常规、肝肾功能监测均在正常范围，患者未出现明显的不良反应，均经对症处理后完成治疗。可见麻黄附子细辛汤加减治疗阳虚瘀阻型缓慢性心律失常疗效显著，这与方中的麻黄、附子、细辛、黄芪、炙甘草等中药的药理作用相关，能够增强心肌收缩力，加快心率，改善临床症状体征。

小结

　　本节选取临床常见心律失常中医证候类型下的随机对照试验研究与结合相关研究综述可发现中医药具有抗心律失常的作用，且具有疗效稳定、不良反应小、安全可靠等优点。但同时也发现目前的研究存在诸多不足，值得相关临床人员深入探讨：在心律失常中医证候研究方面无明确的行业认可中医证候临床研究指南或专家共识，故中医药治疗心律失常缺乏统一标准，且自拟方较多，缺少系统整理，这俨然成为心律失常证候规范化研究的巨大障碍；成熟的中药剂型单调并且较少，远远不能满足临床的需要，缺乏速效急救的中药品种；尽管复方及单味药抗心律失常药理研究的文献较多，但研究的深度不够，特别是从离子通道、动作电位等分子生物学的角度研究的文献少见；临床试验大多数未能严格遵照临床流行病学方法，缺乏大样本、多中心研究证实，且研究的方法学质量不高，其随机序列产生方式不明确，也未进行分组隐匿，在治疗的过程中大多也未采用盲法，研究报告质量还未能完全达到国际水准，内容及条目往往存在缺失和遗漏，从而可信度大打折扣。以上问题均限制了中医药治疗心律失常的临床应用与发展。

　　因此，在今后的心律失常临床研究中，首先应确定统一的中医证候临床研究指南或专家共识，在大方向确定的基础上进一步深入研究不同类型及合并不同疾病的证候分布特点，结合病程观察了解其证候的动态演变规律。此外，研究者在进行临床研究时应遵循临床流行病学及循证医学思路，严格遵照相关试验设计的标准与规范，在大量进行文献调研、专家咨询的基础上，提倡多学科的协作互助，开展大样本的临床试验及前瞻性研究以规范心律失常的辨证及治疗，提高方法学质量，重视盲法，才能将研究成果作为行业内认可的心律失常中医药干预手段，为心律失常的中药新药研究打下坚实的基础。

| 第五节 |

心力衰竭证候临床研究

一、研究现状

心力衰竭是各种心脏病的终末阶段,是由于任何心脏结构或功能异常导致心室充盈或射血能力受损所致的一组复杂临床综合征。近年来随着研究的广泛深入,人们开始发现心衰发展的实质是肾上腺素能 - 交感系统(SNS)和 RAAS 等神经内分泌系统过度激活,从而导致心室重构。西医学开始从分子生物学的角度对心衰进行研究,认为心衰的本质是心肌组织细胞中某些相关基因表达与调控异常而引起的超负荷心肌病。因此,对于心力衰竭的治疗也不仅限于传统理念上的强心、利尿、扩血管,肾素 - 血管紧张素系统抑制剂、交感神经系统抑制剂、细胞疗法、基因治疗、自体干细胞移植等治疗方法也逐渐得到运用。但存在相关药物毒副作用较大,不适合长期服用,以及有些治疗手段价格较高昂,不能广泛应用等缺点,临床疗效往往不尽理想。近年来相关研究显示,中医药在慢性心力衰竭的临床治疗中非常普遍,中医药治疗慢性心力衰竭的突出优势表现在缓解临床症状,增强药物的疗效,提高患者的生活质量,调节心理状态,延缓心力衰竭的发展进程等诸多方面,并且还有降低病死率和再住院率的趋势。今后随着心脏康复在我国的充分推行,中医药对慢性心力衰竭患者的治疗价值将受到越来越多的关注。

在中医古籍中,并没有出现与心衰相对应的病名,但许多古籍都零散地提及了该病的症状和体征,或是根据其临床表现,将其归属于"喘证""胸痹""水肿"和"痰饮"等范畴。《素问·逆调论》曰:"夫不得卧卧则喘者,是水气之客也。"可看作是中医古籍中出现的类似心衰的最早记载。《金匮要略·水气病脉证并治》对"心水"的临床表现进行了详细的描述:"心水者,其身重而少气,不得卧,烦而躁,其人阴肿",被认为古代文献中与现代心力衰竭最相接近的症状和体征。直到 1997 年,为了方便与西医学沟通,国家技术监督局颁布了关于"中医临床诊断术语"的国家标准,才肯定了与西医的急、慢性心力衰竭相对应的心衰这一病名。病名确立后,学者们开始从多种角度对心衰的临床证候展开积极探索。一些学者通过相关文献的数据挖掘对心衰进行分型；部分学者则通过系统抽样的方法对临床流行病学展开调查，从而对心力衰竭进行分型；还有部分学者根据自己的临床经验对相关地区的心衰类型进行辨证分型。于是又出现不同研究者对于心力衰竭的认识存在辨证方法不统一、证候分型不一致、对辨证要素间的关系未予重视等问题，影响了心力衰竭临床辨证标准的推广及疗效评价体系的建立。

尽管各医家及研究者对心力衰竭证候分布的见解不尽相同，但对心衰病因病机的认识基本上趋于一致：心衰病属本虚标实之证，心气亏虚为其发病之本，并且与肺、肾、脾等诸多脏腑密切相关。本虚多为心之气、阳、阴亏虚，标实则责之血瘀、水湿及痰饮。故心衰病机可概括为"虚""瘀""水"多个方面，应以益气、活血、利水为治疗大法。鉴于目前中医界对心衰的中医辨证分型仍无公认及固定的参考标准及行业规范，国家中医药管理局重点专科协助组将心力衰竭慢性稳定期分为气虚血瘀饮停证、阳虚血瘀饮停化、气阴两虚、心血瘀阻证和肾精亏损、阴阳两虚证；心力衰竭急性加重期可分为痰浊塞腑证、阳虚水泛证和阳虚喘脱证。2002 年卫生部在《中药新药用于慢性心力衰竭临床研究技术指导原则》中根据相关规定将心力衰竭划分了 7个证型，包括心肺气虚证、气虚血瘀证、心肾阳虚证、阳虚水泛证、痰饮阻肺证、气阴两虚证和阴竭阳脱证七种。中华中医药学会于 2008 年发布心衰相关诊疗指南。2014 年，冠心病中医临床研究联盟也牵头发布了《慢性心力衰竭中医诊疗专家共识》认为心衰经典的证候分型有：气虚血瘀证、气阴两虚血瘀证、阳气亏虚血瘀证，以上三种证型伴或不伴痰饮证。在此基础上，2016 年中国中西医结合学会发布了《慢性心力衰竭中西医结合诊疗专家共识》。结合上述指南及专家共识，我们可以明确的一点是，慢性心力衰竭常见的证候要素包括：属于本虚的气虚、阴虚、阳虚，属于标实的血瘀、水饮、痰浊。

在慢性心力衰竭领域，中药新药研发取得显著的进展，已上市的中成药包括芪苈强心胶囊、芪参益气滴丸、参麦注射液、参附注射液、生脉注射液、心脉隆注射液等。近年来，循证医学理念的引入为中医药干预心血管疾病起到了重大的推动作用，人们发现中医药缓解心衰，不仅表现在改善患者的胸闷、气喘、疲乏等主观症状，还可以改善患者下肢水肿、脑利钠肽（brain natriuretic peptide，BNP）、6 分钟步行试验、心功能分级、左室射血分数等客观化评价指标。其中以芪苈强心胶囊的研究取得的成果最为突出。心脏病学界认为，常规治疗慢性心衰如果能把 NT-proBNP 的水平降低 >30%，说明疗效已经非常突出。芪苈强心胶囊治疗组 NT-proBNP 含量至少降低 30% 的比例为 47.95%，多于对照组的 31.98%。这项多中心、随机、双盲试验研究发表在了美国《心脏病学杂志》上，后收入《中国心力衰竭诊断与治疗指南》（2014 及 2018 版）《中国扩张型心肌病诊断和治疗指南》《心力衰竭中西医结合诊疗专家共识》等。从中医理论来看，芪苈强心胶囊符合中医"气虚血瘀水停"的证型诊断，疗效作用机制可以总结为"气血水同治分消"，它对中医药治疗心血管病疗效评价相关研究起到了一个很好的示范作用。下文将参考 2014 年《慢性心力衰竭中医诊疗专家共识》的推荐，对常见的 5 种心衰证型进行方法学方面的介绍，以期为中医药开展防治心衰的临床研究提供新的思路。

二、心力衰竭中医证型临床研究

1. **气虚血瘀证** 心气虚常是心力衰竭发病的根本，气虚则血瘀，气虚血瘀则贯穿于心衰发展过程中。心气虚，母病及子，导致脾气虚，日久可累积脾肾两脏，水失运化，气化不利，水液上犯心肺。气虚血瘀证主症为气短或喘息、乏力、心悸。次症：口渴或咽干；自汗或盗汗；手足心热；面色或口唇紫黯。舌脉：舌质黯红或紫黯（或有瘀斑、瘀点或舌下脉络迂曲青紫），舌体瘦，少苔，或无苔，或剥苔，或有裂纹，脉细数无力或结代。水（痰）饮证的临床表现有：咳嗽或咳痰、胸满或腹胀、面浮或肢肿、小便不利。舌脉：舌苔润滑，或腻，或有滑脉。气虚血瘀兼水饮证即气虚血瘀证基础上具有 1 项兼症，结合舌脉，即可诊断。

一项安慰剂对照、随机双盲试验评价参蒌通脉颗粒治疗慢性心力衰竭气虚血瘀证的临床疗效及可能作用机制。该研究纳入 620 例慢性心力衰竭患者，治疗组和对照组各 310 例，两组患者均接受基础治疗，治疗组加服参蒌通脉颗粒，对照组加服参蒌通脉颗粒和安慰剂。纳入标准为：符合《2007 年中国慢性心力衰竭诊断治疗指南》中慢性心力衰竭诊断标准，且年龄为 40 ~ 83 岁；心脏彩超检查提示左室射血分数（LVEF）≤ 40%；NYHA 心功能分级 Ⅱ ~ Ⅳ级且血流动力学稳定不需静脉给药者；血清氨基末端脑钠肽前体（NT-proBNP）含量 ≥ 450pg/ml；中医辨证标为《中药新药临床研究指导原则（试行）》中气虚血瘀证标准。排除由于瓣膜病、先天性心脏病、心包疾病、心律失常及非心源性病因所致心力衰竭，或肝、肾等重要脏器功能衰竭导致的心力衰竭；急性心力衰竭或急性心肌梗死后心力衰竭；合并肝、肾、造血系统等严重原发性疾病，肝肾功能异常者，血钾 >5mmol/L 者。两组患者均治疗 8 周。比较两组患者治疗前后心功能 [包括左室射血分数（LVEF）、左室收缩末期内径（LVDs）、左室舒张末期内径（LVDd）]、生活质量积分、心功能分级、6 分钟步行距离，NT-proBNP、NO、Ang Ⅱ、TNF-α、MDA 浓度，并判定心功能分级疗效及中医证候疗效。结果显示参葵通脉颗粒对慢性心力衰竭气虚血瘀证具有良好的临床疗效，可改善患者心功能和生活质量，其机制可能与调控患者神经内分泌紊乱与心肌重构有关。

2. **气虚血瘀兼水饮证**　芪苈强心胶囊是国家 973 计划"基于心脑血管病变的脉络学说理论研究"项目的主要研究药物之一。一项研究评估芪苈强心胶囊对慢性心力衰竭的治疗作用，联合国内 23 家综合三甲医院，历经 15 个月，入选 512 例患者。患者的纳入标准为：符合《2007 年中国慢性心力衰竭诊断治疗指南》，心功能分级为 Ⅱ ~ Ⅳ 级（NYHA 分级）。患者的排除标准为：心衰由瓣膜病、先天性心脏病、心包疾病、心律失常或其他非心源性因素引起；冠状动脉搭桥术后 12 周内；曾接受或可能接受心脏再同步化治疗的；有未矫正的原发性瓣膜病、左室流出道梗阻、心肌炎、动脉瘤、失控的严重心律失常、心源性休克、不稳定心绞痛或急性心肌梗死；有严重的原发性肝脏、肾脏或血液疾病，或有严重的精神疾病或其他无法控制的全身性疾病；血清肌酐水平 >194.5μmol/L 或血清钾浓度 >5.5mmol/L；丙氨酸氨基转移酶或碱性磷酸酶水平为正常上限的 1.5 倍；收缩压 ≥ 180mmHg 或舒张压 ≥ 110mmHg；妊娠或哺乳期妇女；已知或怀疑对研究药物过敏者；随机化前 30 天内接受了另一种干预药物；不愿意或无法提供书面同意。在接受规范化西药治疗，包括利尿剂、β 受体阻滞剂、血管紧张素转换酶抑制剂以及强心类药物的基础上稳定 2 周后，治疗组加芪苈强心胶囊，对照组加安慰剂。主要疗效指标选用 NT-proBNP 下降的百分比或治疗组与对照组相比 NT-proBNP 下降 30% 所占人数的百分比；次要疗效指标包括：由于心脏骤停、心衰恶化、恶性心律失常等导致的复合心脏事件（包括死亡、心脏复苏、心衰再住院、卒中、恶性心律失常等）、纽约心功能分级、左室射血分数、6 分钟步行试验以及根据明尼苏达心功能不全生存质量（MLHFQ）调查。治疗 12 周后，结果显示，两组 NT-proBNP 均显著减少，但芪苈强心胶囊组比对照组的降幅更显著；芪苈强心胶囊治疗组 NT-proBNP 含量至少降低 30% 的比例为 47.95%，多于对照组的 31.98%（$P<0.05$）。芪苈强心胶囊治疗组对患者 NYHA 心功能、左室射血分数、6 分钟步行试验以及生活质量、降低复合终点事件发生率等方面的改善也均优于对照组。进一步研究证实，芪苈强心胶囊能够逆转心衰进程，改善心肌重构和预后等。

3. **阳虚血瘀证** 邓铁涛教授认为，心衰病的病机以心阳虚为基础，瘀血水停为其病理产物。"心主血脉""气为血之帅"，心气的充足才能推动血液在脉中运行，环行周身。心气亏虚，推动无力，血液运行不畅，血液瘀滞，心脉痹阻日久，水饮内生。心气亏虚损及心阳，心阳亏虚，气化失调，水湿内停，水气泛溢。故阳虚、血瘀均可导致水饮，而血瘀、水饮属阴，可伤阳气，进一步加重阳虚，形成恶性循环。阳虚血瘀证的主症为气短或喘息、乏力、心悸。次症为怕冷和 / 或喜温；胃脘或腹或腰或肢体冷感；冷汗；面色或口唇紫黯。舌脉：舌质紫黯（或有瘀斑、瘀点或舌下脉络迂曲青紫），舌体胖大，或有齿痕，脉细、沉、迟无力。具备主症 2 项，次症 2 项，结合舌脉，即可诊断。水（痰）饮证的临床表现有：咳嗽或咳痰、胸满或腹胀、面浮或肢肿、小便不利。舌脉：舌苔润滑，或腻，或有滑脉。阳虚血瘀兼水饮证即阳虚血瘀证基础上具有 1 项兼症，结合舌脉，即可诊断。

一项研究探讨参桂胶囊（红参、川芎、桂枝）治疗冠心病慢性心力衰竭阳虚血瘀证的疗效，纳入 57 例患者（治疗组 30 例，对照组 27 例），要求符合《临床诊疗指南·心血管分册》中冠状动脉粥样硬化性心脏病的诊断标准：冠状动脉造影显示冠状动脉血管主要分支狭窄程度 ≥ 50% 明确冠心病诊断。慢性心力衰竭的诊断参照《中国心力衰竭诊断和治疗指南 2014》，符合慢性心力衰竭症状、体征以及辅助检查中的 1 项及以上者可确诊，并除外支气管哮喘、心包积液、缩窄性心包炎、肝硬化伴下肢水肿。此外，还要满足 NYHA 心功能分级 Ⅱ ～ Ⅳ级；年龄 ≥ 30 岁；且 2 周内服用治疗心衰的药物及剂量无增减；以及未服用治疗心衰的其他中成药和汤药者。排除标准：①合并心源性休克、严重室性心律失常、急性心肌梗死、心脏压塞、肺栓塞等危急情况者；②合并严重肺、肝、肾等脏器功能不全者；③合并高血压或糖尿病的患者血压、血糖控制不稳定者；④妊娠及准备妊娠或哺乳期妇女，过敏体质者；⑤行动不便或精神异常无法合作者。对照组为规范化西药治疗心衰方案。治疗组为在西药治疗心衰方案的基础上加用参桂胶囊。连续用药

4 周为一个疗程，观察 2 个疗程。观察指标包括心肌能量消耗值（MEE）、NT-proBNP、左心室射血分数、NYHA 心功能分级。研究发现参桂胶囊可以缓解患者的临床症状（Lee 氏积分、心衰症状积分及其他症状积分），改善心功能分级、心脏超声指标（EF、E/A、LVIDs）并降低 NT-proBNP、MEE 值。该研究也存在不足之处，如样本量较小、未能采用盲法、未能对处于不同 NYHA 分级的心衰患者进行分层比较等。

4. **阳虚血瘀水停证**　一项研究纳入 80 例慢性心力衰竭的患者，采用数字表法随机分为两组，即治疗组和对照组，每组 40 例患者。诊断标准为：西医诊断参照中华医学会《慢性心力衰竭的诊断和治疗指南 2007》，弗雷明汉（Framingham）心衰诊断标准及美国纽约心脏病学会心功能分级标准。中医诊断参照《中医内科常见病诊疗指南》及《中药新药临床研究指导原则》辨证为"心肾阳虚、血瘀水停型"。排除标准：①年龄小于 45 岁或大于 75 岁者；②由急性心肌梗死、急性肺栓塞、先天性心脏病（先心病）、甲状腺功能亢进性心脏病以及肝肾衰竭引起心力衰竭的患者；③休克或低血容量、静息心率 <50 次 /min、高度房室传导阻滞、严重感染；④过敏体质者、并发严重脑、肝、肾及造血系统等原发性疾病的患者；⑤重度神经官能症患者；⑥不能进行心功能分级、6 分钟步行试验者；⑦精神疾病患者。80 例患者入院后即予相同抗心力衰竭常规治疗，在常规治疗的基础上使用强心汤加减（桂枝、附子、党参、黄芪、淫羊藿、瓜蒌、茯苓、泽泻、车前子、益母草、泽兰、红花、枳壳、郁金、仙鹤草、地龙、当归、炒白芍、生山楂、红枣），疗程 4 周。疗效指标包括：中医证候积分、纽约心功能分级、左室射血分数、BNP、6 分钟步行试验。结果表明，在改善中医主要症状方面，治疗组优于对照组；两组对心衰有不同程度的控制，治疗组有效率高于对照组。治疗组与对照组比较，BNP、6 分钟步行试验各项指标均改善明显。

5. **气阴两虚血瘀证**　李锡光教授认为心衰为沉疴之疾，阳气虚衰固然重要，但日久阳损及阴，以气虚、气阴两虚居多，如广西岭南之地，气候湿热，在此基础上逐渐形成标实，血瘀水停为标，心脉瘀阻为其主要病机。气阴两虚血瘀证主症：为气短或喘息、乏力、心悸。次症为口渴或咽干；自汗或盗汗；手足心热；面色或口唇紫黯。舌脉：舌质黯红或紫黯（或有瘀斑、瘀点或舌下脉络迂曲青紫），舌体瘦，少苔，或无苔，或剥苔，或有裂纹，脉细数无力或结代。一项多中心临床随机对照试验评估养心通脉 Ⅱ 号方治疗慢性心力衰竭的临床疗效。该试验选取 58 例患者，按随机数字表法将其分为治疗组 30 例和对照组 28 例。西医诊断标准参照《中国心力衰竭诊断和治疗指南 2014》。中医辨证标准参考 2002 年版《中药新药临床研究指导原则》。在前期研究中运用德尔菲法，对本地区中医四诊要素常见程度进行调查。纳入的中医证型为气阴两虚血瘀证，年龄范围为 30～85 岁。排除标准包括：急性心功能不全、难治性心衰患者；心源性休克、严重室性心律失常、完全性房室传导阻滞、梗阻性心肌病、缩窄性心包炎、严重瓣膜病未修补者，心脏压塞、肺栓塞、有重症感染及传染病者；合并有肝、肾及内分泌系统、造血系统等严重原发性疾病患者；有精神异常及不愿合作者；妊娠或哺乳期妇女，过敏体质及对相关药物有过敏史者；以及未控制的高血压，近两个月内参加其他研究者等，均不宜入选。对照组给予西药常规治疗，治疗组在西药治疗基础上加用养心通脉Ⅱ号方，疗程为 6 个月。临床观察指标包括 NT-proBNP、左室射血分数、6 分钟步行试验，最后将评测指标的数据录入广西 CHF 中医公共网络平台。疗效评定标准包括中医证候积分标准、中医证候积分临床疗效标准、心功能疗效标准、生活质量标准。结果表明，治疗后治疗组 NT-proBNP、6 分钟步行试验（6MWT）、LVEF、中医证候积分均明显优于对照组，差异有统计学意义（$P<0.05$）；在中医证候积分临床疗效方面，治疗组总有效率 83.34%，对照组 60.72%，差异有统计学意义；在心功能疗效方面，治疗组总有效率 86.66%，对照组 67.85%，差异有统计学意义；治疗后两组 MLHFQ 评分均增加，治疗组较对照组能更好地改善生活质量，差异有统计学意义。

小结

本节介绍心力衰竭中医证候的临床研究现状，参照 2014 年《慢性心力衰竭中医诊疗专家共识》，选取气虚血瘀证、气虚血瘀水停证、阳虚血瘀证、阳虚血瘀水停证及气阴两虚血瘀证 5 种典型证型，并各列举一个临床研究案例，全部为随机对照试验。通过横向对比可发现：在设计方案方面，有多中心，有单中心，有安慰剂对照，有空白对照，有使用盲法，有未使用盲法。不同种类的临床试验受研究者的研究目的、科研水平、经济能力等因素影响,但科研人员理应在条件允许的情况下进行高水平的科研设计,心衰领域的高证据级别的研究无疑是多中心、随机双盲对照试验。在计算样本量方面,样本量的估算应根据不同研究设计方法、假设检验和主要效应指标的特性决定,遗憾的是,五篇文章里只有一篇英文文献进行了算法的阐述。在选取研究对象方面,应选取金标准诊断方法明确诊断的患者,5项研究皆参考国内外指南进行诊断,选取不同NYHA心功能分级的患者,遗憾的是均未对不同层级的心衰患者进行分层分析。主要结局指标应由研究目的及终点目标信息而定,评价指标原则上应选取定量指标、客观指标,敏感性越高越好,并且经济上可行,可重复出现。评价指标应少而精,以免增加假阳性的概率。在心力衰竭的随机对照试验中,NT-proBNP、BNP、左室射血分数、6分钟步行试验、纽约心功能分级、心肌能量消耗值、复合心脏事件无疑是有效的评价指标。

结合以上标准可发现,芪苈强心胶囊的研究在方案设计、疗效评价标准等均规范严格。首先,研究设计的分组方法高度符合医学伦理和现代诊疗需求,患者被随机分在西药标准药物+安慰剂及西药标准药物+中药芪苈强心胶囊2个组别。其次,研究选择了最能为国内外医学界接受的疗效评价指标——NT-proBNP的水平。这是欧洲心脏病学会制定的心衰诊断首选指标,也是评价心衰药物疗效的主要指标。此外,研究时间长、多个国内高水平临床和科研机构、知名专家共同参与,使科研质量有了保障。从中医理论来看,芪苈强心胶囊符合中医"气虚血瘀水停"的证型诊断,疗效作用机制可以总结为"气血水同治分消",它对中医药治疗心血管病疗效评价相关研究起到了一个很好的示范作用。总之,中医药在治疗心力衰竭方面已取得的成绩,证明其具有多环节、多途径、多靶点且低毒的优势,日后当继续发挥其在逆转心衰进程,降低心衰指标、改善心室重构及预后方面的良好效果。

|第六节|
临床研究报告规范

临床研究质量是影响其转化和利用的关键因素,只有高质量的研究才能为临床实践提供可靠的科学依据。临床研究的整个过程包括问题提出、方案设计、研究实施、数据分析与研究报告撰写等多个环节。其中，研究方案的设计与实施是决定临床研究质量的关键因素。除此之外，对临床研究结果的规范性报告同样至关重要。现阶段我国中医药研究人员关注更多的是临床研究的设计与实施，对临床研究报告规范的认识却十分有限，因此在一定程度上影响了中医药临床研究的质量。临床研究报告规范是针对不同的临床研究设计制定的，整合了有序的推荐意见，提供了从论文标题到结论各部分的报告要求，不仅有利于研究结果的传播性与可评价性，还能保证研究开展的科学性与真实性，以帮助作者、编辑、同行评议以及生物医学出版过程中的其他相关人员科学创作和准确传播清晰、真实的医学论文。临床研究报告规范旨在将临床研究落实为文字的规范表达，为全面完善地报告随机对照试验或是观察性研究提供指导，比如 CONSORT 声明、STROBE 声明等，以下将对中药复方临床随机对照试验报告规范和观察性研究报告规范展开具体介绍。

一、中药复方临床随机对照试验报告规范

本部分内容参照《中药复方临床随机对照试验报告规范 2017：CONSORT 声明的扩展、说明与详述》，以下简称《CONSORT-TCM》。

《CONSORT-TCM》是在 CONSORT 2010 声明的基础上，加入中医证候和针对中药复方特点的条目内容，新增了 1 项子条目"关键词"，便于中药复方临床试验报告的索引及文献检索，并对其中 7 项条目的内容进行扩展，包括文题和摘要、背景和目的、受试者、干预措施、结局指标、可推广性和解释，另针对中药复方的危害说明进行了修改，同时提供了报告实例和详尽的解说。

1. **文题、摘要和关键词**（条目 1a、1b、1c）

（1）条目 1a

- 原 CONSORT 条目：文题能识别是随机临床试验。

- 《CONSORT-TCM》扩展条目：说明中药临床试验是针对某个中医证型、某个西医定义的疾病或某个具有特定中医证型的西医定义的疾病（如适用）。

（2）条目 1b

- 原 CONSORT 条目：结构性摘要，包括试验设计、方法、结果、结论几个部分（具体的指导建议参考"CONSORT for abstracts"）。

-《CONSORT-TCM》扩展条目：说明复方的名称、剂型及所针对的中医证型（如适用）。

（3）条目 1c

-《CONSORT-TCM》新增条目：确定适当的关键词，包括"中药复方"和"随机对照试验"。每篇科研论文应该有一个一目了然的文题，详尽的摘要和合适的关键词，这是读者从信息量巨大的数据库中检索文献的重要依据。即便如此，准确查找中药复方相关的 RCT 仍然很困难。一般情况下，作者以中药复方的名称和其治疗的病症为关键词，然而，有别于西药，中药复方的命名可以是英语直译，亦可以是汉语拼音，甚至以代码表示，故读者并不一定能确定试验是否以中药复方为干预措施。纵使作者注明是"中草药"，亦可以指代中草药的单体、单方饮片或中药复方。这种不明晰性、不一致性、不完整性均影响了中药复方临床试验结果的检索和推广，亦增加了二次研究的障碍。为确保中药复方的临床试验结果能易于编入索引和被识别，我们新增了一项子条目"关键词（条目 1c）"。除干预措施的名称外，建议同时将"中药复方"和"随机对照试验"列为关键词。

2. **背景和目的（条目 2a 及 2b）**

（1）条目 2a

- 原 CONSORT 条目：科学背景和对试验理由的解释。

-《CONSORT-TCM》扩展条目：基于生物医学理论和 / 或传统中医学理论的解释。

（2）条目 2b

- 原 CONSORT 条目：具体目的或假设。

-《CONSORT-TCM》扩展条目：说明中药临床试验是针对某个中医证型、某个西医定义的疾病或某个具有特定中医证型的西医定义的疾病（如适用）。科研论文的引言部分应提供研究背景和试验设计的相关理论。针对中药复方临床试验，作者应详细说明试验设计理念是基于生物医学证据或传统中医理论，还是两者均有，内容可包括预试验的结果和文献研究。另外，任何有关所研究中药复方的有效性、安全性及其活性成分的证据也应予以报告。

试验目的和假设是研究的核心。因此，该试验方案是针对某个中医证型、某个西医定义的疾病或某个具有特定中医证型的西医定义的疾病，均应清楚说明，使读者能更容易理解整个试验研究对象，也有助于把试验结果应用于临床实践中。

3. **受试者**（条目 4a）

- 原 CONSORT 条目：受试者合格标准。

-《CONSORT-TCM》扩展条目：如招募特定中医证型的受试者，应详细说明其诊断标准和纳入、排除标准。须使用公认的诊断标准，或提供参考出处，使读者能查阅详细解释。

中医证候对制定治疗原则有决定性的影响。因此，如果受试者的纳入包括证候元素在内，证候诊断标准及受试者的纳入与排除标准应作详细描述。在研究中引用国家或国际公认的中医证型诊断标准至关重要。自 20 世纪 80 年代开始，多种特定疾病的中医证型诊断标准相继出版，如《中医虚证辨证参考标准》《血瘀证诊断标准》和《中医病证诊断疗效标准》等。若未有统一诊断标准，应在报告中详细说明证候诊断标准的制定依据及如何应用。这些信息对于读者解读及重复相关研究相当重要。

4. **干预措施**（条目 5）

- 原 CONSORT 条目：详细描述各组干预措施的细节以使其他研究者能重复试验，包括各干预措施实际上是如何及何时实施的。

-《CONSORT-TCM》扩展条目：不同类型的中药复方，应包括以下的内容：

5a. 固定组成的中药复方：①复方的名称、出处和剂型（如汤剂、颗粒剂、散剂）。②复方中所有组成药物的名称、产地、炮制方法和剂量。中药名称最少以 2 种文字表示：中文（拼音）、拉丁文或英文，同时建议注明入药部位。③说明每种药物的认证方法，以及何时、何地、由何人或何机构、如何进行，说明有无保留样本。如有，说明在何处保存及可否获得。④组方原则、依据及方解。⑤支持复方疗效的参考数据（如有）。⑥复方药理研究（如有）。⑦复方制作方法（如有）。⑧每种药物及复方的质量控制方法（如有）。包括任何定量和 / 或定性测试方法，以及何时、何地、如何和由何人或何机构进行，原始数据和样品在何处保存，可否获得。⑨复方安全监测，包括重金属和有毒元素试验、农药残留试验、微生物限量试验、急性/慢性毒性试验，如适用。（如有）在何时、何地、如何和由何人或何机构进行，原始数据和样本在何地保存，可否获得。⑩复方剂量，及其制定依据。⑪给药途径（如口服、外用）。

5b. 个体化中药复方：①参见 5a 第①~⑪项的报告内容；②附加资料：复方如何、何时和由何人进行加减。

5c. 中成药：①组成、剂量、疗效、安全性及质量控制方法等具体内容可参照已公开的文献资料（如药典）。②说明复方的详细资料包括：产品名称（即商品名），生产厂家，生产批号，生产日期及有效期，辅料在成品中的比例，及是否有附加的质量控制方法。③说明中成药在本试验中所针对适应证是否与已公开的资料相同。

5d. 对照组

- 安慰剂对照：①每种成分的名称和剂量；②描述安慰剂和试验中药从颜色、气味、味道、外观和包装等的相似程度；③质量控制和安全监测的标准和方法，如有；④给药途径、疗程和剂量；⑤生产资料，包括：何地、何时、由何人或何机构制作。

- 阳性对照：①中药复方可参见 5a 至 5c 的内容；②化学药品可参考 CONSORT 声明中条目 5 的内容。

中药复方多是由多种中草药组成的复方。中药复方的临床试验能否重复验证，很大程度上取决于药物的成分及相关的品质认证、处方加减、炮制和制作方法等资料报告的详细程度。否则，其他研究者不能重复整个临床试验。因此，扩展了条目 5（干预措施）的内容，并加入了"干预措施的描述和重复的框架"的元素，增加了针对常用中药复方（固定组成的中药复方、个体化中药复方和中成药）及它们的对照药（安慰剂对照和阳性对照）的报告建议，研究者可按照每种类型中药复方的报告规范撰写研究报告。

此外，中药复方的质量控制方法和复方药物的制备应予详细报告，亦应详细说明其参考文献资料，如不同国家和地区编制的药典。由中华人民共和国药典委员会编制的《中国药典（2020 年版）》，收录了 2 711 种药材及饮片、成方制剂、中药提取物和单味制剂的制作方法和质量控制标准。《日本药典》（第 15 版）收录了 148 种复方（主要为草药提取物）的制作方法和质量控制标准。以上内容均是研究者报告中药复方的重要参考依据。对照组的选择直接影响研究所得的结论，如临床试验的结果是否来自干预措施的治疗效果，疾病本身的自然发展、观察者或患者的期望，或其他潜在的影响因素等。其中，中药复方的安慰剂设计更是多年来热烈讨论的话题。研究人员需在颜色、气味、味道和质地等方面，制造出与中药复方产品相近似的安慰剂，这不仅是一门科学，更是一门艺术。清晰地报告每种成分的名称和剂量、制作方法、质量控制和安全监测、给药途径、疗程剂量和盲法的成功率（如适用），对读者评估研究结果的有效性和研究方案的可重复性是必需的。

本文强调中药复方的质量、安全性及有效性必须详尽地报告，是为了使读者能易于了解中药复方临床试验的结果。对固定方和中成药传统应用以外的新应用研究，亦应附以足够的理由和证据作出说明。我们也明白，以上条目的部分建议，如质量控制的标准和方法等，在目前状况下，研究者未必能轻易获得相关资料。为了使报告建议更具实用性，我们用"如有"作为折中可行的方案，但这并不意味着这些条目不重要。从筹备试验开始，就应当从各方面提高试验的质量，包括生产高质量的中药复方。按照这些指南实施，将增加试验的透明度，保障受试者的安全性，并提高试验结果的科学价值。

5. **结局指标**（条目 6a）

- 原 CONSORT 条目：完整而确切地说明预先设定的主要和次要结局指标，包括它们是在何时、如何测评的。

-《CONSORT-TCM》扩展条目：详细报告与中医证候相关的结局指标有效和可靠的结果测量指标是证明干预措施的有效性和安全性的先决条件。中药复方随机对照试验的结果指标可分为西医疗效测量指标和中医疗效测量指标，前者多数是使用客观的生物医学指标，如血液测试、血压测量和放射检查等；后者则是以传统中医四诊望、闻、问、切的方法所获得的症状、体征及证型变化作为结果测量指标。评估的方法，包括计算发生率（如某一症状或体征的出现或消失），使用评级量表（如 0 ~ 7 分的量表），或使用经验证的中医证候评分问卷。用于提高评估质量的方法亦应详细说明。此外，参考文献和依据、具体的评估程序等，亦应全面报告。

6. **危害**（条目 19）

- 原 CONSORT 条目：各组出现的所有严重危害或意外效应（具体的指导建议参考"CONSORT for harms"）。

-《CONSORT-TCM》扩展条目：（此条目无扩展）中药材源于天然，很多时候被广泛地误解为对人体无害。因此，中药复方的 RCT 不太重视有关不良反应的报告。一般情况下，与中药材相关的不良反应包括不可预测的不良事件、不当使用、污染、混淆中药材和中西药相互作用。《CONSORT-TCM》建议作者应首先说明该中药复方有无任何已知或可疑的不良反应，并以中医理论、生物医学或两者同时解释。其次，其安全性评估应为其中一项结局测量指标。第三，应说明安全性评估具体方法、选择依据及参考资料。第四，所有不良事件的细节（如发生时间、次数或频率、严重程度、退出或减少剂量的病例数目等）都应报告。如没有发生任何不良事件，作者应在文章中声明"没有任何不良事件报告"。最后，当不良事件存在时，应解释不良事件的成因或潜在诱因。

7. **可推广性**（条目 21）

- 原 CONSORT 条目：试验结果被推广的可能性（外部可靠性、实用性）。

-《CONSORT-TCM》扩展条目：讨论中药复方于不同中医证候和疾病的作用。中药复方组成基于中医辨证。相同的中药复方可用于患有不同疾病但属相同证型的患者。另一方面，不同的中药复方适用于患有相同疾病但属不同证型的患者。因此，试验的结果对相同疾病的不同中医证候或不同疾病的相同中医证候的适用性，可作进一步的讨论。

8. **解释**（条目 22）

- 原 CONSORT 条目：与结果相对应的解释，权衡试验结果的利弊，并且考虑其他相关证据。

-《CONSORT-TCM》扩展条目：以传统中医学理论作解释中医的证候是传统中医学理论的核心，而中药复方的有效性取决于中医辨证的准确性。因此，基于试验结果的解读，衡量中药复方的利弊，并考虑其他相关证据至为重要。最重要的是，中药复方组成的确定基于辨证的结果，其应用也应以辨证为基础。

临床试验的质量取决于试验设计、实施和报告三个方面。研究者在努力提高试验设计、准备和实施质量的同时，应更多地关注临床研究报告。《CONSORT-TCM》的清单条目是在广泛咨询和收集流行病学家、期刊编辑、临床研究方法学家和中医临床医生意见的基础上完成。虽然，目前要求完全按照《CONSORT-TCM》条目报告的研究结果并不容易，但必须强调的是，这些条目直接反映了中药复方临床试验的质量，将给予从事中医药复方制剂的临床研究者最好的指导。

二、观察性研究报告规范

本部分内容参照《加强流行病学中观察性研究报告质量（STROBE）声明：观察性研究报告规范》。

STROBE 声明是指流行病学中采用三种主要设计（队列设计、病例 - 对照设计和横断面设计）的观察性研究报告应纳入的条目清单。声明旨在为全面完善地报告观察性研究提供指导。尽管研究报告的明确性是评价其质量的前提条件，但 STROBE 清单并不能作为评价观察性研究质量的工具。

在另一篇详细的解释和示范文章，论证了不同清单条目的纳入，同时提供了方法学背景及已发表的符合明确性要求的报告范例。推荐结合该说明文件使用 STROBE 声明，说明文件可在 *PLoS Medicine*、*Annals of Internal Medicine* 和 *Epidemiology* 的官方网站免费获得。

STROBE 声明是由 22 个条目组成的清单，这些条目是观察性研究报告必备的重要内容。这些条目分别针对论文的题目和摘要（条目 1）、引言（条目 2~3）、方法（条目 4~12）、结果（条目 13~17）和讨论（条目 18~21）以及其他信息（条目 22，关于研究资金）等。18 个条目适用于所有三种研究设计，其余 4 个条目（条目 6，12，14 和 15）则根据设计类型而定，并且对于全部或部分条目而言存在不同版本。病例 - 对照研究中病例和对照的资料以及队列和横断面研究中暴露组和未暴露组的资料要分别描述。以下为 STROBE 条目清单：

1. **题目与摘要** 条目 1a. 题目或摘要用常用术语表明研究所采用的设计；1b. 在摘要中对所做工作和获得的结果做一个简要的总结。

2. **引言**

（1）条目 2 背景 / 原理：解释研究的科学背景。

（2）条目 3 目的：阐明具体研究的目的，包括任何预先设定的假设。

3. **方法**

（1）条目 4 研究设计：尽早陈述研究设计的关键内容。

（2）条目 5 研究设置：描述研究机构、研究地点及相关资料，包括招募患者的时间范围（起止时间），暴露，随访和数据收集等。

（3）条目6参与者：①队列设计：描述纳入标准，参与者的来源和选择方法、随访方法；病例-对照设计：描述纳入标准，病例和对照的来源及确认病例和选择对照的方法，病例和对照选择原理；横断面研究设计：描述纳入标准、参与者的来源和选择方法。②队列设计：对于配对设计，应说明配对标准及暴露和非暴露的人数；病例-对照设计：对于配对设计，应说明配对标准和每个病例配对的对照数。

（4）条目7变量：明确定义结局、暴露、预测因子、可能的混杂因素及效应修饰因素，如果相关，给出诊断标准。

（5）条目8数据来源和测量：对每个有意义的变量，给出数据来源和详细的测量方法，如果有一个以上的组，描述各组之间测量方法的可比性。

（6）条目9偏倚：描述解决潜在偏倚的方法。

（7）条目10样本大小：描述样本量确定的方法。

（8）条目11定量变量：解释定量变量是如何分析的，如果相关，描述分组的方法和原因。

（9）条目12统计方法：①描述所用的所有统计方法，包括减少混杂因素的方法。②描述所有分析亚组和交互作用的方法。③解释如何解决数据缺失。④队列设计：如果相关，描述解决失访问题的方法；病例对照设计：如果相关，描述如何对病例和对照进行配对；横断面设计：如果相关，描述考虑到抽样策略的分析方法。⑤描述所有的敏感性分析方法，检验主要结果是否与其他分析策略或假设条件下的结果一致。

4. 结果

（1）条目13参与者：①报告研究各阶段参与者的人数，如可能合格的人数，参与合格性检查的人数，证实合格的人数，纳入研究的人数，完成随访的人数及完成分析的人数；②解释在各阶段参与者退出研究的原因；③建议使用流程图。

（2）条目14描述性数据：①描述参与者的特征（人口学特征，临床与社会特征）以及暴露和潜在混杂因素的相关信息；②描述每一个待测变量而言，缺失的数据的参与者人数；③队列设计：总结随访时间（如平均随访时间和全部随访时间）。

（3）条目15结局数据：①队列设计：报告随时间变化的结局事件数或综合指标；②病例对照设计：报告各种暴露类别的人数或暴露综合指标；

③横断面设计：报告结局时间数或综合指标。

（4）条目16主要结果：①报告未校正的估计值。如果相关，给出混杂因素校正后的估计值及其精确度（如95%*CI*），指明按照哪些混杂因素进行了校正以及选择这些因素进行校正的原因；②如对连续变量进行分组，要报告每组观察值的范围；③对有意义的危险因素，最好把相对危险转化成针对有意义的时间范围的绝对危险度。

（5）条目17其他分析：进行过的其他分析，如亚组分析，交互作用分析和灵敏性分析。

5. **讨论**

（1）条目18关键结果：根据研究目标概括关键结果。

（2）条目19局限性：讨论研究的局限性，包括潜在的偏倚或不准确的来源、讨论任何潜在的偏倚的方向和大小。

（3）条目20解释：结合研究目标，研究局限性，多重分析，相似研究的结果和其他相关证据，谨慎给出一个总体的结果解释。

（4）条目21可推广性：讨论研究结果的普适性（外推有效性）。

6. **其他信息**　条目22资金来源：提供研究资金的来源和资助机构在研究中的作用，如果相关，提供资助机构在本文基于的初始研究中的作用。

小结

《中药复方临床随机对照试验报告规范2017：CONSORT声明的扩展、说明与详述》和《加强流行病学中观察性研究报告质量（STROBE）声明：观察性研究报告规范》分别为中医药复方随机对照研究与观察性研究如队列设计、病例-对照设计和横断面设计明确了结果报告应涵盖的内容，也为进一步提高中医药临床研究的质量奠定了重要的基础。本节内容与本章前五节内容共同介绍了临床研究方案设计、实施、结果报告等全方位内容，为提高中医药临床研究的质量与中医药论文的报告质量提供了较为详细的指导。同时，第二节至第五节从具体的心血管常见疾病入手，从不同证型出发，介绍了目前心血管病疾病中医证候的较高质量的临床研究，可以为读者带来一些借鉴与思考。

主要参考文献

[1] 王家良 . 临床流行病学 : 临床科研设计、测量与评价 [M]. 3 版 . 上海 : 上海科学技术出版社 , 2009.

[2] 李幼平 . 循证医学 [M]. 北京 : 人民卫生出版社 , 2015.

[3] 高颖 , 吴圣贤 , 王少卿 , 等 . 证候类中药新药临床试验的证候诊断路径思考 [J]. 中西医结合心脑血管病杂志 , 2014, 12(8): 1010-1012.

[4] SCHEEN A J. Integrating evidence-based medicine and personalized medicine [J]. Rev Med Suisse, 2013, 9(395): 1499-1500.

[5] GUYATT G H, KELLER J L, JAESCHKE R, et al. The n-of-1 randomized controlled trial: clinical usefulness: our three-year experience [J]. Annals of Internal Medicine, 1990, 112(4): 293.

[6] GUYATT G, SACKETT D, ADACHI J, et al. A clinician's guide for conducting randomized trials in individual patients [J]. CMAJ, 1988, 139(6): 497-503.

[7] 李金根 , 姜众会 , 高铸烨 , 等 . 真实世界研究在中医药临床研究中的应用 [J]. 世界科学技术 - 中医药现代化 , 2017, 19(1): 78-82.

[8] 中国医师协会中西医结合医师分会 , 中国中西医结合学会循证医学专业委员会 . 中医药与中西医结合临床研究方法指南 [J]. 中国中西医结合杂志 , 2015, 35(8): 901-932.

[9] 邱瑞瑾 , 张晓雨 , 商洪才 . 证候类中药新药临床疗效评价方法探索 [J]. 世界中医药 , 2017, 12(6): 33-37.

[10] 张志强 , 王燕平 , 张华敏 , 等 . 证候规范化的问题及策略 [J]. 现代中医临床 , 2016, 23(6): 1-3.

[11] 许军 , 王阶 . 冠心病中医临床疗效评价标准研究概况及展望 [J]. 北京中医 , 2003, 22(3): 55-58.

[12] 张秋雁 , 邓冰湘 . 冠心病心绞痛临床中医证型分布的回顾性分析 [J]. 中医研究 , 2005, 18(11): 23-25.

[13] 谷万里 , 史载祥 . 冠心病中医辨证诊断客观化研究近况 [J]. 中日友好医院学报 , 2005, 19(5): 314-315.

[14] 袁肇凯 , 黄献平 . 冠心病中医证候研究现状述评 [J]. 湖南中医药大学学报 , 2008, 28(3): 75-77.

[15] 中华中医药学会心血管病学会 . 高血压中医诊疗专家共识 [J]. 中国实验方剂学杂志 ,

2019, 25(15): 217-221.

[16] 冯慧远 . 心力衰竭的机制及临床诊治研究进展 [J]. 中国医学装备 , 2010, 7(9): 48-49.

[17] 中华中医药学会 . 中医内科常见病诊疗指南·西医疾病部分 [M]. 北京 : 中国中医药出版社 , 2008: 50-54.

[18] 毛静远 , 朱明军 . 慢性心力衰竭中医诊疗专家共识 [J]. 中医杂志 , 2014, 55(14): 1258-1260.

[19] 郑颂华 , 吴泰相 , 商洪才 , 等 . 中药复方临床随机对照试验报告规范 2017——CONSORT 声明的扩展、说明与详述 [J]. 中西医结合心脑血管病杂志 , 2019, 17(1): 1-14.

[20] VANDENBROUCKE J P, ELM E V, ALTMAN D G, et al. Strengthening the reporting of observational studies in epidemiology (STROBE): explanation and elaboration [J]. Epidemiology, 2007, 18(6): 805-835.

附：不同疾病各证型临床研究要点汇总表（表6-2～表6-5）

表6-2 冠心病各证型研究设计要点汇总表

证型(作者、研究时间)	研究类型	干预方式	样本量 试验/对照	疗程	纳入标准	排除标准	随机及盲法	疗效性指标	质量控制
心血瘀阻(高改地 2018)	RCT	治疗组：理气活血滴丸 对照组：复方丹参滴丸	240 (120/120)	4w	诊断为稳定型心绞痛、中医辨证为心阳不足、心血瘀阻证，每周发作2次以上的患者；心电图有缺血改变或运动试验阳性患者；年龄在18～70岁者；签署知情同意书者	经检查证实为冠心病急性心肌梗死及其他心脏疾病，重度神经官能症，更年期综合征，颈椎病所致胸痛者；不稳定型心绞痛；合并重度高血压、重度心肺功能不全、严重心律失常、肝肾功能障碍及患有造血系统疾病者；妊娠、哺乳期妇女；过敏体质或对多种药物过敏者；正在参加其他临床试验患者	随机：区组随机化 方法 盲法：两级盲法	心绞痛及心电图疗效；硝酸甘油停减情况；中医证候疗效评定；单项症状疗效。安全性指标包括：①一般体检项目；②血、尿、便常规化验；③肝(ALT)、肾功(BUN、Cr)检查(治疗前后分别检测1次)；④全身反应	严格按照双盲试验要求，试验药品和对照药品剂型包装一致。观察期间，禁止加服其他治疗冠心病心绞痛的中、西药物(硝酸甘油除外)。盲底单独密封。有分中心的负责研究者报告的监察员。统计由第三方完成

续表

证型(作者,研究时间)	研究类型	干预方式	样本量 试验/对照	疗程	纳入标准	排除标准	随机及盲法	疗效性指标	质量控制
气滞血瘀(陈光 2019)	RCT	治疗组:血府逐瘀胶囊 对照组:血府逐瘀胶囊模拟剂	120 (60/60)	7w	符合气滞血瘀证诊断标准；年龄18~65岁；认知能力足以独立完成基于患者报告的气滞血瘀证评价的气滞血瘀证PRO量表(气滞血瘀证PRO量表)；签署知情同意书	急性心肌梗死、主动脉夹层,脑梗死急性期等危重症者；高血压控制不良(SBP ≥ 160mmHg),重度DBP ≥ 100mmHg);重度心肺功能不全、重度心律失常。合并心、脑、肝、肾、造血系统等严重原发性疾病,ALT或AST值>正常值上限1.5倍者,肾功能异常者；合并抑郁症或焦虑症者；妊娠或哺乳期妇女；合并神经、精神疾患而无法合作不愿合作者；近4周内有手术史者；有出血倾向,或凝血因子检测异常,或抗凝血活性物质检测异常,或纤溶活性物质检测异常,或血小板异常,或INR异常,或近1月内参加其他临床试验者；过敏体质或对试验药物成分有过敏史者	随机:中央随机系统实现分层区组随机；盲法:双盲+两级盲法	气滞血瘀证疗效,症状体征疗效;安全性指标:血常规、尿常规、便常规+隐血、心电图检查,肝功能(ALT、AST、γ-GT、TBIL、ALP)、肾功能(BUN、Cr、NAG)、凝血功能(APTT、PT、TT、FIB)	制定严刻除标准；受试者与研究者无法预见受试者的分组信息,随机号由中国中医科学院临床评价中心系统管理；在锁定数据库前以及缺失值处理后进行两级揭盲；模拟剂颜色、外观,包装均与血府逐瘀胶囊一致；第2、4、6周分饮给每位患者提供试验药品,并在中央随机系统及时进行药品发放登记,每次随访时,研究者记录受试者接受、服用和归还的药品数量,用以判断受试者服药的依从性,并及时记录

续表

证型(作者,研究时间)	研究类型	干预方式	样本量 试验/对照	疗程	纳入标准	排除标准	随机及盲法	疗效性指标	质量控制
痰瘀互结(王师菡 2012)	RCT	治疗组:丹蒌片加常规西药;对照组:丹蒌片模拟剂加常规西药	66 (33/33)	28d	符合诊断标准,符合中医痰瘀互阻证标准;年龄35～70岁;签署知情同意书	ST段抬高的急性心肌梗死;其他心脏疾病、重度神经官能症等所致胸痛者;重心功能为Ⅲ或Ⅳ级者、重度心律失常、脑梗死(急性期)等急性疾病者;合并肝、肾、造血系统等严重原发性疾病者;因其他较重且又必须治疗的疾病(如血液病、恶性肿瘤、感染等)而影响本研究的患者;未控制的高血压(1周内静息偶测血压≥160/95mmHg);糖尿病未达到一般控制标准者,或出现糖尿病性肾病、糖尿病性心肌病合并糖尿病酮症酸中毒等急性并发症者、应激性血糖升高除外;精神、神经异常或智力障碍不能完成问卷调查;妊娠或哺乳期妇女	随机:随机数字表 盲法:无	心绞痛疗效、心绞痛发作情况、心电图,硝酸甘油使用情况,中医临床证候评分。其他指标如:hs-CRP、Hcy、sCD40L、IL-6、MPO、MMP-9、VCAM-1	制定脱落和剔除标准

续表

证型(作者,研究时间)	研究类型	干预方式	样本量 试验/对照	疗程	纳入标准	排除标准	随机及盲法	疗效性指标	质量控制
心肾阳虚证(王欢 2016)	RCT	治疗组:参附注射液+常规西药;对照组:常规西药	56 (26/30)	10d± 2d	符合冠心病并慢性心力衰竭诊断标准的患者;中医辨证为心肾阳虚证;年龄50~75岁;自愿参加试验签署知情同意书	临床相关资料不完整;瓣膜性心脏病(风湿性心脏病、老年退行性心脏瓣膜病、肺心病;严重心律失常(频发室性早搏、Ⅱ°、Ⅱ°型房室传导阻滞、Ⅲ°房室传导阻滞;近3个月内发生过不稳定心绞痛或急性心肌梗死;恶性肿瘤;自身免疫性疾病;严重肝肾功能不全者;合并重度高血压(SBP≥160mmHg和/或DBP≥100mmHg;糖尿病及内分泌疾病;急性、慢性感染或发热;近3个月服用过影响免疫应答的中西药物;精神疾病或行为不能自负;妊娠或哺乳期者;不愿参加试验的患者	随机:简单随机;盲法:无	心功能疗效、中医证候疗效;其他:CD4+CD25+Foxp3+Treg细胞比例、NT-pro BNP、IL-10、TGF-β1水平。安全性指标:①血常规、血生化、尿常规、便常规;②不良反应,伴:如过敏反应等	未明确提及

表 6-3 高血压各证型研究设计要点汇总表

证型(作者,研究时间)	研究类型	干预方式	样本量 试验/对照	疗程	纳入标准	排除标准	随机及盲法	疗效性指标
肝阳上亢证(魏嘉嵩 2019)	RCT	治疗组:天麻钩藤饮+苯磺酸左旋氨氯地平片 对照组:苯磺酸左旋氨氯地平片	62 (31/31)	4w	所有患者符合《中国高血压防治指南 2010》诊断标准;中医证型符合《中药新药临床研究指导原则》中肝阳上亢型标准;均为原发性高血压患者,且为高血压 1 级和 2 级	严重心、肝、肾功能障碍者,继发性高血压者;孕妇及哺乳期女性;近期服用影响治疗的药物或接受其他降压治疗者;对药物过敏和过敏体质者	随机:随机数字表法 盲法:无	中医临床证候,血压变化,不良反应发生情况
痰湿内阻证(吴志阳 2019)	RCT	治疗组:缬沙坦+半夏白术天麻汤 对照组:缬沙坦	76 (38/38)	4w	西医诊断标准:原发性高血压 1 级或 2 级,诊断符合《中国原发性高血压防治指南》(2010 年版),颈动脉粥样硬化的诊断参考《欧洲高血压治疗指南》,根据彩色多普勒超声结果,双侧颈动脉内膜中层厚度(CIMT)增厚或颈动脉壁回声增强(CIMT>0.9mm);中医诊断标准:痰湿内阻型参考《中医病证诊断疗效标准》	继发性高血压或 3 级原发性高血压需联用或服用其他降压药物;合并急性心肌梗死,心力衰竭及脑出血,梗死等心脑血管并发症;严重心、肝、肾功能不全;存在神经精神症状或精神疾病,难以配合;过敏体质或过敏服药不规律者	随机:简单随机 盲法:无	降压前后收缩压、舒张压的变化及达标率(血压<140/90mmHg 作为标准)、CIMT、斑块面积、血清胱抑素 C(Cys C)、Hcy 及血清生长激素释放肽(ghrelin)

续表

证型(作者,研究时间)	研究类型	干预方式	样本量 试验/对照	疗程	纳入标准	排除标准	随机及盲法	疗效性指标
瘀血内阻(王惠2011)	RCT	治疗组:依那普利+新血府逐瘀软胶囊 对照组:依那普利	120 (60/60)	12w	西医诊断标准参照2005年《中国高血压防治指南》高血压的诊断标准;中医证候诊断标准参照1988年《血瘀证诊断参考标准》	年龄在30岁以下或80岁以上受试者,妊娠或哺乳期妇女;合并肝、肾、造血系统等严重原发性疾病,精神病患者、继发性高血压患者,患有肝、肾、肺等其他脏器纤维化疾病,冠心病,肢端肥大症,风湿病等;过敏体质者	随机:随机数字表法 盲法:无	血压、血瘀证候的变化,并检测患者血清Ⅰ型前胶原羧基端肽(PⅠCP)、血清Ⅲ型前胶原(PCⅢ)及转化生长因子-β1(TGF-β1)的含量变化
肾精不足(董巧稚2017)	RCT	治疗组:补肾降压方+常规西药 对照组:常规西药	60 (30/30)	8w	诊断标准参照2002年的"中药新药临床研究指导原则"中肾气亏虚型高血压的诊断	心、脑、肾严重器性病变者	随机:简单随机 盲法:无	治疗效果、血压及尿微量白蛋白变化

表6-4 心律失常各证型研究设计要点汇总表

证型(作者、研究时间)	研究类型	样本量 试验/对照	疗程	干预方式	纳入标准	排除标准	随机及盲法	疗效性指标
心虚胆怯证(颜仙君 2016)	RCT	60 (30/30)	2w	治疗组:定心汤 对照组:盐酸普罗帕酮片	符合《实用心脏病学》中室性早搏的诊断标准和《中医内科学》中心虚胆怯型心悸的诊断与辨证标准:心搏异常,或急或缓,或忽跳忽止,或跳动过速,持续不解或阵发,心慌不安,心烦,寐差,头晕等症;脉细略数或细弦;18岁≤年龄<75岁;自愿参与本次研究,签署知情同意书	急性心肌梗死者;电解质紊乱引起的心律失常、室性心动过速、室上性心动过速、心房扑动等严重心律失常患者;合并器质性心脏病患者;严重原发性疾病或有出血倾向者;对实验用药过敏者;精神疾病患者	随机:随机数字表法 盲法:无	中医证候疗效评定;早搏症状疗效。安全性指标:治疗期间每周进行1次凝血常规、血常规、尿常规检查,治疗前后各进行1次大便常规、肝功能、肾功能检查
心脾两虚型(蓝少钰 2019)	RCT	60 (30/30)	6w	治疗组:西药停服后,加服归脾汤 1个月 对照组:美托洛尔缓释片	符合《中国高血压防治指南2010》高血压诊断标准;符合《中医学》《内科学》中医心悸病心脾两虚证型,包括主症(心悸)、次症(胸闷、头晕、气短、疲倦乏力、失眠、多梦、惊慌感)、舌象(舌质淡红、舌苔薄白)、脉象(脉沉)、要求纳入患者符合主症,并兼有次症2项及以上,以及舌象和脉象相似或相同;基础心律为室性心律,室性早搏次数(24小时动态心电图)>720次/24h;年龄>18岁;心功能分级Ⅰ~Ⅱ级;Lown氏分级2~4级;临床资料完整,对研究、治疗、随访均知情且配合	排除心肌病、甲亢、冠心病、肺心病、心脏瓣膜病等所致VPBs,伴有严重心功能不全、慢性肝肾疾病、糖尿病、恶性肿瘤等疾病者、精神异常,对研究所用西药或中药不耐受,人院时已接受或正在接受抗心律失常治疗,需在接受纠正或处于妊娠期者,无法配合治疗及研究者	随机:随机数字表法 盲法:无	①中医证候积分及疗效;②室性早搏总数;③心电图指标:[心率变异性(HRV);QTd;窦性心律震荡(HRT)]④心功能指标:[左室收缩末期内径(LVESD);左室舒张末内径(LVEDD);左心室射血分数(LVEF)]

续表

证型(作者,研究时间)	研究类型	干预方式 试验/对照	样本量 试验/对照	疗程	纳入标准	排除标准	随机及盲法	疗效性指标
阴虚火旺(常松颖 2018)	RCT	治疗组:加味生脉散配+富马酸比索洛尔;对照组:富马酸比索洛尔	60 (29/30)	28d	年龄18~75岁;符合西医室性早搏诊断标准,同时符合中医诊断标准;受试者病情相对稳定,其中室性早搏患者Lown和Wolf分级在II级至IV-A级;房颤患者CHA$_2$DS$_2$-VASc评分≥2分,INR检测在2.5~3.0之间;患者伴发非心血管疾病控制稳定;签署知情同意书	凡不符合上述西医室性早搏、持续性房颤与中医阴虚火旺证型诊断标准者;由于先天性心脏病,严重贫血,甲状腺功能亢进症,更年期综合征,电解质紊乱及药物因素导致快速型心律失常发生者;参加本次试验时因各种原因不能停止使用其他的抗心律失常类药物;妊娠期或哺乳期妇女,对实验药物过敏或敏感体质者;合并重度心肺功能不全,重度高血压,恶性心律失常,高血压并肝肾、造血系统、系统免疫等严重原发疾病者;患有精神类疾病者;参加其他临床试验患者	随机:随机数字表法;盲法:单盲	24小时动态心电图检查;心率、血压等生命体征;中医证候积分变化及疗效判定

续表

证型(作者,研究时间)	研究类型	干预方式	样本量 试验/对照	疗程	纳入标准	排除标准	随机及盲法	疗效性指标
心血瘀阻(沈智杰 2011)	RCT	治疗组:益气活血方+西医常规 对照组:西医常规疗法	66 (30/36)	14d	经临床心电图或动态心电图监测符合心房颤动(持续性、永久性)诊断;中医辨证符合心血瘀阻型	肝肾、内分泌及血液系统等疾病;严重心血管不良事件	随机:简单随机 盲法:无	①中医证候积分;②纤溶指标:血浆组织型纤溶酶原激活物(t-PA)、血纤溶酶原激活物特异性抑制物(PAI-1)
心阳不振(吉利 2015)	RCT	治疗组:麻黄附子细辛汤 对照组:心宝丸	79 (40/39)	30d	符合 2001 年《心脏病学》关于窦性心动过缓、房室传导阻滞、病态窦房结综合征诊断标准;符合根据《中药新药临床研究指导原则》《中医病症疗效标准》中辨证为阴虚瘀阻型。主症:心悸、胸闷。次症:气短乏力、畏寒肢冷、头晕耳鸣、面色苍白、胸部刺痛、唇色紫黯。舌脉:舌质黯或有瘀斑、舌体胖,苔白脉沉迟或沉涩。符合主症 1～2 项,次症 2～3 项,结合舌脉即可诊断;属于Ⅰ°、Ⅱ°房室传导阻滞即可诊断;年龄 18～65 岁;签署知情同意书	不符合中西医诊断标准;合并严重的脑、肝肾器脏疾患,精神疾患不能配合治疗者;由其他原因引起的缓慢性心律失常,如甲状腺功能减退症、电解质紊乱及药物所致的缓慢性心律失常者;妊娠期或者哺乳期妇女;对多种药物过敏者	随机:随机数字表法 盲法:无	中医证候积分;24h心电图;血液流变学测定

表6-5 心力衰竭各证型研究设计要点汇总表

证型(作者、研究时间)	研究类型	干预方式	样本量 试验/对照	疗程	纳入标准	排除标准	随机及盲法	疗效性指标
气虚血瘀证 (严士海 2019)	RCT	治疗组:基础治疗+参麦通脉颗粒;对照组:基础治疗+安慰剂	620 (310/310)	8w	《2007年中国慢性心力衰竭诊断治疗指南》慢性心力衰竭诊断标准;《中药新药临床研究指导原则(试行)》中气虚血瘀证证候证标准;年龄40～83岁;心脏彩超LVEF≤40%;NYHA心功能分级II～IV级且血流动力学稳定者;NT-proBNP含量≥450pg/ml	瓣膜病,先天性心脏病,心包疾病,心律失常及非心源性疾病,心包疾病所致心力衰竭,或肝、肾等重要脏器功能衰竭导致的心力衰竭;急性心力衰竭或急性心肌梗死后心力衰竭;合并肝、肾、造血系统,等严重原发性疾病;血钾>5mmol/L者;肝肾功能异常者	随机:随机数字表法;盲法:无	①中医证积分;②6分钟步行距离;③心功能情况(LVEF、LVDs、LVDd);④实验室检查:NT-proBNP、NO、AngII、TNF-α、MDA浓度;⑤生活质量;⑥心功能分级
气虚血瘀水停证 (Xinli Li 2013)	RCT	治疗组:基础治疗+芪苈强心胶囊;对照组:基础治疗+安慰剂	512 (256/256)	12w	符合2007年《中国心力衰竭诊断与质量指南》;纽约心功能分级II～IV级;患者临床症状态稳定;在未矫正的原发药治疗基础上稳定2周	心衰由瓣膜病、先天性心脏病、心包疾病、心源性因素或其他非心源性因素引起;冠状动脉搭桥术后12周内;曾接受或可能接受心脏再同步化治疗的;有左室流出道梗阻、心肌炎、动脉瘤、心源性休克,不稳定型心绞痛或急性心肌梗死等	随机:简单随机;盲法:双盲	①NT-proBNP下降的百分比或治疗组与对照组相比NT-proBNP下降30%所占人数的百分比;②复合心脏事件;③纽约心功能分级;④左心室射血分数;⑤6分钟步行试验;⑥MLHFQ生活质量问卷

证型(作者，研究时间)	研究类型	干预方式	疗程	样本量 试验/对照	纳入标准	排除标准	随机及盲法	疗效性指标
阳虚血瘀证(庄锐 2019)	RCT	治疗组：参桂胶囊+西医常规治疗 对照组：西医常规治疗	8w	57 (30/27)	冠心病的诊断符合《临床诊疗指南·心血管分册》中冠状动脉粥样硬化性心脏病的诊断标准；慢性心力衰竭的诊断参照《中国心力衰竭诊断和治疗指南2014》；NYHA心功能分级Ⅱ～Ⅳ级；年龄≥30岁	合并心源性休克、严重室性心律失常、急性心肌梗死、心脏压塞、肺栓塞等急危情况者；合并严重肺、肝、肾等脏器功能不全者；合并高血压、血糖控制不稳定者；妊娠及准备妊娠或哺乳期妇女，过敏体质者；行动不便或精神异常无法合作者	随机：随机号码表法	①心肌能量消耗值(MEE)；②NT-proBNP；③左心室射血分数；④NYHA心功能分级
阳虚血瘀水停证(夏莉 2015)	RCT	治疗组：强心汤+西医常规治疗 对照组：西医常规治疗	4w	80 (40+40)	西医诊断参照中华医学会《慢性心衰的诊断和治疗指南2007》，Framingham心衰诊断标准；中医诊断参照《中医内科常见病诊疗指南》及《中药新药临床研究指导原则》辨证为"心肾阳虚、血瘀水停型"；心功能分级Ⅱ～Ⅲ级；年龄45～80岁	年龄小于45岁或大于75岁者；由急性心肌梗死、急性肺栓塞、先心病、甲状腺功能亢进性心脏病以及肝肾病等引起心力衰竭的患者；休克或低血容量、静息心律<50次/min，高度房室传导阻滞，严重感染；过敏体质者，并发严重脑、肝、肾及造血系统等原发性疾病的患者；重度神经官能症状者；不能进行心功能分级、6分钟步行试验分析者；精神疾病患者	随机：随机数字表法	①中医证候积分；②纽约心功能分级；③左心室射血分数；④BNP；⑤6分钟步行试验

续表

证型（作者，研究时间）	研究类型	干预方式	样本量 试验/对照	疗程	纳入标准	排除标准	随机及盲法	疗效性指标
气阴两虚血瘀证（卢洁 2019）	RCT	治疗组：养心通脉Ⅱ号方＋西医常规治疗 对照组：西医常规治疗	58（28+30）	6m	西医诊断标准参照《中国心力衰竭诊断和治疗指南 2014》；中医辨证标准参考 2002 年版《中药新药临床研究指导原则》；年龄 30～85 岁	急性心功能不全、难治性心衰患者；心源性休克，严重室性心律失常，完全性房室传导阻滞，梗阻性心肌病，缩窄性心包炎，严重瓣膜病未修补者；心脏压塞，肺栓塞，有重症感染及传染病者；合并有肝、肾及内分泌系统，造血系统等严重原发性疾病患者等	随机：随机数字表法	①NT-proBNP；②左心室射血分数；③6分钟步行试验

第七章

心血管病中医诊疗指南规范

| 第一节 |

疾病证候诊疗指南制定的方法

一、诊疗指南的概述

　　诊疗指南是针对临床疾病系统制订、帮助临床医师和患者做出适合方案的指导性意见（推荐建议）。遵循指南能够规范临床医疗行为，引导行业水平提高和进步，改善患者预后，保障医疗安全。诊疗指南主要分共识指南（consensus based guideline）和循证指南（evidence based guideline）。专家共识（expert consensus）是指相关专家在全面复习现有知识的基础上，做出的针对某一疾病的共识性意见和建议。临床实践指南在制订过程中会面临不同阶段和不同问题的群体决策，需要汇聚专家意见，达成共识形成推荐意见，并解决指南制订过程中其他问题，如确定主题、目标人群和范围。循证制订指南（evidence-based guideline development）倡导将共识意见与证据质量相结合，依据对现有证据进行评价的结果来确定推荐意见。在中医领域，2008年发布的《中医内科常见病诊疗指南》为规范中医临床诊疗行为发挥了重要作用；2011年中国中医科学院组织编写发布的《中医循证临床实践指南》为我国中医循证临床指南的制定奠定了方法学基础。在国际领域，循证临床实践指南制定时较广泛应用到苏格兰联合指南网（SIGN）推荐的程序：指南研究组织→提出临床问题→组成专题指南研究组→系统文献评价→草拟推荐建议→咨询及同行评议→发表与发行→地方应用→审计及评价。在 SIGN 推荐程序的基础上，结合中医学特点，2015 年我国发布了《中医临床诊疗指南编制通则》，该通则规定了中医临床诊疗指南制定的技术方法及结构、编写要求，标明了临床指南作为行业标准时的立项与发布程序，指出指南制订 / 修订需要文献证据与共识证据相结合，在文献证据不足的情况下采用共识证据。

二、指南制定的程序

　　临床指南有严格的制订程序和方法，以保证其推荐意见有科学客观的证据支持。主要步骤包括：选择主题；提出临床问题；成立专门的指南制订工作组；对证据进行收集、筛选、评价及分级；形成推荐建议（包括依循证证据形成推荐建议和依专家共识形成推荐建议）；撰写指南及相关文件；向相关医疗机构、行业组织及专家学者等征求意见与同行评价；小范围试行；公开征求意见；指南定稿；指南送审、报批/备案、发布、出版、复审；收集反馈意见，并根据临床研究的进展及新证据不断对指南中的内容进行定期评价和更新。

1. **选择主题**　选择适合中医药治疗的病种作为主题，进行检索。若未发现与主题相关的指南，可申请立项制定指南。若与主题相关的指南已经发布，有证据表明已有中医药疗法的疗效优于该病种诊疗指南中的推荐建议，可申请立项修订指南。

2. **提出临床问题**　依据临床实践，通过问卷调查、深度访谈等对医务人员、患者及其家属开展调查研究，提出临床问题。调查的内容涉及中医病证的诊断依据、重要的干预措施及其适宜人群、目前临床中可供选择的治疗方法、干预措施的危害和风险及对临床经济学的影响等。指南所覆盖的临床问题应明确，以评价某干预措施治疗某疾病疗效为例，可以从 PICO 4 个方面：研究对象（participants，患病的患者或某一具体病症）、干预措施（interventions，所施加的干预措施）、对照措施（comparisons，相比较的干预措施）和结局指标（outcomes，有关的临床结局），将临床问题转化成研究可以回答的结构化的问题。如西医常规治疗结合冠心 2 号方（干预措施），与单纯西医常规治疗（对照措施）比较，是否可以使稳定型心绞痛患者（研究对象）患者在心绞痛发作时减轻症状（结局指标）。

疾病诊疗指南提出的临床问题还应包括对该疾病的金标准诊断，可供应用的诊断措施，以及各自的灵敏度、特异度和准确度等指标。而且，指南要对所针对病例的相关情况进行描述，如年龄、性别、疾病严重程度或分期等，明确将来指南所应用的目标人群。提出正确的临床问题是定义指南范围的前提，也直接关系着其后文献检索策略的制定，将影响和指导整个指南的制订过程。提出的临床问题不应单从临床医师的角度考虑，还应考虑到其他方面，如患者关心的结局、医疗付费方关心的问题等，多方考虑后共同商议制定。

3. **成立专门的指南工作组**　指南工作组包括首席专家、工作组组长和成员，其任职条件及职责如下：首席专家应对指南所涉及的病种具有充分的了解和较高的诊疗水平，熟悉指南编制要求，在本行业、本学科、本专业具有公认的学术地位和影响力，负责指南的总体设计和技术指导，指导工作逐步开展，调控工作进度，监督工作质量；工作组组长应在具备较高学术水平的基础上精通指南编制方法学，主要负责指南的方案制定、草案编写和组织管理等，协调成员之间的分工合作，组织成员讨论编制过程中的问题和难点；成员应在考虑专业和地域的同时，可利用现有资源如标准化研究基地、学会组织等进行选择，主要在各自擅长的领域履行相应的职责。

指南的制订应由一个多学科的团队来完成，指南工作组应具备临床专业、循证医学、卫生经济学、流行病学、文献学等专业技能的成员。由多学科多领域能平衡各方利益的专家和代表组成小组，除了卫生保健领域的人员以外，应尽可能包括与该临床指南利益相关的其他各方代表，如患者、医疗付费方的人员等。小组成员的构成还应满足以下要求：全部相关的专科、专业组都有代表，能解决所涉及的医疗保健服务的各个阶段的问题；全部有关的科学证据均能被检索并进行严格评价；应用指南时有可能遇到的临床问题都能被识别并加以处理；指南利益各方代表能看到该指南是值得信赖的，愿意配合指南的实施。

4. 对证据进行收集、筛选、评价及分级

（1）确定检索词：根据已确定的临床问题，分别针对患者或人群、干预措施或暴露因素、结局等方面提取关键词作为检索词。检索词应包括病名、诊疗技术、治法、方药、知名专家姓名等。检索的病名应包括古往今来该疾病的所有病名，尤其针对中西医病名不完全对应而历代中医病名较多的疾病。例如对于"室性心律失常"检索病名的选择，西医病名方面为检索全面，应当包含该分类下的所有词汇，不仅为室性心律失常、室性早搏等，同时应当包含心律失常等涵盖范围更大的词汇，首次检索应以覆盖面积最大的检索词检索，才不会有遗漏。

（2）选择数据库：检索的数据库主要包括：MEDLINE、COCHRANE图书馆、Clinical Trial、美国国立指南库（NGC）、中国期刊全文数据库（CNKI）、中文科技期刊数据库（维普）、中国生物医学文献数据库（CBM）、中国中医药文献数据库、万方全文数据库、中国优秀博硕学位论文全文数据库等。目前我国国内文献检索多使用生物医学期刊数据库（CRM）、中国知网（CNKI）、万方等数据库，国外文献检索常用的数据库选择顺序为 Medline、Cochrane Library、EBMR、CRDD、Guideline 及医学期刊等，一般多几个数据库联合应用。

鉴于部分经典名方类中成药在常用数据库中存在无证据支持或少有证据支持，但由于其药物符合中医的辨证论治逻辑且临床有效性确切，本团队认为对于该类中成药的筛选，在检索时还应同时包含国家药典、临床用药手册等国家级权威刊物。

（3）制定检索策略并实施检索：指南应提供检索策略细节，包括关键检索词的选用、检索的时间跨度和所使用的资源。由文献专家提出检索策略，项目组讨论其科学性、可行性后，开展检索，以计算机检索为主，同时使用手工检索。临床指南应以最新、最佳证据为基础，所以指南应收集过去 12个月内所有最新的有关证据，确保推荐意见为当前最佳。在确定检索策略时，应重视古代文献、名老中医专家经验、医案医话等相关文献，重视国际组织、政府、学术团队发布的在临床与研究中广泛应用的标准、指南、规范等。手工检索书本式检索工具，需广泛阅读相关医学杂志、会议论文集、内部刊物等，逐期翻阅，复印检出文章的原文，并醒目标出归类的关键词或在首页上加上必要的注释。文献检索需反复进行，首先检索已有的指南及系统综述，其次检索随机对照试验。仔细分析每次检索的结果，根据所提出的问题和证据获得的数量再检索其他类型的临床研究。

（4）筛选文献：筛选文献按照以下的程序开展

①制定一套明确的文献纳入与排除标准，对文献进行筛选。

②初筛，通过阅读检索出的文章题目与摘要剔除明显不符合要求的文献，根据题目和摘要不能确定的文献应通读全文进行筛选。

③阅读全文，对可能合格的文献，应获取全文，逐一阅读和分析，以确定是否和原作者联系，如果文章中的信息不全面或不能确定，或者有疑问和分歧，应与文章作者联系，获取相关信息，再决定取舍。

④为了避免偏倚，应该由至少两名研究人员对文献进行筛选，并明确记录检索及筛选的过程及结果，如有意见不一致处，应明确判断意见不一致时的处理方法。

（5）评价文献：对纳入研究进行正确的质量评价是循证指南得出正确结论的关键。

现代文献的评价：评价文献时，应根据文献研究类型选择适宜的评价工

具，开展文献报告规范和方法学质量的评价，并制成证据表，不同类型文献
所适用的国际公认报告质量和方法学质量评价表格见表 7-1。每一篇文献至
少由两名课题组成员进行评价。存在分歧时，由项目负责人或专家组成员对
评价的分歧进行仲裁。文献评价过程应详细记录并保存，包括原始文献、文
献摘要表、相关证据表及评价数据等。

随机对照试验类文献质量可以参考国际 Cochrane 协作组织的"偏倚风
险（risk of bias）评估"，该量表包含 6 个条目：随机方法是否恰当；是否做
到分配隐藏；是否采用盲法；是否对退出或失访者进行报告，包括失访人
数、原因及是否采用了意向治疗分析；是否存在选择性结局报告；是否有其
他偏倚来源。根据研究对以上条目的满足程度，将研究分为低偏倚风险、偏
倚风险不确定和高偏倚风险。

队列研究和病例对照研究的报告质量可以参考纽卡斯尔 - 渥太华量表
（Newcastle-Ottawa Scale，NOS），该量表包括研究对象选择 4 个条目（4
分），组间可比性 1 个条目（1 分）和结果测量 3 个条目（3 分），共计 9 分。

对系统综述的质量评价可以采用评价系统综述工具（a measurement tool
to access reviews，AMSTAR）的方法，该清单共包括 11 个条目（表 7-1）。

表 7-1　不同类型文献报告质量和方法学质量评价表

文献类型	报告质量	方法学质量
系统评价 /meta 分析	PRISMA 规范 观察性研究的 meta 分析 -MOOSE 随机对照试验的 meta 分析 -QUOROM	AMSTAR 量表
随机对照研究	CONSORT 声明	偏倚风险评估工具
队列研究 / 病例对照研究	STROBE 声明	NOS
横断面研究	STROBE 声明	AHRQ 量表
其他观察性研究	STROBE 声明	CASP 清单

注：AMSTAR（a measurement tool to access reviews）：评价系统综述工具；NOS（Newcastle-Ottawa Scale）：纽卡斯尔 - 渥太华质量评价表；AHRQ（Agency for Healthcare Research and Quality）：美国卫生保健质量和研究机构；CASP（Critical Appraisal Skills Programme）：英国牛津循证医学中心文献严格评价项目。

中医古籍文献的评价：中医古籍文献应从文献来源、诊疗措施的临床获

益和风险、专家共识程度和卫生经济学成本等角度进行综合评估，经指南工作组根据专家共识法形成推荐建议，纳入指南。

（6）对证据进行分级处理：依据研究主题相关文献特点选择国际、国内公开发表的证据分级标准。目前，国际上有多个证据分级标准，其中被广泛接受和使用的证据等级划分标准是"推荐分级的评价、制订与评估（grades of recommendation, assessment, development and evaluation, GRADE）标准"工作组制订的 GRADE 标准。该标准已被包括 WHO 和 Cochrane 协作网在内的多个国际组织、协会采用。

GRADE 将随机对照试验初步列为高质量证据，观察性研究列为低质量证据。但是研究设计和实施的局限性、效应估计值不精确（宽可信区间）、研究结果不一致、间接证据或发表偏倚都可能导致随机对照试验证据质量降级，相反，如果观察性研究的结果非常显著且其设计和实施过程没有明显偏倚，也可以使证据质量升级。GRADE 标准根据研究设计方法学将证据质量分为 4 级：①高级证据，随机对照试验，或质量升高两级的观察性研究；②中级证据，质量降低一级的随机对照试验，或质量升高一级的观察性研究；③低级证据，质量降低两级的随机对照试验，或观察性研究；④极低级证据，质量降低三级的随机对照试验，或质量降低一级的观察性研究，或病例系列，或病例报告。

5. 形成推荐建议 诊疗指南中的推荐建议应该是来源于研究的证据，对证据进行质量评价后根据证据级别，并结合目标人群文化背景、风俗、法律等因素综合推荐并决定其推荐强度。形成推荐意见时应注意推荐意见不是证据等级的直接演绎，即高级别的证据不一定都推荐或强烈推荐。由于临床面临的很多问题目前仍缺乏相应的高质量临床研究证据，有些临床问题因各种原因缺乏高论证强度设计的临床研究。因此确定推荐建议时，一方面应重视研究证据的级别，另一方面应权衡利弊，在综合其他因素的基础上，最后确定推荐建议。当证据明确显示干预措施利大于弊时为强烈推荐；当弊大于利时，为强烈不推荐或禁止使用；当证据显示利弊不确定或无论质量高低的研究证据均显示利弊相当时则为弱推荐。

（1）依循证证据形成推荐建议：推荐建议的形成方法如下：①评价并讨论证据与临床问题的符合程度；②高质量证据直接转化为推荐建议，如 A 级推荐意见根据最有力的证据提出，强度最高，应该尽可能遵循；③质量较低的证据通过专家共识法形成推荐建议，如 C 或 D 级推荐意见所依据的证据可靠性最低，临床医师可以结合自己的经验和判断来执行；④依据研究主题相关文献特点选择国际、国内公开发表的推荐强度标准，确定推荐建议的等级，同时将形成推荐建议的证据来源列入参考文献。

（2）依专家共识形成推荐建议：采用专家共识法形成推荐建议的适用范围包括：对于中医证候分类的筛选、长期在临床上广泛运用的病例报告和史料记载的疗法、未经系统研究验证的专家观点和临床试验。以上类型应选用专家共识的方法形成推荐意见，同时标明来源于"专家共识"。

下文参考 2017 年中华中医药学会发布的《中医药临床实践指南制订过程中专家共识形成及其流程的技术规范》（中华中医药学会团体标准：T/CACM005—2017）对中医药诊疗规范中专家共识的制定方法进行概述。

1）专家共识形成的三个环节：根据指南的主题，定位指南制订过程中需形成共识的具体环节，并以 PICO 形式（人群、干预、对照、结局）进行细化，构建用于形成共识的问题清单或提纲。在指南过程中，主要有三个环节需要形成共识，即：筛选指南主题、形成临床问题 PICO、形成推荐内容和强度。

①筛选指南主题，明确指南制订目的：即指南实施对临床的影响，包括规范临床医疗行为，或引导行业水平提高和进步，或保障医疗质量，或改善患者结局，或保障医疗安全等。制订者、使用者、受益者的目的均应包括。确定指南类型，即是制订标准指南、快速建议指南还是完整指南。指南主题的选择一般需要满足以下条件：该疾病给人类带来一定负担、诊疗工作中存在差异或临床效果存在可被改善的潜能。主题由指南制定小组的首席专家及指南制订负责人提出，提出之后需要征求意见，即实施共识。

②临床问题来源：临床问题是临床实践中亟待解决的关键问题，是指南主题的具体化表现。临床问题应包括推荐的干预措施的有效性，以及干预措施的不良后果、社会认可度或成本效益的信息等，为形成推荐意见提供证据基础。诊疗指南所解决的问题应来源于临床实践。这些问题可以通过问卷调查，也可以由资深医务人员、患者代表及其家属研究后，结合临床实践经验和经历提出。指南所针对的问题应明确描述，包括适应证如何确立、合理的干预措施以及干预措施的危害及对临床经济学的影响等。

临床问题的构建一般采用 PICO 方式：患者（P）应准确描述其适应证，

包括年龄、性别、民族和行为特征等，描述适应人群所处的环境，是否需要亚组或排除亚组等。干预方案（I）需要明确其治疗措施、诊断步骤、制订诊疗措施的程序、影响预后因素、风险因素、生活方式的改变、社会活动、筛查方法、预防措施等，并考虑其他变量，如剂量、频次、时间和疗程等，当干预措施较为复杂时，考虑最关注的部分及如何最佳地描述它们。对照措施（C）明确其他可选的干预方案，如安慰剂、不干预、标准治疗方法、现行的标准诊断、干预措施的调整方案或完全不同的干预措施。结局指标（O）明确推荐意见的目的，预期达到的效果和可能产生的危害。需要根据专家、推荐意见的实施者和患者代表的意见形成解决指标清单，仔细遴选可能的疗效、安全性、经济学结局。

结局指标的选择和分级：由指南制订组负责组织临床专家和患者代表制作结局清单，并统一进行分级和排序。按照 1～3 分为该结局指标不重要，4～6 分为该结局指标重要，7～9 分为该结局指标至关重要进行评判。

确定需要系统综述的问题：一项临床实践指南，通常可以形成 10 余个系统综述问题，对这些问题进行排序，优先解决亟待回答的问题。

③形成推荐内容和强度：对证据进行分级评价并讨论其与临床问题的符合程度，考虑其他影响推荐意见的因素，如经济性、可行性、公平性、患者偏好与价值观等，经过指南制订小组专家共识会议表决后，将证据转化成推荐意见。除了对证据质量和利弊权衡以外，患者的价值观、干预成本等都是影响推荐强度的重要因素。

2）遴选共识组成员

①共识组成员要求：成员的选定有 3 种情况：疾病领域的中医和西医临床专家（涵盖不同级别），方法学专家（流行病学研究者、循证医学研究者、文献研究者等等）；非专业人员（如患者代表、医院管理者）。中医临床专家应熟悉指南相关疾病的诊疗过程，并有不同年限的临床经验；方法学研究者，需要熟知该疾病 / 干预措施 / 诊断工具相关的证据资料及其来源；对于非专业人员，如患者代表，应有对该疾病 / 干预措施 / 诊断工具的体验经历。对于每种人群的异质性大小也因情况而定，一个纳入参与者广泛的共识组将能够具有较好的共识结果推广前景，但是共识形成过程中会产生较大的分歧。当然共识如果来自于比较统一的群体时，比较能代表大多数的意见。共识小组的人员数不能少于 20 个，且 ≥ 2/3 的人应该为具有高级职称且工作

经历≥10年，同时剩余的1/3的共识组成员中还应纳入中、初级职称的临床一线医生代表、药剂师、护理人员、患者代表及医院管理人员。

②共识成员利益冲突声明：一份利益冲突声明至少包含以下四方面的内容：阐明指南制订过程中受到资助的任何环节；如有资助，则需阐明资助者对指南制订、传播和实施的作用和影响；阐明利益冲突的类型，是经济利益性还是非经济利益性；阐明利益冲突是如何测量且如何处理的，需告知指南使用者如何获得这些利益冲突声明信息。

③面对面共识会议主持人/协调员要求：在面对面共识形成方法中，还需要主持人/协调员对面对面会议进行主持和协调。选择合适的主持人/协调员是面对面共识会是举办成功的一个重要因素。需要其对指南制订背景、讨论主题以及参会人员了解和熟悉，并具备良好的交流和协调能力。

3）共识背景资料：在实施共识形成方法之前，组织者应该系统、广泛地收集相关主题的证据资料，就目前中医药临床实践指南制订的特点来看，主要有以下这些证据资料需要查询：中医经典和传承经验：中医的经典古籍、历史上著名医家的专著、近现代医家的医话医案；最新指南和法规性文件：国家基本药物目录、国家基本医疗保险药品目录、中国药典等；最新版教材；现代临床研究的系统评价；名老中医定期访谈。

4）提炼共识清单：基于背景资料以及前期的访谈调研，可以凝练正式共识形成开展的问题清单。就中医药领域来讲，需要重点凝练4个方面的内容：中西医疾病名称；证候分型及其诊断要素；治疗原则；代表性方药。同时以列表形式形成最终的拟将用于共识的内容清单，采用李克特量表进行评分。

5）四种正式共识形成方法：正式共识形成方法主要分为4种：德尔菲法（Delphi method）、名义组法（the nominal group technique，NGT）、RNAD/UCLA合适度检测方法（RNAD/UCLA appropriateness method）、美国国立卫生（NIH）的共识形成会议法（consensus development conference，CDC）。

①德尔菲法定义和特点：该方法是指通过多次反复的结构化方式收集参与者意见。针对参与人较多的情况下采用通信/邮件方式征询参与成员的意见，经过至少三轮征询，使参与者们的意见趋于集中，最后做出符合共识主题的结论。主要特点在于：设立主持人或主席，结构化的流程具有可控性，参与者可独立、匿名发表意见，并可得到反馈，但过程复杂，花费时间

较长。

　　具体过程：首先确定好需要调研的问题，可以通过前期文献调研来整理出问题，并将相关材料发送给参与者，这样做可以确认当事人邮箱／收信地址是否正确。在进行第一轮专家调研前，德尔菲组织小组邀请一些临床或方法学研究专家针对该问题提出意见进行完善，可以对相关参与者进行访谈，进而完善并确定主题，然后制订出问卷框架，同时也邀请他们参与到接下来的问卷调研中。所邀请的参与者应该是来自不同地区的具有代表性的人，且对所调研的问题感兴趣，并保证能参与。在第一轮时，询问参与者们针对调研主题的意见，应该进行开放式提问，以便能够激发出参与者们不同的意见，然后对回收意见进行归类，制订出用于循环使用的问卷调研表，这一轮的调研尽可能简单，所提问题不要超过一页纸。在第二轮时，在对第一轮意见进行总结时，会有一些议题已达成共识，而还有一些议题并没有，这时候要对这一部分议题进行凝练后再次开展第二轮意见征询，而第一轮反馈的结果也会同时送达各个参与者，他们会以同意与否的方式直接形成共识，或者对他们针对每个条目的同意与否进行排序。在第三轮时，参与者们在第二轮时已经获知了整体的调研结果，以及他们自己之前的回答情况。在这一轮时，参与者们会再次对于他们之前的意见进行重新审度。同时，他们还有机会对之前的结果排序进行调整。最后对汇总的排序进行评估和总结，看共识程度是否高，如果高，则调研结束，如果共识程度低，在条件许可的情况下尚需进行第四轮。

　　注意事项：共识人员的遴选应根据需要形成共识的主题来制订遴选标准。需要考虑共识人员分布的地域性和不同专业背景、身份背景的分布，能够坚持完成多轮共识咨询。调查问卷的制订应根据共识的主题来进行。第一轮问卷一般采用文献回顾和开放性访谈结合的方法拟定出来，其后的调查问卷主要采用客观评分和共识人员提出书面具体意见相结合的方式。问卷发放方式应采用邮件或信件的方式，回答者可以匿名。统计方法应根据共识人员意见的协调程度，计算相应的均数和标准差，判断德尔菲法的轮次，当专家意见趋于一致时，调查即可结束。

　　②名义组法定义和特点：该方法是指在决策过程中对群体成员通过出席所召开的讨论会，先进行个体决策，即独立思考后，再看最终共识程度。该方法特点是，每位成员可平等参与，可避免讨论产生的冲突，能尽可能多地

搜集观点，但在同时解决多个问题上缺乏灵活性，需要较长时间。

具体过程：通过一名经验丰富的主持人/协调员组建 9～12 名相关专家以面对面会议的形式讨论特定主题。它包含两轮会议，参与者们对主题内容进行评判和讨论以及再评判和讨论。该方法的过程主要有：首先参与者们先用 5～10 分钟时间匿名写下各自对讨论主题的观点；第二阶段，每个参与者依次对主持人阐述观点，主持人做记录，并进行列示，使周知；第三阶段，展开讨论，将相同的意见进行归类，同时对每个观点和意见进行讨论和评价；最后每个参与者对每个观点进行第一轮的匿名排序，并对排序进行展示；再进行第二轮的排序和讨论；最后对结果进行展示并反馈给参与者们。

③ RNAD/UCLA 合适度检测方法定义和特点：简称为"RUMA"法，该方法又被称为"改良德尔菲法"，联合应用了德尔菲法和名义组法。"RUMA"法通过优势互补发挥两者的优点，有效地克服了德尔菲法中专家不谋面导致对有争议的问题难以取得共识和名义组法参与者意见过于分散的缺点。

具体过程：该方法实施时，通常会组建两个小组，即核心小组和专家组，前者引导后者，并向后者提供综合数据，后者则基于这些数据来达成共识。一般来讲，在开展共识形成过程之前，核心组会基于证据的综合开展一个系统评价，以便给专家组提供一个循证的决策引导。接着一个包含各种临床实际情景片段的问题会被制作出来提供给专家组。这些片段来自有明显临床特征的某一患者。同时专家组会被给予一个 9 分制的李克特量表，用于评价某一特定干预措施是否适合该患者。专家组可以由 7～15 人组成，最好是 9 人，且以奇数为好。所遴选的专家最好来自多领域。

通常对某一干预措施的评价会有两轮。第一轮专家组通过邮件收到临床情景片段，并被要求进行"合适度"的评分，在评价时可以不用考虑干预措施的经济性问题。1～3 分，4～6 分，7～9 分，分别代表不合适，不确定，合适。每个专家独立于其他专家进行评分。专家组成员可以参考核心组所提供的综合证据。第二轮则由一名经验丰富的主持人/协调员来组织一次 1～2 天的面对面会议。不少于 20 名，且总人数为奇数人数。会上，所有参与专家都会获得其他专家之前的个体评分结果。参会专家每人对每个片段干预措施的合适度发表意见。在讨论结束之前，每个参会专家可以重新审度他们之前的评分结果，并可以进行修改。之后，这些结果会被进行描述性统计分析。当有 ≥ 1/3 的专家对某一临床问题的干预措施的评分为低分，而另外 ≥ 1/3 的专家对同一临床问题的干预措施的评分为高分时，则视为有分歧，没有达成共识。在没有分歧时，中位评分若处于低分段（1 ~ 3 分），视为"不合适"，如果评分处于高分段（7 ~ 9 分）时，视为"合适"，如果评分在 4 ~ 6 分，无论是否有无分歧都视为"不确定"。这些评分结果将最终用于某一干预措施是否在过去使用不合适，或某一干预措施是否能够合适地用于将来。

④美国 NIH 共识形成会议法定义和特点：即遴选一组人参加会议，就某问题根据呈现的证据达成共识，分为开放和封闭两种类型，均设有主席，负责全过程和分配任务，公众也可参与其中。该方法的主要特点在于较之于其他方法更倾向于通过公共论坛讨论问题。通过面对面讨论和交流产生建议，形式灵活，内容更丰富，经济方便，可实现快速决策，但对群体意见的综合分析方法不明确。

具体过程：首先要选定主题和遴选参会专家。然后围绕主题由参会者列出将要讨论的问题清单，确定会议讨论范围。与会专家不少于 20 人，来自不同领域，形成会议专家决策组。该决策者独立于组织者，且没有其他利益冲突。这些专家应为领域内高水平的专家。同时，由组织者邀请另外一批独立于决策组的专家提供相关主题的各种证据，用于会议决策专家进行讨论。通常，组织者对于会议所讨论的主题会提供相关系统评价类的证据。与会专家听取证据陈述和来自公开方式征集的普通公众的意见之后，展开讨论。在公开征求意见时，普通公众可以对与会专家进行提问。之后，会议组专家组织讨论会进一步讨论证据，最终达成共识。会议主持人/协调员将主导并对公开征求意见会以及专家会进行掌控，并协助达成共识。在权衡各种证据和信息后，专家组将生成一份针对预先问题的共识声明。共识声明草稿会被参会人进行评审。讨论之后，专家组做出相应修正，之后对声明进行发布和传播。

注意事项：在会议成员的遴选中，会议的参与者应能够在共识主题上给出较客观和专业化的意见，应尽可能选择不同观点的参与者。会议的主要议程：会议分为两个部分，即公开讨论会和委员会。在公开讨论部分应邀参与者向会议小组陈述观点和意见，并接受提问和咨询，然后会议小组组织委员进行研讨和材料的整理，并撰写共识声明。会议的讨论范围：即共识主题明确，共识清单可辩论。由各参与者以投票、排序、公开讨论等非结构化的互动方法评估最终的共识结果。

⑤四种正式共识方法的优缺点：对比上述四种方法各有优缺点，为了方便使用者选择，现将其优缺点进行列表展示（表 7-2）。

表 7-2　四种正式共识方法优缺点对比表

共识方法	是否可以邮寄问卷	个人独立决策过程是否保密	临时小组建议或决定是否反馈给成员	是否允许面对面讨论	是否为结构化的互动讨论	整合成员观点的方法
德尔菲法	√	√	√	×	√	明确
名义群体法	×	√	√	√	√	明确
共识形成会议法	×	×	×	√	×	不明确
RUMA 法	√	√	√	√	√	明确

6）"共识"程度的界定：四种方法中，涉及共识程度的界定时，借鉴 GRADE Grid 方法，内容如下：

共识总原则为：凡是对共识内容同意或反对人数 ≥ 2/3 总人数，则视为达成共识，<2/3，则视为未达成共识。但对于治疗措施形成推荐意见时，应遵循以下原则：凡是对某项治疗措施推荐人数 ≥ 2/3 总人数，则推荐使用该治疗措施，且如果推荐人数 ≥ 3/4 时，为强推荐；如果推荐使用人数比例 ≥ 50% 且 <3/4，则为弱推荐。凡是对某项治疗措施反对人数 ≥ 2/3 总人数，则不推荐使用该治疗措施，且如果不推荐人数 ≥ 3/4 时，为强不推荐；如果不推荐使用人数比例 ≥ 2/3 且 <3/4，则为弱不推荐。对于中医药特色经典名方且有古籍（1911 年以前）记载，临床长期应用 30 年以上，现代研究证据级别偏低或无相应支撑证据的情况，有 3/4 以上的专家达成推荐共识时，则为强推荐。

7）"共识"到"推荐"形成的要求：临床实践指南中推荐意见形成时应考虑 3 个方面的内容：①研究证据支持情况；②专家临床经验及其专业建议；③患者建议。其中研究证据的质量与证据支持力度是科学性的基础，推荐强度的依据，而专家经验与建议、患者建议则可以增加指南的适用性。在共识形成过程中，常见有3种情况需要应对处理：①专家同意现有证据提供的结论；②现有证据缺如，专家提出其他建议；③专家不同意现有证据所得结论。这3种情况在最后形成推荐意见时均需要注明。在最后陈述推荐意见时，应该将形成推荐的过程及其所使用的方法进行整体的描述；所推荐的强度应该有所标识；推荐的理由应该有所列示，如有参考证据，应该附上参考文献及其出处。就中医的临床实践指南制订过程中还需注意，证据类型中有很大一部分的支撑来自传承和经验，即中医理论传统证据。应将中医理论传承证据、现代临床研究证据，临床专家意见相互参考，之后再做出综合推荐。

8）共识形成流程（图7-1）

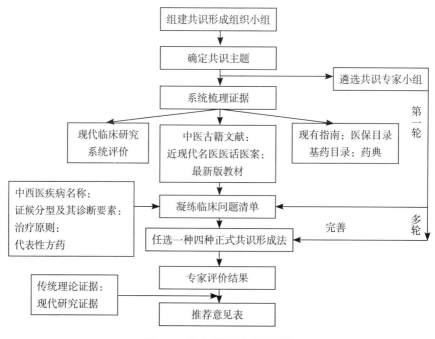

图7-1　专家共识形成流程图

6. 撰写指南及相关文件

（1）指南撰写的语言表达：指南的语言要清楚、明确，必须要确立的术语应准确定义。中医指南的语言表达有其特色，是需要仔细琢磨的。根据指南发布后所面向应用人群的不同，指南语言表达用词也应有所不同。尤其是在中医辨证的描述方面，如果一个中医类指南面向的人群是西医，那么如何将中医辨证部分每个证型最主要、最关键、最有辨证特点的症状描述、提炼出来是撰写过程中的一大难点。不同辨证应用相同药物的时候，如何应用一到两个症状区分不同辨证；应用同一药物治疗不同病的相同证型；如何应用最简短的语言区分不同辨证；解决同一辨证时应用多个药物，不同药物在辨证相同的情况下如何应用等问题。这些都是指南撰写时语言表达需要特殊、仔细处理的地方，因此需要不同领域的专家共同解读指南，从中找出需要优化以及修改的地方。

（2）编制说明：在编制指南的同时，应起草编制说明，其内容应包括：工作简况，包括任务来源、主要工作过程、主要起草人及其所做工作等；指南编制原则；古代和现代中外文献检索策略、信息资源、检索内容及检索结果；文献纳入、排除标准，质量评价表；德尔菲法以及专家共识会议法的实施过程。

根据指南制度的不同阶段，要不断补充以下内容：指南征求意见的处理过程和依据；指南修改、评审的方法；指南试行的结果。

7. **征求意见与同行评价**　为了确保指南的质量，指南在发表前必须进行修改和外部评价。工作者将指南征求意见稿向相关医疗机构、行业组织及专家学者等几方面征求意见。遴选征求意见的机构，应参考指南的适用人群和应用机构，体现广泛性和代表性。经征求意见修订后的指南将被送至同行专家处进行进一步评审，通过判断推荐意见的合理性和用于实践的可应用性对指南的有效性提出改进建议。在充分获得同行和权威机构或专家的意见后，指南制订小组集体讨论并在对意见达成共识后对指南进行修改。评审可以通过会议、邮件、网络等多种方式进行，评审人员应是指南制定小组以外的独立成员，包括临床领域和方法学方面的专家，也可有患者代表，专家人数宜为4名。评价工具可采用指南研究与评价工具Ⅱ（AGREE Ⅱ），评价员将就推荐意见的合理性和用于实践的可行性等方面进行判断。

8. **小范围试行**　指南公布以前围绕指南内容的临床适用性、可操作性进行评估，将应用与测试情况反馈回指南工作组，工作组成员参考反馈意见进行进一步的修订，并记录在案。

9. **公开征求意见**　按照《中医药标准制定管理办法（试行）》文件规定，开展相关工作。

10. **指南定稿** 公开征求意见期满后，指南工作组将反馈意见进行汇总和处理，形成公开征求意见汇总处理表并反复修改，确保将临床指南制定过程中的偏倚降到最低，最终定稿。

11. **指南的送审、报批 / 备案、发布、出版、复审** 按照《中医药标准制定管理办法（试行）》文件规定，开展相关工作。送审材料应包括指南送审稿、编制说明、意见汇总处理表、AGREE Ⅱ评价结果、小范围试行报告及相关材料（如文献摘要表、文献评价相关资料等）。

12. **收集反馈、对指南进行定期评价和更新** 指南发表后，应积极收集循证指南在临床实践中应用的反馈意见，以指导指南。收集的内容包括：证据应用于临床决策后对患者诊疗效果的影响，应用证据后对医疗费用（成本）的影响，应用证据后对医疗质量促进的影响，及应用证据后对提高临床研究水平的影响等。随着临床研究的进展及新证据的不断出现，指南也必须进行定期评价与更新，及时将新知识整合进去。比如 2019 年《冠心病稳定型心绞痛中医诊疗指南》送审稿（见附录），是在 2018 年《冠心病稳定型心绞痛中医诊疗专家共识》的基础上，应用循证医学证据，结合专家共识形成的，更具有可操作性和现实性。

指南研究与评审工具（Appraisal of Guidelines Research and Evaluation in Europe，AGREE）协作组是一个旨在改善临床实践指南质量和作用的机构，该协作组织为指南的制订、报告和评价提供了基于互联网的共享平台。AGREE 是由来自 13 个国家的临床指南经验丰富的研究者共同制订的评价临床实践指南质量的工具，它已得到全球的公认。它包括 6 个版块共 23 个条目的内容，主要涉及制订和发布指南的过程。AGREE 评价工具可以用于评价地方、国家、国际组织或联合政府组织发布的指南，包括新产生的指南、现行的指南和更新的指南，并适用于任何疾病领域，包括疾病诊断、健康促进、治疗或干预。

AGREE 评价工具 23 个关键条目的内容：

条目 1：对指南的总目标详细描述。涉及指南对社会和目标患者潜在的健康影响。对指南的总体目的应详细说明，对指南预期带来的健康获益也应具体到特定的临床问题。

条目 2：对指南所涵盖的卫生问题进行详细描述，尤其是主要的推荐建议。

条目3：对指南适用的目标人群做明确介绍。包括适用患者的年龄范围、性别、病史、同期并发症。

条目4：指南制订小组成员由相关的专业组织成员构成。应详细介绍参与指南制订的专业人员，包括制订指南的指导小组成员，对研究证据进行选择、评价、分级的研究小组成员，以及形成最后推荐方案的人员。但不包括对指南进行外部评审的个人（见条目13）和目标人群代表（见条目5）。此外，对指南制订小组的组成、宗旨和相关专业知识背景也应作说明。

条目5：结合目标人群的观点和选择。临床指南的制订应考虑到目标人群对卫生服务的体验和期望。可以采取多种方法保证做到这一点。

条目6：明确界定指南的目标使用者。指南中必须明确对使用者进行界定，这样才能立即判断指南是否适用于他们。

条目7：运用合理系统的方法收集证据。应提供对证据进行检索的详细检索策略，包括使用的检索术语、检索的数据库和文献的日期等。文献来源可以是电子数据库，也可以手工检索杂志，查阅会议论文集和其他指南库。检索策略应尽可能广泛，充分详细且可以复制。检索时应排除可能的偏倚。

条目8：清楚描述选择证据的标准。对检索获得证据的纳入和排除标准应作详细说明，应清楚描述这些标准及排除和纳入证据的理由。

条目9：清楚描述证据主体的优点和局限性。要提供对证据的优点和不足的陈述，包括清楚描述使用正式或非正式的工具或方法评价单个研究的偏倚风险和/或具体结局，和/或通过集合所有的研究获得的证据主体，这可能以不同的方式呈现。

条目10：对制订推荐建议的方法进行明确说明。应当描述形成推荐建议的方法和如何达到最终的决定。

条目11：在制订推荐建议中综合考虑对健康的获益、不良反应和风险。

条目12：推荐建议和支持推荐的证据之间关系明确。推荐建议和支持推荐的证据之间有明确的相关性，而且每个建议都应列出它所参考的证据目录。

条目13：指南在发表之前需经过外部专家的审查。每个指南在发表之前都应经过专家的外部评审。评审专家不应包括指南制订小组的成员，而应由一些临床专家和方法学专家组成；也可以邀请患者代表参加评审。对外部审查方法的细节内容应加以说明，包括审查者名单及其单位名称。

条目 14：提供指南更新的步骤。指南应反映当前最新的研究结果，因此，对指南更新的步骤应作明确说明。

条目 15：做出的推荐建议应明确。推荐建议对于何种方案适用于何种病情以及什么样的患者应有明确和具体的说明，并应有相应证据的支持。应明确指出有无证据支持。

条目 16：明确列出对临床情况中的不同选择。指南应考虑到对于筛查、预防、诊断或治疗临床情况中可能存在的不同选择，这些备选方法应在指南中明确说明。

条目 17：很容易识别主要的推荐建议。使用者应比较容易找到最重要的推荐建议。这些建议能够回答指南关注的主要临床问题，且可以通过不同的方式加以识别，例如，可以总结在一个方框中，或用黑体字、下划线标出，用流程图、运算式等表示。

条目 18：描述指南应用过程中的促进和阻碍因素。一些促进和阻碍因素将影响指南推荐建议的应用。

条目 19：在指南中提供如何应用于实践的推荐建议和 / 或工具，指南要付诸实施，需要提供一些附加的材料，包括一个简介、一个快速参考手册、教具、来自探索试验的结果、患者活页、计算机支持等。附加材料应和指南一起提供。

条目 20：指南应用过程中可能需要的相关资源。

条目 21：指南提供了监测和 / 或稽查标准。评估指南推荐建议的应用有助于推动的使用，这要求依据指南的重要推荐建议制订明确的评估标准，包括制订步骤、行为、临床或健康结局等。

条目 22：指南的制订应不受基金资助机构观点的影响。一些指南的制作获得了外部资金赞助（如政府基金、慈善机构、药厂），资助的形式可能是提供资金用于支持整个指南的制订，或只是其中的部分环节。指南中应明确声明：赞助单位的利益和观点不会影响最终推荐建议的结论。

条目 23：指南制订小组成员利益冲突的说明。有些情况下指南制订小组成员可能存在利益冲突，例如，制订小组的某一成员所研究的课题由药厂提供赞助，而该课题在指南中有所涉及。因此，指南小组所有成员应对其是否有利益冲突做出明确声明。

三、中医临床诊疗指南的结构

1. **一般要求** 中医临床诊疗指南的结构及编排格式应符合《GB/T 1.1—2020 标准化工作导则第 1 部分：标准化文件的结构和起草规则》的要求。

2. **构成指南结构** 应包括资料性概述要素、规范性要素（包含一般要素和技术要素）、资料性补充要素三部分（表 7-3）。

表 7-3　中医临床诊疗指南构成表

要素的类型		指南的构成	必备或可选要素
资料性概述要素		封面	必备
		目次	可选
		前言	必备
		引言	必备
规范性要素	一般要素	名称	必备
		范围	必备
		规范性引用文件	可选
	技术要素	术语和定义	可选
		诊断	必备
		辨证	必备
		治疗	必备
		预防与调摄	可选
		疗效评价	可选
		规范性附录	可选
资料性补充要素		资料性附录	可选
		参考文献	必备
		索引	可选

封面、目次、前言、名称、范围、规范性引导文件、规范性附录、资料性附录、参考文献及索引按照《GB/T 1.1—2020 标准化工作导则第 1 部分：标准化文件的结构和起草规则》要求起草。

3. **引言** 除按照《GB/T 1.1—2020 标准化工作导则第 1 部分：标准化

文件的结构和起草规则》的要求撰写外，还应介绍以下信息：

①循证证据的检索、筛选、评价方法；

②专家共识证据的实施情况；

③采用的指南制定证据级别和推荐强度标准；

④指南的评议和咨询过程；

⑤指南制定资金来源或资助者，有无潜在的利益关系。

4. **术语和定义**　对指南中应用的术语，应查找在其他标准中是否已经定义。如已有，不重复定义；如果没有，则"术语和定义"部分中只定义标准中所使用的并且是属于标准的范围所覆盖的概念，以及有助于理解这些定义的附加概念。

5. **诊断**　诊断部分应包括中医诊断、西医诊断和鉴别诊断。某种疾病的诊疗指南，病名为中医病名，且与西医不存在共有病名，西医诊断可省略；如病名为西医病名，此部分撰写的顺序调整为西医诊断、中医诊断和鉴别诊断。

西医诊断应采用规范性引用文件的形式，引用国际最新的诊断标准或国内通行标准，而不应详细阐述。鉴别诊断应提出需鉴别诊断的疾病病名，并列出鉴别要点。

6. **辨证**　辨证是中医诊疗指南中最重要的组成部分之一。必须列出该疾病临床常见中医证候类型名称以及诊断该证候类型的四诊信息。辨证应采用国家规定的标准术语。格式如下：×××（证候类型名称）证：×××（常见症状、体征）。×××（舌象），×××（脉象）。

7. **治疗**

（1）一般规定：包括治疗原则和推荐的疗法。疗法根据学科和病种特点，进行选择推荐。所有的推荐治疗方案均应标明推荐强度和证据级别。

（2）治疗原则：应根据标本缓急、扶正祛邪、脏腑补泻、三因制宜等理论以及疾病的病因病机，确定中医治疗原则。

（3）推荐的疗法

1）内治法：

①汤剂须写明治法、方药等信息，其中方药部分须写明方剂名称、方剂出处、方剂组成以及随症加减。证候类型名称应与辨证中列出的常见证候类型一致，方剂可推荐1~2个。药物名称应与最新版《中华人民共和国药典》一致。

具体格式如下：

××××（证候类型名称）证

治法：××××

方药：××××（××××）（推荐强度：×；证据级别：×）

方剂名称　方剂出处

××××（方剂组成）

××××（随症加减）

如推荐建议中的单方、验方，无对应的中医证候类型，可省略。

②中成药应写明中成药名称、用法用量、适用证、推荐强度和证据级别。禁止出现药物生产厂家名称。

2）外治法：需列出操作方法、适应证、禁忌证和注意事项。

8. **预防与调摄**　包括对预防疾病发生，防止疾病发展，对疾病有重要辅助治疗意义，有助疾病康复，有助控制疾病复发的生活起居、心理调适、饮食调养等方面措施。

9. **疗效评价**　根据疾病疗效评价的研究现状，写明疗效评价的等级及其指标，同时，标明疗效评价的出处、来源或依据。

| 第二节 |

《冠心病稳定型心绞痛中医诊疗指南》编制说明

一、背景介绍

冠心病（coronary atherosclerotic heart disease，CAHD）是指由于冠状动脉粥样硬化使管腔狭窄或阻塞导致心肌缺血、缺氧而引发的心脏病，是动脉粥样硬化导致器官病变的最常见类型。1979年世界卫生组织将其分为心绞痛、无症状性心肌缺血、心肌梗死、猝死、缺血性心肌病。心绞痛是指冠状动脉供血不足，心肌急剧的、暂时的缺血与缺氧所引起的临床综合征。其中，稳定型心绞痛（stable angina pectoris，SAP）最为常见，其发作程度、发作频率、性质及诱发因素在 1～3 个月内无明显变化。CAHD 已成为全球亟待解决的重大卫生问题。目前，全球 CAHD 患病人数估计为 1.1 亿，中低收入国家呈上升趋势；因 CAHD 死亡人数估计为 892 万，CAHD 年龄标化死亡率男性人群为 173/10 万，女性人群为 115/10 万。我国 CAHD 死亡占比由 1990 年的 8.6% 增加至 2013 年的 15.2%；同期，CAHD 死亡在所有心血管疾病死亡中的比例由 29% 增加至 37%；CAHD 已经在我国六个省、直辖市 / 省级行政区成为首位死亡原因。SAP 属于中医学"胸痹""心痛"范畴，中医药对于该病的治疗积累了大量经验，但目前缺乏必要的可用于指导临床诊疗的标准规范。

为提高中医药防治 SAP 的水平，规范中医药在冠心病稳定型心绞痛中的应用，中华中医药学会心血管病分会组织相关专家，参照国际最新的临床实践指南制订方法，并在相关法律法规和技术文件指导的框架下，以传统中医辨证论治为基本点，结合循证医学原理，在古今文献回顾分析、临床流行病学调查、中成药系统综述、名老中医经验总结、专家咨询等系统研究工作基础上，对冠心病稳定型心绞痛的基本证候特点、辨证用药规律等进行了梳理、归纳、总结，并经讨论制定《冠心病稳定型心绞痛中医诊疗指南》，以期为从事冠心病防治的中医、中西医结合临床医师提供指导性意见。

二、主要工作过程

1. **启动**　2019 年 3 月 18 日，笔者在中国中医科学院广安门医院召开"冠心病稳定型心绞痛中医诊疗指南"项目讨论会，会议确定向中华中医药学会标准化办公室申请《冠心病稳定型心绞痛中医诊疗指南》的立项，并确立了由临床医师、护理人员、药学专家、方法学专家、卫生经济学专家、信息学专家、患者代表共同构成起草组。为保证项目进度，制定了指南编制工作时间节点，见表 7-4。2019 年 3 月底向中华中医药学会标准化办公室提交《冠心病稳定型心绞痛中医诊疗指南》立项申请材料。2019 年 4 月 18 日，中华中医药学会组织召开团体标准立项论证会，《冠心病稳定型心绞痛中医诊疗指南》通过立项论证。会后按照专家意见对立项申请书进行完善，经中华中医药学会秘书长办公会审议批准，于 2019 年 5 月 10 日发文正式立项。

表7-4 《冠心病稳定型心绞痛中医诊疗指南》指南制定工作时间节点

2019.3 ~ 2019.5	2019.5 ~ 2019.6	2019.6 ~ 2019.7	2019.7
成立指南起草组； 组织管理； 申请立项	定义临床问题； 检索已有系统综述并质量评价； 收集证据与系统评价； 证据质量评价； 患者意愿调查	专家共识会议形成推荐意见强度； 公开征求意见	送审会议审查

2. **起草**

（1）组织管理：2019年5月6日笔者在中国中医科学院广安门医院召开"冠心病稳定型心绞痛中医诊疗指南"项目组织管理讨论会，指南秘书详细介绍项目任务与计划安排，会议确定本指南设置起草工作组、系统评价小组、共识会议专家组、指导委员会、秘书处。

（2）利益冲突声明：本指南所有参与成员均签署本指南的利益冲突声明。

（3）确定临床问题和临床问题清单：结合指南前期基础开展临床问题问卷调查，初步形成临床问题清单，具体中医药干预措施包括方剂、中成药、注射剂、非药物疗法。方剂：冠心2号方、瓜蒌薤白半夏汤、失笑散、温胆汤、黄连温胆汤、涤痰汤、宽胸丸、八珍汤、生脉散、左归饮、酸枣仁汤、黄连阿胶汤、真武汤、参附汤合右归饮。中成药：速效救心丸、复方丹参滴丸、血府逐瘀胶囊、冠心苏合丸、通心络胶囊、参松养心胶囊、心元胶囊、宽胸气雾剂、麝香保心丸、血塞通软胶囊、冠心舒通胶囊、心可舒片、丹蒌片、脑心通胶囊、养心氏片、天王补心丹、血栓通胶囊、血塞通滴丸、银丹心脑通胶囊、养心达瓦依米西克蜜膏、舒心通胶囊。注射剂：参附注射液、丹红注射液、灯盏细辛注射液、生脉注射液、注射用红花黄色素、注射用血塞通、注射用血栓通。非药物疗法：针刺、艾灸、太极拳、八段锦。

（4）证据收集与质量评价：2019年5月24日笔者在中国中医科学院广安门医院召开"冠心病稳定型心绞痛中医诊疗指南"项目系统评价方法讨论会，确定采用GRADE方法学，并确立体现中医药特色的方法要点。根据问题清单，指南工作组构建PICOS问题，再由PICOS问题制定检索策略与文献纳入排除标准，并在中英文数据库进行检索，经人工筛查后，进行系统综

述 /meta 分析。无临床研究的干预方式如经典名方，常用中成药等，则通过中医典籍、中国药典、医保目录等文献资料收集的相关证据。指南工作组根据 GRADE 系统进行证据等级评价，形成结果总结表与证据概要表。

（5）指南推荐意见形成：采用专家名义组会法对证据形成推荐意见。本指南主要起草人、临床专家组、方法学组中来自全国 15 个省、自治区、直辖市的 27 位专家以及 2 位患者代表参与了共识会议。最终，由指南秘书处统计并汇总推荐意见及强度，本次会议共形成强推荐意见 17 条，有条件推荐意见 52 条。

（6）指导委员会修改：2019 年 6 月 23 日，指南指导委员会成员路志正、薛伯寿、吴以岭、葛均波、李丽、张科、刘国正、焦爽，对达成的推荐意见逐一进行审核，审核小组按照指南评审要求和流程，批准了 69 条达成共识的推荐意见。

（7）指南质量评价：根据指南研究与评价工具（Appraisal of Guidelines Research and Evaluation in Europe，AGREE）Ⅱ框架下的中国临床指南评价体系（AGREE-China）对本指南进行质量评价，包括 5 个领域共 15 个条目，参考每一条目的赋分与权重，本指南得分为 98 分。

（8）形成指南草案：工作组在前期工作的基础上，按照指南编写规则等要求开展指南起草，将循证证据形成的推荐意见等内容纳入指南中，组织有关方面专家对指南进行充分论证，形成指南初稿、编制说明等材料。指南初稿起草完成后，工作组组织召开专家委员会进行论证，根据专家意见修改完善，形成指南征求意见稿。

3. **征求意见**　工作组于 2019 年 7 月 1 日至 7 月 31 日将指南征求意见稿和编制说明等材料通过信函与华中医药学会官方网站和"中医药标准化"微信公众平台网上公开的方式开展征求意见工作。信函征求意见覆盖北京、上海、广州等全国 29 个省、自治区、直辖市的心血管科临床专家。征求意见最终共收到 69 条专家意见，其中 61 条有意见 / 建议，0 条无意见，8 条同意。工作组对反馈的意见进行逐条研究处理，意见处理情况详见征求意见汇总处理表。

4. **审查**

（1）形式审查：指南制定小组将送审稿、编制说明、推广应用方案、征求意见汇总表及有关附件等提交至中华中医药学会标准化办公室进行形式审查，标准化办公室审查后给予修改意见和建议，指南制定小组根据修改意见和建议修正后，于会议审查前 15 日再次提交至标准化办公室，由标准化办公室转交至团体标准审查会议的单位和专家。

（2）会议审查：2019 年 9 月 17 日，在北京召开中华中医药学会团体标准发布审查会，11 位中西医临床专家、药学专家、方法学专家参加本次审查会。首先由笔者作《冠心病稳定型心绞痛中医诊疗指南》审查报告，然后各专家依次发言，提出修改意见与建议并填写《专家审查投票单》，最后由中华中医药学会标准化办公室宣布投票结果，本次投票，11 票赞成，0 票不赞成，全票通过，同意送审稿修改后作为团体标准报批。

三、技术内容的确认方法与依据

1. 总体内容指南正文共设 9 部分，主要技术内容有范围、规范性引用文件、术语及定义、流行病学特点、诊断、病因病机、辨证论治、非药物治疗预防调摄。

2. **内容分解**

第 1 部分明确该指南适用范围和适用对象。

第 2 部分列出该指南主要引用的标准规范文件。

第 3 部分规定该指南的术语和定义。

第 4 部分介绍冠心病稳定型心绞痛的流行病学特点。

第 5 部分介绍本病的诊断，包括诊断依据、严重程度评估。

第 6 部分介绍本病病因病机。

第 7 部分介绍本病辨证论治，包括发作期、缓解期治疗建议。

第 8 部分介绍本病的非药物治疗。

第 9 部分介绍了预防调摄。

3. **主要方法与依据**

（1）定义临床问题：①中医药干预冠心病稳定型心绞痛的成年人群是否需要对疾病再辨析证候进行治疗？②对于冠心病稳定型心绞痛的成年人群，与常规基础治疗比较，在常规基础治疗上加用中医药干预措施，对改善心绞痛症状、改善生活质量、预防斑块进展、预防心血管终点事件的效果如何？（中医药干预措施包括：常用汤剂 16 个，中成药 27 种，注射剂 7 种，非药物疗法 4 种）即回答"对于什么特征的稳定型心绞痛人群，冠心病的什么阶段，如何使用中医药干预措施，可以发挥什么优势"的问题。

（2）确定临床问题清单：①在冠心病稳定型心绞痛的成年患者中，与常规基础治疗比较，在常规基础治疗上加用中医药干预措施，对改善症状和缺血发作的效果如何？②在冠心病稳定型心绞痛的成年患者中，与常规基础治疗比较，在常规基础治疗上加用中医药干预措施，对预防心血管终点事件发生的效果如何？③在冠心病稳定型心绞痛的成年患者中，与常规基础治疗比较，在常规基础治疗上加用中医药干预措施，对改善生活质量的效果如何？④在冠心病稳定型心绞痛的成年患者中，与常规基础治疗比较，在常规基础治疗上加用中医药干预措施，对运动条件下最大运动耐受时间的效果如何？⑤在冠心病稳定型心绞痛的成年患者中，与常规基础治疗比较，在常规基础治疗上加用中医药干预措施，对预防斑块进展的效果如何？

具体中医药干预措施包括方剂、中成药、注射剂、非药物疗法。方剂：冠心2号方、瓜蒌薤白半夏汤、失笑散、温胆汤、黄连温胆汤、涤痰汤、宽胸丸、八珍汤、生脉散、左归饮、酸枣仁汤、黄连阿胶汤、真武汤、参附汤合右归饮。中成药：速效救心丸、复方丹参滴丸、血府逐瘀胶囊、冠心苏合丸、通心络胶囊、参松养心胶囊、心元胶囊、宽胸气雾剂、麝香保心丸、血塞通软胶囊、冠心舒通胶囊、心可舒片、丹蒌片、脑心通胶囊、养心氏片、天王补心丹、血栓通胶囊、血塞通滴丸、银丹心脑通胶囊、养心达瓦依米西克蜜膏、舒心通胶囊。注射剂：参附注射液、丹红注射液、灯盏细辛注射液、生脉注射液、注射用红花黄色素、注射用血塞通、注射用血栓通。非药物疗法：针刺、艾灸、太极拳、八段锦。

（3）收集证据与系统评价：2019年5月24日笔者在中国中医科学院广安门医院召开"冠心病稳定型心绞痛中医诊疗指南"项目系统评价方法讨论会，确定采用GRADE方法学，并确立体现中医药特色的方法要点。

1）根据问题清单，构建PICOS问题：P限定为冠心病稳定型心绞痛患者，I为问题清单中的中医药干预措施，C为常规基础治疗，O限定主要结局指标为缓解症状与改善预后问题，S限定为随机对照试验。

2）根据PICOS问题制定检索策略与文献纳入排除标准：检索数据库：中国生物医学文献数据库（CBM）、中国知网（CNKI）、万方数据库、维普数据库、Medline、Embase、Cochrane。

3）采集纳入文献的基本信息，对meta分析进行质量评价，对原始研究进行 meta 分析与 ROB 质量评价：

meta 分析的质量评价：采用 AMSTAR 量表，每个条目评价结果分"是""否""不清楚或未提及"三种，"是"为 1 分，"否""不清楚或未提及"为 0 分，共 11 分。AMSTAR 量表得分 0～4 分为低质量，5～8 分为中等质量，9～11 分为高质量。

ROB 质量评价：根据 Cochrane 手册中的"偏倚风险评估"工具对进行评价：①随机序列生成；②随机隐藏；③患者和工作人员盲法；④结局评价者盲法；⑤不完整结局数据；⑥选择性报告结局；⑦其他偏倚。最终给出"偏倚风险低""偏倚风险高""偏倚风险不确定"的判断。

（4）证据质量评价：证据质量是对合并效应量预测值真实性的把握程度，GRADE 系统将证据质量分为高、中、低、极低 4 级，基于 RCT 得出的证据开始定义为高质量，但可以因研究的局限性、研究结果不一致、间接证据、结果不精确、报告偏倚 5 个因素而降级；基于观察性研究的证据开始定义为低质量，但可以因疗效显著、存在剂量效应关系、存在各种可能导致疗效显著性降低的偏倚 3 个因素而升级。最终形成结果总结表与证据概要表。

（5）形成推荐意见：本指南主要起草人、临床专家组、方法学组中来自全国 15 个省、自治区、直辖市的 27 位专家以及 2 位患者代表参与了共识会议，共识会议由三部分组成：首先由笔者向与会者介绍该指南的背景、立项到完成 GRADE 分级的全过程，其次由指南秘书陈光博士介绍该指南的方法学以及证据概要，最后由笔者主持共识会的投票过程。推荐意见考虑因素：实施后所带来的利弊、患者的价值观与意愿（患者意向调查结果）、需要的临床条件与实践中的差距、地域符合情况、成本-效果分析。本指南的共识表格基于 GRADEGRID，分三轮进行投票，达成共识规则如下：若除了"0"以外的任何一格票数超过 50%，则视为达成，可直接确定推荐意见方向及强度；若"0"某一侧两个总票数超过 70%，亦视为达成共识，可确定推荐方向，推荐强度直接定为"弱"；其余情况视为未达成共识，推荐意见进入下一轮投票。最终，由指南秘书处统计并汇总推荐意见及强度，本次会议共形成强推荐意见 17 条，有条件推荐意见 52 条。

（6）指南征求意见与修改：工作组将指南征求意见稿和编制说明等材料通过信函与中华中医药学会官方网站和"中医药标准化"微信公众平台网上公开的方式开展征求意见工作。信函征求意见覆盖北京、上海、广州等全国

29 个省、自治区、直辖市的心血管科临床专家。征求意见最终共收到 69 条专家意见，其中 61 条有意见 / 建议，0 条无意见，8 条同意。2019 年 7 月 1 日至 7 月 31 日在中华中医药学会官方网站和"中医药标准化"微信公众平台网上进行公开征求意见，期间未收到反馈意见。工作组对反馈的意见进行逐条研究处理，意见处理情况详见征求意见汇总处理表。

四、指南更新计划

本指南计划 3 年后进行更新，更新方案主要涉及干预措施的种类、证据等级以及推荐强度。

主要参考文献

[1] 方赛男，白雪，杨思红，等 . 中医药临床应用专家共识的报告规范 [J]. 中国中药杂志，2018, 43(24): 4796-4800.

[2] 廖星，胡晶，谢雁鸣，等 . 中医药临床实践指南中"共识"形成的方法和流程 [J]. 中国中药杂志，2017, 42(8): 1518-1524.

[3] 赵军，宇文亚，谢雁鸣，等 . 促进中医临床诊疗指南科学规范的建议 [J]. 中医杂志，2017, 58(21): 1822-1824.

[4] 中华中医药学会 . 中医临床诊疗指南编制通则 [S]. 北京：中国中医药出版社，2015.

[5] 陈薇，刘建平 . 循证临床实践指南的制订和评价 I . 循证临床实践指南编制的方法 [J]. 中华口腔医学杂志，2013, 48(2): 109-111.

[6] 陈薇，刘建平 . 循证临床实践指南的制订和评价 II . 循证临床实践指南的报告 [J]. 中华口腔医学杂志，2013, 48(3): 186-187.

[7] 陈薇，刘建平 . 循证临床实践指南的制订和评价 III . 循证临床实践指南的评价 [J]. 中华口腔医学杂志，2013, 48(4): 253-255.

| 第三节 |
冠心病稳定型心绞痛中医诊疗指南

一、范围

本指南规定了稳定型心绞痛的诊断标准、病因病机、中医证候诊断标准、治疗方案的内容。

本指南适用于稳定型心绞痛中医、中西医结合临床诊疗。

二、规范性引用文件

下列文件对于本指南的应用是必不可少的。本指南出版时[1]，所示版本均为有效。

GB/T16751.1—1997《中医临床诊疗术语　疾病部分》

GB/T16751.2—1997《中医临床诊疗术语　证候部分》

《国际疾病分类第十一次修订本（ICD-11）》[International Classification of Diseases for Mortality and Morbidity Statistics（Eleventh Revision）（2018，WHO）]

"2012 ACCF/AHA/ACP/AATS/PCNA/SCAI/STS Guideline for the Diagnosis and Management of Patients with Stable Ischemic Heart Disease"（2012，*Journal of the American College of Cardiology*）

"2013 ESC Guidelines on the Management of Stable Coronary Artery Disease"（2013，*European Heart Journal*）

《稳定性冠心病诊断与治疗指南》（2018，《中华心血管病杂志》）

《国家基本药物目录（2018 年版）》

《国家基本医疗保险、工伤保险和生育保险药品目录（2019 年版）》

《中华人民共和国药典（2015 年版）》

《冠心病心绞痛证候要素诊断标准》（2018，《中医杂志》）

---

[1] 编者注：《冠心病稳定型心绞痛中医诊疗指南》于 2019 年 10 月 17 日由中华中医药学会发布，于 2020 年 1 月 1 日实施。

《冠心病心绞痛中医疗效评价标准》（2018，《中国实验方剂学杂志》）

三、术语及定义

下列术语和定义适用于本指南

1. 心绞痛 Angina Pectoris

由于暂时性心肌缺血引起的以胸痛为主要特征的临床综合征，是冠状动脉粥样硬化性心脏病的最常见表现。由体力劳动、情绪激动或其他因素诱发，疼痛部位主要在胸骨体上段或中段之后，可波及心前区，常放射至左肩、左臂内侧达无名指和小指，或至颈、咽或下颌部。疼痛性质为压迫、发闷或紧缩性，也可有烧灼感，或伴濒死的恐惧感。疼痛出现后常逐步加重，达到一定程度后持续数分钟至十余分钟，一般不超过半小时。经休息或舌下含服硝酸甘油也能缓解。稳定型心绞痛是指心绞痛发作的程度、频度、性质及诱发因素在数周内无显著变化。

2. 胸痹心痛 Chest Impediment

因胸阳不振，阴寒、痰浊留踞胸廓，或心气不足，鼓动乏力，使气血瘀阻，心失血养所致，以胸闷及发作性心胸疼痛为主要表现的内脏痹病类疾病。

四、流行病学特点

根据全球疾病负担国际合作研究 2017 年发布的报告，冠心病是全球第一位的死亡原因。全球冠心病患者数估计为 1.1 亿，年龄标化平均患病率约为 1.7%，因冠心病死亡人数估计为 892 万。而根据近期中国疾病预防控制中心的研究报告提供的数据，中国人群冠心病死亡在总死亡中的比例由 1990 年的 8.6% 增加至 2013 年的 15.2%；同期，冠心病死亡在所有心血管疾病死亡中的比例由 29% 增加至 37%，已经成为我国六个省、直辖市 / 省级行政区首位死亡原因。

五、诊断

1. 疾病诊断标准

参考国内外冠心病稳定型心绞痛指南，根据典型的发作特点和体征，休息或含用硝酸甘油后缓解，结合年龄和存在的冠心病危险因素，除外其他疾病所致的心绞痛，即可诊断。发作不典型者，诊断要依靠观察硝酸甘油的疗效和发作时心电图（electrocardiogram，ECG）的变化。未记录到症状发作时 ECG 者，可行 ECG 负荷试验或动态 ECG 监测，如负荷试验出现 ECG 阳性变化或诱发心绞痛时亦有助于诊断。若存在负荷试验禁忌证或功能试验尚不能确定诊断或确定危险程度的患者，可选择冠状动脉计算机断层扫描 /CT 血管造影（coronary computed tomography angiography，CCTA）检查。经上述检查仍无法下结论的患者，可进一步行选择性冠状动脉造影检查。

2. 严重程度评估

冠心病稳定型心绞痛患者的病情可根据心绞痛严重程度（参见附录 A）、负荷试验、左心室功能、心肌缺血成像、CCTA 及冠状动脉造影检查结果等进行综合评估。

六、病因病机

冠心病稳定型心绞痛属于中医学"胸痹""心痛"范畴，本病的发生与寒邪内侵、饮食不节、情志失调、劳倦内伤、年迈体虚等因素有关。本病病位在心，涉及肝、脾、肾等脏，以"阳微阴弦"为基本病机，是本虚标实之证，本虚为气、血、阴、阳亏虚，心脉失养；标实为寒凝、气滞、血瘀、痰浊等痹阻胸阳、阻滞心脉。冠心病稳定型心绞痛的主要证候要素包括血瘀证、气虚证、阴虚证、痰浊证、气滞证、阳虚证、寒凝证等，主要证候要素组合包括气虚血瘀证、气滞血瘀证、气阴两虚证、痰瘀互结证等。

七、治疗

1. 发作时用药

胸痛发作时，中医药干预能够缓解胸痛症状，改善心功能和减少不良事件发生等。一般可选用：

①速效救心丸（证据级别：B 级；推荐强度：强推荐使用）；处方来源：《国家基本医疗保险、工伤保险和生育保险药品目录（2019 年版）》《中华人民共和国药典（2015 年版）》。用法：舌下含服，一次 10～15 丸。

②复方丹参滴丸（证据级别：B 级；推荐强度：强推荐使用）；处方来源：《国家基本医疗保险、工伤保险和生育保险药品目录（2019 年版）》《中华人民共和国药典（2015 年版）》。用法，口服或舌下含服，一次 10 丸，一

日 3 次。

③麝香保心丸（证据级别：B 级；推荐强度：强推荐使用）；处方来源：《国家基本医疗保险、工伤保险和生育保险药品目录（2019 年版）》《中华人民共和国药典（2015 年版）》。用法：口服，一次 1～2 丸，一日 3 次。

④宽胸气雾剂（证据级别：C 级；推荐强度：有条件推荐使用）；处方来源：《国家基本医疗保险、工伤保险和生育保险药品目录（2019 年版）》《中华人民共和国药典（2015 年版）》。用法：将瓶倒置，喷口对准口腔，喷 2 或 3 次。

2. 辨证论治

（1）心血瘀阻证

临床表现：胸痛以固定性疼痛为特点，症见面色紫黯，肢体麻木，口唇紫黯或黯红。舌质黯红或紫黯，舌体有瘀点瘀斑，舌下静脉紫黯，脉涩或结代。

证候诊断：血瘀证候要素诊断及评分包括：①胸固定性痛（4 分）；②舌质紫黯或舌体有瘀斑瘀点（4 分）；③舌下静脉紫黯（3 分）；④面色紫黯（3 分）；⑤身体有瘀点或瘀斑（3 分）；⑥肢体麻木（2 分）；⑦口唇紫黯或黯红（2 分）；⑧脉涩（2 分）。得分相加 ≥ 8 分即可诊断为心血瘀阻证。

治法：活血化瘀，通络止痛。

方药：冠心 2 号方（证据级别：B 级；推荐强度：强推荐使用）：川芎 10g、赤芍 10g、红花 10g、降香 10g、丹参 30g。

加减：若胸痛剧烈，畏寒肢冷，脉沉细或沉迟，阳虚血瘀者，可加蒲黄 10g、延胡索 15g、桂枝 15g 或肉桂 3g、细辛 3g、高良姜 10g、薤白 10～15g 等温通散寒之品（证据级别：D 级；推荐强度：有条件推荐使用）；若伴胸闷痰多、舌苔腻脉滑，痰瘀互结者，宜加涤痰汤（证据级别：C 级；推荐强度：有条件推荐使用）：胆南星 5g、法半夏 9g、枳实 9g、茯苓 15g、橘红 9g、石菖蒲 6g、人参 6g、竹茹 6g、甘草 6g，豁痰宣痹；若伴舌苔黄腻，痰瘀热互结者，宜加温胆汤（证据级别：C 级；推荐强度：有条件推荐使用）：枳壳 10g、竹茹 10g、陈皮 10g、法半夏 9g、茯苓 15g、甘草 6～10g 或小陷胸汤（证据级别：C 级；推荐强度：有条件推荐使用）：黄连 9g、法半夏 9g、瓜蒌 15g 化裁。

中成药：

①注射用红花黄色素（证据级别：B 级；推荐强度：强推荐使用）。用

法：静脉滴注，注射用红花黄色素 100mg 或 150mg，加入 0.9% 氯化钠注射液 250ml 中，静脉缓慢滴注（滴速不高于 30 滴 /min），一日 1 次。

②血塞通软胶囊（证据级别：B 级；推荐强度：有条件推荐使用）；处方来源：《国家基本医疗保险、工伤保险和生育保险药品目录（2019 年版）》。用法：口服，一次 2 粒，一日 2 次。

③注射用血塞通（证据级别：B 级；推荐强度：有条件推荐使用）；处方来源：《国家基本药物目录（2018 年版）》《国家基本医疗保险、工伤保险和生育保险药品目录（2019 年版）》。用法：静脉滴注，一次 200 ~ 400mg，以 5% 或 10% 葡萄糖注射液 250 ~ 500ml 稀释后缓慢滴注，一日 1 次；静脉注射，一次 200mg，以 25% 或 50% 葡萄糖注射液 40 ~ 60ml 稀释后缓慢注射，一日 1 次。糖尿病患者可用氯化钠注射液代替葡萄糖注射液稀释后使用。

④血栓通胶囊（证据级别：B 级；推荐强度：有条件推荐使用）；处方来源：《国家基本药物目录（2018 年版）》《国家基本医疗保险、工伤保险和生育保险药品目录（2019 年版）》。用法：口服，一次 1 ~ 2 粒，一日 3 次。

⑤注射用血栓通（证据级别：B 级；推荐强度：有条件推荐使用）；处方来源：《国家基本药物目录（2018 年版）》。用法，静脉注射，一次 150mg，用氯化钠注射液 30 ~ 40ml 稀释，一日 1 ~ 2 次；静脉滴注，一次 250 ~ 500mg，用 10% 葡萄糖注射液 250 ~ 500ml 稀释，一日 1 次；肌内注射，一次 150mg，用注射用水稀释至 40mg/ml，一日 1 ~ 2 次。

⑥冠心舒通胶囊（证据级别：B 级；推荐强度：有条件推荐使用）；处方来源：《国家基本医疗保险、工伤保险和生育保险药品目录（2019 年版）》《中华人民共和国药典（2015 年版）》。用法：口服，一次 3 粒，一日 3 次。

⑦丹红注射液（证据级别：B 级；推荐强度：有条件推荐使用）；处方来源：《国家基本医疗保险、工伤保险和生育保险药品目录（2019 年版）》《中华人民共和国药典（2015 年版）》。用法：肌内注射，一次 2 ~ 4ml，一日 1 ~ 2 次；静脉注射，一次 4ml，加入 50% 葡萄糖注射液 20ml 稀释后缓慢注射，一日 1 ~ 2 次；静脉滴注，一次 20 ~ 40ml，加入 5% 葡萄糖注射液 100 ~ 500ml 稀释后缓慢滴注，一日 1 ~ 2 次；或遵医嘱。

⑧灯盏细辛注射液（证据级别：C 级；推荐强度：有条件推荐使用）；处方来源：《中华人民共和国药典（2015 年版）》。用法：肌内注射，一次

4ml，一日 2～3 次；静脉注射，一次 20～40ml，一日 1～2 次，用 0.9% 氯化钠注射液 250～500ml 稀释后缓慢滴注。

⑨血塞通滴丸（证据级别：C 级；推荐强度：有条件推荐使用）；处方来源：《国家基本医疗保险、工伤保险和生育保险药品目录（2019 年版）》。用法：口服，一次 20 丸，一日 3 次。

⑩地奥心血康软胶囊（证据级别：C 级；推荐强度：有条件推荐使用）；处方来源：《国家基本医疗保险、工伤保险和生育保险药品目录（2019 年版）》《中华人民共和国药典（2015 年版）》。用法：口服，一次 1～2 粒，一日 3 次，饭后服用。

（2）气滞血瘀证

临床表现：胸痛以胸闷胀痛，多因情志不遂诱发为特点，症见善太息，脘腹两胁胀闷，得嗳气或矢气则舒。舌紫或黯红，脉弦。

证候诊断：需同时满足气滞、血瘀证候要素诊断，单一证候要素得分相加 ≥ 8 分即可诊断。气滞证候要素诊断及评分包括：①胸闷胀痛（多由情绪诱发）（3 分）；②急躁易怒（3 分）；③胁胀或胁痛（3 分）；④脘痞（3 分）；⑤嗳气（2 分）；⑥口苦（2 分）；⑦舌黯红（2 分）；⑧脉弦（2 分）。血瘀证候要素诊断及评分包括：①胸固定性痛（4 分）；②舌质紫黯或舌体有瘀斑瘀点（4 分）；③舌下静脉紫黯（3 分）；④面色紫黯（3 分）；⑤身体有瘀点或瘀斑（3 分）；⑥肢体麻木（2 分）；⑦口唇紫黯或黯红（2 分）；⑧脉涩（2 分）。

治法：行气活血，通络止痛。

方药：血府逐瘀汤（证据级别：C 级；推荐强度：强推荐使用）：桃仁12g、红花 9g、当归 9g、生地黄 9g、牛膝 9g、川芎 5g、桔梗 5g、赤芍6g、枳壳 6g、甘草 3g、柴胡 3g。

加减：若胀闷显著，气滞明显者，可加用沉香 3g；若胸痛显著，血瘀明显者，可加用失笑散（证据级别：C 级；推荐强度：有条件推荐使用）：蒲黄 10g、五灵脂 10g、延胡索 10g、姜黄 10g、郁金 10g；若伴呃逆，胃气上逆者，可加用丁香 6g、檀香 10g；若心烦易怒、口干便秘、舌红苔黄、脉弦数，气郁日久化热者，可加牡丹皮 10g、栀子 10g；若伴便秘、大肠积热者，可加用枳实 10g、厚朴 10g、桃仁 10g（证据级别：D 级；推荐强度：有条件推荐使用）。

中成药：

①血府逐瘀胶囊（证据级别：B级；推荐强度：强推荐使用）；处方来源：《国家基本医疗保险、工伤保险和生育保险药品目录（2019年版）》《中华人民共和国药典（2015年版）》；用法：口服，一次6粒，一日2次。

②银丹心脑通软胶囊（证据级别：B级；推荐强度：强推荐使用）；处方来源：《国家基本医疗保险、工伤保险和生育保险药品目录（2019年版）》《中华人民共和国药典（2015年版）》。用法：口服，一次2~4粒，一日3次。

③心可舒片（证据级别：B级；推荐强度：有条件推荐使用）；处方来源：《国家基本医疗保险、工伤保险和生育保险药品目录（2019年版）》《中华人民共和国药典（2015年版）》。用法：口服，一次4片，一日3次。

④麝香保心丸（证据级别：B级；推荐强度：有条件推荐使用）；处方来源：《国家基本医疗保险、工伤保险和生育保险药品目录（2019年版）》《中华人民共和国药典（2015年版）》。用法：口服，1~2丸/次，一日3次。

⑤养心达瓦依米西克蜜膏（证据级别：C级；推荐强度：有条件推荐使用）；处方来源：《国家基本医疗保险、工伤保险和生育保险药品目录（2019年版）》《中华人民共和国药典（2015年版）》。用法：口服，一次3g，一日2次。

（3）痰浊闭阻证

临床表现：胸痛以胸闷痛为特点，症见痰多体胖，头晕多寐，身体困重，倦怠乏力，大便黏腻不爽。舌苔厚腻，脉滑。

证候诊断：痰浊证候要素诊断及评分包括：①胸闷痛（3分）；②痰多体胖（3分）；③舌胖苔厚腻（3分）；④大便黏腻（2分）；⑤肢体沉重（2分）；⑥头昏多寐（2分）；⑦口黏不爽（2分）；⑧脉滑（2分）。证候要素总得分≥8分即可诊断（参见附录B）。

治法：通阳泄浊，豁痰开结。

方药：瓜蒌薤白半夏汤（证据级别：C级；推荐强度：强推荐使用）：瓜蒌15g、薤白15g、法半夏9g、白酒30~60ml。

加减：若胸闷、气短、咳逆、小便不利，痰饮内阻者，可用茯苓杏仁甘草汤（证据级别：D级；推荐强度：有条件推荐使用）：茯苓15g、杏仁10g、甘草3g；若气塞、气短、心下痞满，气滞明显者，可用橘枳姜汤（证据级别：D 级；推荐强度：有条件推荐使用）：橘皮 20g、枳实 9g、生姜 15g；若伴痰黏稠色黄，苔黄腻，脉滑数，痰热互结者，可用小陷胸汤（证据级别：B 级；推荐强度：有条件推荐使用）：黄连 6g、法半夏 12g、瓜蒌 20g 或黄连温胆汤（证据级别：C 级；推荐强度：有条件推荐使用）：黄连 6～10g、枳壳 10g、竹茹 10g、陈皮 10g、法半夏 9g、茯苓 15g、甘草 6～10g）。若饭后心绞痛发作者，可加陈皮 10g、炒白术 10g 等健脾化痰之品（证据级别：D 级；推荐强度：有条件推荐使用）。

中成药：

痰瘀互结证患者，可选用丹蒌片（证据级别：B 级；推荐强度：有条件推荐使用）处方来源：《国家基本医疗保险、工伤保险和生育保险药品目录（2019 年版）》《中华人民共和国药典（2015 年版）》。用法：口服，一次 5 片，一日 3 次，饭后服用。

（4）寒凝心脉证

临床表现：胸痛以猝然心痛如绞，感寒痛甚为特点，症见形寒肢冷，冷汗自出，面色苍白，心悸气短。苔薄白，脉沉紧。

证候诊断：寒凝证候要素及评分包括：①胸痛遇寒而发（4 分）；②肢冷拘挛（3 分）；③腰骶寒冷（3 分）；④腹部冷痛（3 分）；⑤舌青黯或紫（3 分）；⑥面色苍白（2 分）；⑦面色青（2 分）；⑧脉沉或迟（2 分）。证候要素总得分≥8 分即可诊断。

治法：温经散寒，活血通痹。

方药：宽胸丸（证据级别：D 级；推荐强度：有条件推荐使用）：荜茇 3g、高良姜 6g、细辛 3g、檀香 6g、延胡索 10g、冰片 0.3g。

中成药：

冠心苏合丸（证据级别：B 级；推荐强度：强推荐使用）；处方来源：《国家基本医疗保险、工伤保险和生育保险药品目录（2019 年版）》《中华人民共和国药典（2015 年版）》。用法：含服或吞服，一次 2 粒，一日 1～3 次。

（5）气虚血瘀证

临床表现：胸痛以胸痛胸闷、劳则诱发为特点，症见气短乏力，身倦懒言，心悸自汗，面色淡白或晦暗。舌胖淡黯，脉沉涩。

证候诊断：需同时满足气虚、血瘀证候要素诊断，单一证候要素得分相加≥8 分即可诊断。气虚证候要素诊断及评分包括：①胸闷或胸痛劳则诱发

（4分）；②神疲（3分）；③乏力（3分）；④气短（3分）；⑤自汗（3分）；⑥脉弱（2分）；⑦舌淡胖或有齿痕（2分）；⑧心悸（1分）。血瘀证候要素诊断及评分包括：①胸固定性痛（4分）；②舌质紫黯或舌体有瘀斑瘀点（4分）；③舌下静脉紫黯（3分）；④面色紫黯（3分）；⑤身体有瘀点或瘀斑（3分）；⑥肢体麻木（2分）；⑦口唇紫黯或黯红（2分）；⑧脉涩（2分）。

治法：益气活血，补虚止痛。

方药：八珍汤加味（证据级别：C级；推荐强度：有条件推荐使用）：党参20g、白术10g、茯苓20g、甘草10g、当归10g、生地黄15～20g、赤芍15g、川芎10g、桃仁10g、红花10g、丹参30g。

加减：若气不上接、乏力较甚，气虚明显者，可加升陷汤（证据级别：C级；推荐强度：强推荐使用）：黄芪20g、知母10g、柴胡10g、桔梗10g、升麻8～10g；若胸胀痛，心中气塞，短气，气滞明显者，可加用橘枳姜汤（证据级别：D级；推荐强度：有条件推荐使用）：橘皮20g、枳实9g、生姜15g；若伴痰多体胖，身体困重，兼有痰浊者，可加瓜蒌薤白半夏汤（证据级别：C级；推荐强度：强推荐使用）：瓜蒌15g、薤白15g、法半夏9g、白酒30～60ml；若伴痰黏稠色黄，苔黄腻，脉滑数，兼有痰热者，加小陷胸汤（证据级别：C级；推荐强度：强推荐使用）：黄连6g、法半夏9g、瓜蒌15g；若伴口干多饮，舌红脉数，兼有瘀热者，加牡丹皮10g、丹参30g、姜黄10g、赤芍15g等（证据级别：D级；推荐强度：有条件推荐使用）。

中成药：

①通心络胶囊（证据级别：B级；推荐强度：强推荐使用）；处方来源：《国家基本医疗保险、工伤保险和生育保险药品目录（2019年版）》《中华人民共和国药典（2015年版）》。用法：口服，一次2～4粒，一日3次。

②脑心通胶囊（证据级别：B级；推荐强度：有条件推荐使用）；处方来源：《国家基本医疗保险、工伤保险和生育保险药品目录（2019年版）》《中华人民共和国药典（2015年版）》；用法：口服，一次2～4粒，一日3次，或遵医嘱。

③麝香通心滴丸（证据级别：B级；推荐强度：有条件推荐使用）；处方来源：《国家基本医疗保险、工伤保险和生育保险药品目录（2019年版）》《中华人民共和国药典（2015年版）》。用法：口服，一次2丸，一日3次。

④血栓心脉宁片（证据级别：C级；推荐强度：有条件推荐使用）；处

方来源:《国家基本医疗保险、工伤保险和生育保险药品目录（2019 年版）》《中华人民共和国药典（2015 年版）》。用法：口服，一次 2 片，一日 3 次。

⑤愈心痛胶囊（证据级别：B 级；推荐强度：有条件推荐使用）；处方来源:《国家基本医疗保险、工伤保险和生育保险药品目录（2019 年版）》《中华人民共和国药典（2015 年版）》。用法：口服，一次 4 粒，一日 3 次。

⑥参桂胶囊（证据级别：C 级；推荐强度：有条件推荐使用）；处方来源:《国家基本医疗保险、工伤保险和生育保险药品目录（2019 年版）》《中华人民共和国药典（2015 年版）》。用法：口服，一次 4 粒，一日 3 次。

⑦养心氏片（证据级别：C 级；推荐强度：有条件推荐使用）；处方来源:《国家基本医疗保险、工伤保险和生育保险药品目录（2019 年版）》《中华人民共和国药典（2015 年版）》。用法：口服，一次 4 ~ 6 片〔规格为薄膜衣片每片重 0.3g 或糖衣片（片心重 0.3g）〕；一次 2 ~ 3 片〔规格为薄膜衣片每片重 0.6g〕，一日 3 次。

⑧通心舒胶囊（证据级别：C 级；推荐强度：有条件推荐使用）；处方来源:《国家基本医疗保险、工伤保险和生育保险药品目录（2019 年版）》。用法：口服，一次 2 粒，一日 3 次。

（6）气阴两虚证

临床表现：胸痛以胸闷隐痛、遇劳则甚为特点，症见气短口干，心悸倦怠，眩晕失眠，自汗盗汗。舌胖嫩红少津，脉细弱无力。

证候诊断：需同时满足气虚、阴虚证候要素诊断，单一证候要素得分相加 ≥ 8 分即可诊断。气虚证候要素诊断及评分包括：①胸闷或胸痛劳则诱发（4 分）；②神疲（3 分）；③乏力（3 分）；④气短（3 分）；⑤自汗（3 分）；⑥脉弱（2 分）；⑦舌淡胖或有齿痕（2 分）；⑧心悸（1 分）。阴虚证候要素诊断及评分包括：①胸隐痛（3 分）；②五心烦热（3 分）；③舌红苔少（3 分）；④盗汗（3 分）；⑤目干（2 分）；⑥失眠（2 分）；⑦脉细（2 分）；⑧口干不欲饮（2 分）。

治法：益气养阴，活血通络。

方药：生脉散加味（证据级别：D 级；推荐强度：有条件推荐使用）：党参 20g、麦冬 10g、五味子 2 ~ 6g、黄芪 20g、炒白术 10g、茯苓 15g、甘草 6 ~ 10g。

加减：若伴纳呆、失眠，心脾两虚者，可加用茯神 15 ~ 20g、半夏曲

6～8g 健脾和胃，柏子仁 10～15g、酸枣仁 20g 养心安神（气阴两虚证汤剂加减法证据级别：D 级；推荐强度：有条件推荐使用）；若兼见舌体有瘀点瘀斑，舌下静脉紫黯，兼有血瘀者，加用冠心 2 号方（证据级别：B 级；推荐强度：强推荐使用）。

中成药：

①灯盏生脉胶囊（证据级别：B 级；推荐强度：强推荐使用）；处方来源：《国家基本医疗保险、工伤保险和生育保险药品目录（2019 年版）》《中华人民共和国药典（2015 年版）》。用法：口服，一次 2 粒，一日 3 次。

②若患者兼见心悸怔忡可选用参松养心胶囊（证据级别：B 级；推荐强度：强推荐使用）；处方来源：《国家基本医疗保险、工伤保险和生育保险药品目录（2019 年版）》《中华人民共和国药典（2015 年版）》。用法：口服，一次 2～4 粒，一日 3 次。

③通脉养心丸（证据级别：B 级；推荐强度：有条件推荐使用）；处方来源：《国家基本医疗保险、工伤保险和生育保险药品目录（2019 年版）》《中华人民共和国药典（2015 年版）》。用法：口服，一次 40 丸，一次 1～2 次。

④养心生脉颗粒（证据级别：C 级；推荐强度：有条件推荐使用）；处方来源：《国家基本医疗保险、工伤保险和生育保险药品目录（2019 年版）》《中华人民共和国药典（2015 年版）》。用法：口服，一次 1 袋，一日 3 次，温开水冲服。

⑤生脉注射液（证据级别：B 级；推荐强度：有条件推荐使用）；处方来源：《国家基本医疗保险、工伤保险和生育保险药品目录（2019 年版）》《中华人民共和国药典（2015 年版）》。用法：肌内注射：一次 2～4ml，一日 1～2 次。静脉滴注：一次 20～60ml，用 5% 葡萄糖注射液 250～500ml 稀释后使用，或遵医嘱。

（7）心肾阴虚证

临床表现：胸痛以疼痛时作时止为特点，症见腰膝酸软，心悸失眠，五心烦热，口燥咽干，潮热盗汗。舌红少苔，脉细数。

证候诊断：阴虚证候要素诊断及评分包括：①胸隐痛（3 分）；②五心烦热（3 分）；③舌红苔少（3 分）；④盗汗（3 分）；⑤目干（2 分）；⑥失眠（2 分）；⑦脉细（2 分）；⑧口干不欲饮（2 分）。证候要素总得分≥8 分即可诊断。

治法：滋阴清热，养心安神。

方药：左归饮（证据级别：D 级；推荐强度：有条件推荐使用）：熟地黄 9～30g、山药 6g、枸杞子 6g、炙甘草 3g、茯苓 4.5g、山茱萸 3～6g。

加减：若心烦不寐，舌尖红少津者，可加用酸枣仁汤（证据级别：C 级；推荐强度：有条件推荐使用）：酸枣仁 20g、川芎 10g、知母 10g、茯苓 20g、甘草 6～10g 或黄连阿胶汤（证据级别：C 级；推荐强度：有条件推荐使用）：黄连 6～10g、阿胶 3～5g、黄芩 6～10g、白芍 10g、鸡子黄 1 枚；若伴畏寒肢冷、自汗盗汗，阴阳两虚者，可加用二仙汤（证据级别：D 级；推荐强度：有条件推荐使用）：仙茅 10g、仙灵脾 10g；若舌体有瘀点瘀斑，舌下静脉紫黯，兼有血瘀者，加冠心 2 号方（证据级别：B 级；推荐强度：强推荐使用）。

中成药：

①心元胶囊（证据级别：B 级；推荐强度：强推荐使用）；处方来源：《国家基本医疗保险、工伤保险和生育保险药品目录（2019 年版）》《中华人民共和国药典（2015 年版）》。用法：口服，一次 4 粒，一日 3 次。

②天王补心丹（证据级别：C 级；推荐强度：有条件推荐使用）；处方来源：《国家基本医疗保险、工伤保险和生育保险药品目录（2019 年版）》《中华人民共和国药典（2015 年版）》。用法：口服，一次 1 丸，一日 2 次。

（8）心肾阳虚证

临床表现：胸痛以胸闷痛，遇寒加重为特点，症见畏寒肢冷，心悸怔忡，自汗神倦，面色㿠白，便溏，肢体浮肿。舌淡胖，苔白，脉沉迟。

证候诊断：阳虚证候要素及评分包括：①胸憋闷或闷痛（4 分）；②畏寒肢冷（3 分）；③动则喘憋（3 分）；④大便溏稀（2 分）；⑤夜尿频多（2 分）；⑥脘腹腰冷（2 分）；⑦舌淡胖润（2 分）；⑧脉沉（2 分）。证候要素总得分≥8 分即可诊断（参见附录 B）。

治法：补益阳气，温振心阳。

方药：参附汤合右归饮（证据级别：D 级；推荐强度：有条件推荐使用）：生晒参 10g、附子 3～9g、肉桂 1～5g、熟地黄 9～15g、山茱萸 3g、山药 6g、枸杞子 6g、杜仲 6g）。

加减：若伴喘促、心悸、浮肿，兼水饮凌心射肺者，可用真武汤（证据级别：C 级；推荐强度：有条件推荐使用）：茯苓 20g、白术 10g、白芍 10g、附子 3～6g、生姜 6g；若伴痰多胸闷，兼有痰浊者，可加瓜蒌薤白半夏汤（证据级别：C 级；推荐强度：强推荐使用）；若舌体有瘀点瘀斑，舌下静脉紫黯，兼见血瘀者，加用冠心 2 号方（证据级别：B 级；推荐强度：强推荐使用）；若憋喘明显，夜间不能平卧，可用葶苈大枣泻肺汤（证据级别：D 级；推荐强度：有条件推荐使用）：葶苈子 10g、大枣 15g，清肺化痰、止咳平喘。

中成药：

参附注射液（证据级别：B 级；推荐强度：强推荐使用）；处方来源：《国家基本医疗保险、工伤保险和生育保险药品目录（2019 年版）》《中华人民共和国药典（2015 年版）》。用法：肌内注射，一次 2～4ml，一日 1～2 次。静脉滴注，一次 20～100ml，用 5%～10% 葡萄糖注射液 250～500ml 稀释后使用。静脉推注，一次 5～20ml，用 5%～10% 葡萄糖注射液 20ml 稀释后使用。

八、非药物疗法

针灸、推拿、穴位敷贴是中医传统治疗方法，针对冠心病稳定型心绞痛患者采用针刺配合中药治疗可缓解心绞痛症状，改善心肌缺血。根据传统针灸理论以及现代针灸研究，冠心病稳定型心绞痛针灸治疗可选用主穴：内关穴（证据级别：C；推荐强度：有条件推荐使用），膻中穴（证据级别：C；推荐强度：有条件推荐使用）。

九、预防调摄

在中医理论指导下的合理预防调摄方法，对冠心病稳定型心绞痛患者减少心绞痛发作次数，延缓疾病进展方面可发挥一定作用。具体方法包括调摄精神，避免情绪波动；避免受寒，生活起居规律；劳逸结合，坚持适当活动；饮食清淡，低盐低脂，食勿过饱，保持大便通畅等。

主要参考文献

[1] 中华中医药学会 . T/CACM 1325—2019, 冠心病稳定型心绞痛中医诊疗指南 [S]. 北京 : 中华中医药学会 , 2019.

第八章

证候类中药新药研发

2008 年国家食品药品监督管理局颁布的《中药注册管理补充规定》（以下简称《补充规定》）最早提出证候类中药新药的概念，即"主治为证候的中药，是指在中医药理论指导下，用于治疗中医证候的中药复方制剂，包括治疗中医学的病或症状的中药复方制剂"。同时，《补充规定》也对证候类新药处方来源、疗效评价、生产工艺、用法用量、说明书等内容作了相关规定，具体如下：①该类中药复方制剂的处方组成应当符合中医药理论，并具有一定的临床应用基础，功能主治须以中医术语表述。②该类中药复方制剂的处方来源、组方合理性、临床应用情况、功能主治、用法用量等内容由国家食品药品监督管理局药品审评中心组织中医药专家审评。③疗效评价应以中医证候为主。验证证候疗效的临床试验可采取多种设计方法，但应充分说明其科学性，病例数应符合生物统计学要求，临床试验结果应具有生物统计学意义。④具有充分的临床应用资料支持，且生产工艺、用法用量与既往临床应用基本一致的，可仅提供非临床安全性试验资料；临床研究可直接进行Ⅲ期临床试验。⑤生产工艺、用法用量与既往临床应用不一致的，应提供非临床安全性试验资料和药效学研究资料。药效学研究应采用中医证候的动物模型进行；如缺乏成熟的中医证候动物模型，鼓励进行与药物功能主治相关的主要药效学试验。临床研究应当进行Ⅱ、Ⅲ期临床试验。⑥该类中药复方制剂的药品说明书【临床试验】项内容重点描述对中医证候的疗效，并可说明对相关疾病的影响。2018 年 11 月，国家药品监督管理局根据药品注册相关法规，进一步制定了《证候类中药新药临床研究技术指导原则》（以下简称《指导原则》），为证候类中药新药临床试验开展有效性、安全性评价提供基础性指导。证候类中药新药是最具中医特色的一类新药，可应用于不同疾病的特定证候，其主治范围摆脱了现代疾病的限制，体现了中医"异病同治"思想。证候类中药新药的研发将是中医药继承创新和提高临床服务水平的有力支撑。

目前证候类中药新药研发仍面临以下问题：第一，证候类中药新药是否符合中医理论尚不明确，有学者认为，脱离疾病治疗证候是不可行的，证候方药若无明确限定则主治范围太广，疗效无法保证。因此，证候类中药新药研发的理论基础研究尤为重要。第二，临床试验设计存在一定困难，研究模式的选择决定了证候类中药新药的临床试验设计，但不同模式下优势病种与优势人群的选择需要丰富的研究基础。安慰剂方面，中药则由于剂型及使用剂量等方面的问题，在制作合格的安慰剂方面存在一定困难。另外，干预疗程等都是需要解决的问题。第三，证候诊断缺乏统一的客观标准。西医在疾病诊断上，常有明确一致的标准，化学药的临床试验在受试者选择方面较易做到标准化。中医在进行临床研究时，需解决证候诊断问题。由于临床证候的复杂性及中药组方的多样性，在证候类中药新药临床试验中，从实际出发合理选择中医证候，制定证候诊断标准，仍是试验设计的一项重要内容。第四，有效性评价难以体现中医药特色。化学药研发通常有明确的疗效标准，大部分都有的客观评价指标。证候类中药新药疗效评价有一部分与化学药是相同的，但有的评价不能完全简单套用化学药评价方法的标准去衡量。例如证候疗效评价是化学药所没有的，一般属于"软指标"评价，但目前缺乏成形的统一标准，需要结合具体情况制定半定量化评价方案。

| 第一节 |
证候类中药新药研发的相关中医理论基础探讨

一、历代古籍中医干预理念溯源

根据《中国医学史》对于中国医药学的起源、形成与发展过程的历史分期，汇总每一时期具有代表性的医经及方剂学书籍，梳理其中的中医干预理念及模式。

（一）医学理论体系的初步形成

公元前 475—公元 265 年（战国~三国）为中国早期的医药卫生活动，积累了一些疾病治疗的经验与药物知识，尚未形成医学理论。到汉代，中国医学理论初步形成。据《汉书·艺文志》记载，当时医经有 7 家，目前仅存的只有《黄帝内经》。《黄帝内经》包括现存的《素问》与《灵枢》两部分。目前所见的《素问》有 81 个篇目，其中运气相关的 7 篇为唐代王冰所补，另 72、73 篇有篇名无文章，直至宋代得以补充。目前所见的《灵枢》为北宋时期由高丽献来，南宋时期史崧校正出版。从目前的版本看，《黄帝内经》

各篇篇幅悬殊，体例不一，文字风格迥异，本非一人所作，大约为战国至秦汉时期许多医家搜集整理综合而成，在流传过程中又经过了东汉至隋唐某些医家的修订和补充，是现存早期具有代表性的中医理论著作。

中医的干预理论往往建立在对人体生理病理认识的基础之上。《黄帝内经》在理论方面的论述是比较全面系统的。其论述了人与自然的关系、人的生理病理、日常保养与疾病预防、病理状态的诊断、治疗原则以及治疗方法的种类。人类呼吸空气，饮食水谷，生长于天地自然，同时人体的内在运动受自然变化的影响，如"夫人生于地，悬命于天，天地合气，命之曰人。人能应四时者，天地为之父母"（《素问·宝命全形论》）。因此，人类应该根据自然的变化进行起居、运动、饮食、精神调摄等日常保健，自然的变化规律可用阴阳五行理论概括。对于人体的认识，有脏腑、经络、气血筋髓脉等理论，其生理病理状态也可用阴阳五行理论概括。在治疗原则方面，治疗的层次可分为阴阳、脏腑、主要症状、疾病、气血、筋脉、肌肤、皮毛，如"善诊者，察色按脉，先别阴阳；审清浊，而知部分；视喘息，听音声，而知所苦；观权衡规矩，而知病所主……定其血气，各守其乡"（《素问·阴阳应象大论》）。在这些治疗层次中存在标本的区别，所谓"阴阳者，天地之道也，万物之纲纪，变化之父母，生杀之本始，神明之府也，治病必求于本"（《素问·阴阳应象大论》）。

对于阴阳本质的治疗，《黄帝内经》论及"谨察阴阳所在而调之，以平为期，正者正治，反者反治"（《素问·至真要大论》）"善用针者，从阴引阳，从阳引阴"（《素问·阴阳应象大论》）"审其阴阳，以别刚柔，阳病治阴，阴病治阳"（《素问·阴阳应象大论》）等原则。对于脏腑层面的治疗，"肝欲散，急食辛以散之，用辛补之，酸泻之"（《素问·脏气法时论》）"心欲软，急食咸以软之，用咸补之，甘泻之"（《素问·脏气法时论》）等论述了根据脏腑病机运用药物气味治疗的方法。对于主要症状的治疗，有急则治其标、缓则治其本的原则，"先病而后生中满者，治其标；先中满而后烦心者，治其本"（《灵枢·病本》）"小大不利治其标，小大利治其本"（《素问·标本病传论》）。《素问》对于疾病的论述为每一疾病分篇论述，主要涉及热病、疟、咳、痛、风、痹、痿、厥等，论述的方面主要包括同一疾病不同人的轻重程度痊愈时间不同，疾病的分型，疾病发生发展规律，禁忌，治疗总则与具体方法，危重症辨识，治疗禁忌。每一疾病有其本身的发生发展规律，治疗方面则有总体原则与具体方法。

针对不同的治疗层次、病位病势等，可选择不同的治疗方法，主要包括药物、针刺、砭石、艾灸、导引。其选择原则及使用原则，如"病之始起也，可刺而已；其盛，可待衰而已。"（《素问·阴阳应象大论》）"毒药攻其中，镵石针艾治其外"（《素问·汤液醪醴论》）"卫气之所留止，邪气之所客也，针石缘而去之"（《素问·五脏生成》）"毒药攻邪，五谷为养，五果为助，五畜为益，五菜为充，气味合而服之，以补精益气"（《素问·脏气法时论》）。其中，药物使用的原理主要是气味理论，针对阴阳的层次，有"气厚者为阳，薄为阳之阴"（《素问·阴阳应象大论》）"气薄则发泄，厚则发热"（《素问·阴阳应象大论》）"气味辛甘发散为阳，酸苦涌泄为阴"（《素问·阴阳应象大论》）"味厚者为阴，薄为阴之阳"（《素问·阴阳应象大论》）"味厚则泄，薄则通"（《素问·阴阳应象大论》）的论述；针对脏腑，有"肝苦急，急食甘以缓之……心苦缓，急食酸以收之……脾苦湿，急食苦以燥之……肺苦气上逆，急食苦以泄之……肾苦燥，急食辛以润之"（《素问·脏气法时论》）等。至于药物如何配合使用，就是制方原理的问题，《黄帝内经》使用了君臣与七方理论，即根据疾病的远近上下的病位特点选择奇偶、缓急、大小、复的制方方法。《黄帝内经》具体记载有十三方。可见，十三方的治疗特点代表了《黄帝内经》的干预模式及干预层面，干预层面涉及了上述的层面，而干预模式可概括为：全民普适性预防、针对某一疾病的预防、含有病因＋病机＋症状的疾病治疗、含有病因＋症状的疾病治疗、含有病机＋症状的疾病治疗、含有症状的疾病治疗、含有病机的症状治疗。从方剂适应证范围的角度考虑，全面预防的适应证范围最广，针对疾病模式的预防与治疗范围则只限定于某一疾病，甚至为某一确切病因病机的疾病。十三方中并无针对同一疾病不同证候的干预模式。

《五十二病方》是我国现已发现的最古老的医方著作，目前版本为1973年湖南长沙马王堆出土的帛书经整理注释而成。原书无题，因目录中有52个病名目录而定名为《五十二病方》。该书书首有目录，为52种疾病题，后面正文中每种疾病题下分别记载了各种治疗方法。疾病涉及内科、外科、儿科、妇产科、五官科等。治疗方法主要包括药物、灸法、砭石、外治法及外科手术方法，而药物又有汤剂、散剂、胶剂、丸剂等。其中，方剂有283个，涉及247种药物。该书所记载的药物干预模式，以疾病下列方剂为主，

有些疾病下只列一方，有些疾病下列出多方，其论述模式可归纳为"疾病 -
方剂""疾病 + 症状 - 方剂""疾病 + 病因 + 症状 - 方剂"。

　　《伤寒杂病论》为东汉张仲景所著，其人被尊为医圣，该书被誉为方书
之祖，可见其在中医发展史上的影响。该书原著已经在战乱中散失，后世搜
集其中的伤寒与杂病部分并整理成两部书，即现今流传的《伤寒论》和《金
匮要略》。《伤寒论》为张仲景对外感热病在发生发展过程中各个阶段出现的
各种症状，结合脏腑经络进行总结，梳理出了外感热病的分型、阶段与传变
规律，以及每一阶段的不同症状所对应的治疗方法，因治疗不当导致的变
证、坏证的补救方法，其对疾病及症状的辨别极其精细，选方用方亦十分精
准。《金匮要略》则以脏腑经络为核心，论述了内科杂病的治疗。其模式基
本为对疾病的基本病机及表现的论述，根据疾病下不同的亚型或症状体征表
现不同，选用不同的方剂。《伤寒论》载 113 方（实为 112 方），《金匮要略》
载 262 方，删去重复方剂，两书实际记载 269 首方剂，涉及多种剂型，使用
药物达 214 种，并且方剂的煎煮服用方法记载详尽。其论述的干预模式主要
有："疾病 + 病机 + 症状 - 方剂""疾病 + 症状 - 方剂""疾病 + 误治 + 症状 -
方剂""经过某种治疗 + 症状 - 方剂""症状 - 方剂"，并根据干预模式可进
行方剂适应证的拓展。

　　因《伤寒杂病论》在后世的应用之广、影响之大，研究阐发其理论方药
的医家著作甚至形成了一个学派，即伤寒学派。伤寒学派各个后世医家对原
著多有自己的发挥，但对于研究经方的干预模式与层次却是很有启发。在孙
思邈"方证同条，比类相附"的启发下，后世医家应用归类编次的方法从不
同角度研究该书，主要包括按方类证之柯韵伯《伤寒来苏集》、按法类证之
尤在泾《伤寒贯珠集》、按症类证之沈金鳌《伤寒论纲目》、按因类证之钱璜
《伤寒溯源集》、分经审证之陈修园《伤寒医诀串解》。进一步而言，该书的
元素无非就是疾病、经络、脏腑、病因、病机、症状、治法、方剂，从每一
个元素均可对该书进行总结研究，而从不同的角度研究对于该书理论与方剂
的使用则均有启发。对于方剂元素，通过汇总使用同一经方的所有条文，研
究每一个经方的适应证，便于学习者掌握经方简便、快捷的使用方法。因其
使用方便简单，这种理念在日本甚至发展成为汉方医学，并生产了诸如小柴
胡汤这样的汉方药。值得注意的是，经过后世的不断尝试拓展使用，一部分
经方的适应证因在实践中有效而被扩大。可见，从临床有效的角度，不同经

方的适应证范围是不同的，实际上是干预层面存在不同，即有些经方只在疾病＋病机＋症状－方剂的原著模式下有效，而有些经方则可从原著的疾病＋症状－方剂扩展到经络脏腑某一病机的治疗，甚至有些经方可用于体质的调整，如十大类方的应用。对于治法元素，通过对具有相类似治疗作用的经方进行汇总，可分析同类经方的细微差别，使临床经方使用更为精细。对于症状元素，通过汇总具有相同症状体征的条文及方剂，总结相同症状体征背后不同的病机及方剂，其思维顺序更贴近临床实际诊疗的过程。这些发挥对于后世更简单地使用经方均起到了一定作用。同时，我们也认识到中医的干预模式有层次之分，不同方剂的适应证有宽窄之别。

（二）医药学的全面发展

公元 265—960 年（西晋～五代），经历了西晋王朝八王之乱后的南北民族大融合，以及隋朝之大运河开凿后的南北交流，来到了多元、开明、宽容的鼎盛唐朝，而南朝梁武帝并兴儒、道、佛，又形成了三教鼎立之势。经济的繁荣、民族的融合、文化的开明都为中医药发展提供了条件，而三教中"重生不重死""无欲无为""言、意、象"等思想以及服石之风亦都对中医药发展影响深远。在这一时期，中医临床实践进一步积累了丰富的经验，并总结前人理论，形成了《肘后备急方》《备急千金要方》《千金翼方》《外台秘要》等综合性医著；在科技不发达的情况下对疾病的病因、病机、临床表现进行了深入系统的探索，形成了《诸病源候论》。

《肘后备急方》为晋代葛洪所著。据史料记载，葛洪读了上千卷医书，搜集民间经验，在行医中实践，并不断总结，完成了百卷著作《金匮要方》。为了方便读者随身携带，他将书中关于临床常见病、急危重症、急性传染性的内容摘编成《肘后备急方》。该书涉及 73 种急症的治疗，治疗方法以方药为主。该书的干预模式为"急症－方剂"以及"急症＋症状－方剂"，前者为治疗某一急症的普适性方剂，后者为对于某一急症见一些特异性症状时选用的特异性方剂。如书中"治卒心痛方第八"，首先记载了治卒心痛的普适性方剂，如"桂末，若干姜末，二药并可单用，温酒服方寸匕，须臾六七服，差""黄连八两，以水七升，煮取一升五合，去滓，温服五合，每日三服""吴茱萸二升，生姜四两，豉一升。酒六升，煮三升半，分三服"等，这些方剂之间在书中用"又方"连接，即根据实际情况，就地取材，供选方剂均可使用。普适性方剂之后，记载几种具有特异性症状时的用方，如"暴得心腹痛如刺方。苦参、龙胆各二两，升麻、栀子各三两。苦酒五升，煮取二升，分二服，当大吐，乃差"，"治心下牵急懊痛方。桂三两，生姜三两，枳实五枚。水五升，煮取三升，分三服"。可见，对于急性疾病的治疗，存在普适性的方剂，以急救治标为主。

《备急千金要方》与《千金翼方》为唐代孙思邈所著，涉及医学理论、诊断、治法、方药、养生等多方面内容，堪称我国第一部医学百科全书。《千金翼方》为对《备急千金要方》的补充，二书中的方药干预模式是一致的。《备急千金要方》涉及内外妇儿，对于妇外儿科治疗的干预模式主要有"疾病 - 方剂""疾病 + 病机 - 方剂""疾病 + 症状 - 方剂""疾病 + 病因 + 症状 - 方剂"。例如，"治全不产及续断方：紫石门冬丸""主丈夫阳气不足，不能施化，施化无成方：庆云散""治丈夫风虚目暗""治小儿咳逆，喘息如水鸡声方：射干汤""治小儿中冷及伤寒暴咳，或上气，喉咽鸣，气逆，或鼻塞，清水出者方：紫菀汤"。对于内科疾病的干预模式则以脏腑为纲，如对于《备急千金要方》中"肝脏"一卷中，先论述肝脏生理病理，其后论述肝虚实、肝劳、筋极的治疗，其后为肝脏相关的疾病坚癥积聚的治疗。可见，其内科疾病的干预模式包括对于脏腑病机的治疗以及脏腑相关疾病的治疗，前者则有"脏腑病机 + 症状 - 方剂"的干预模式，例如在肝虚实的论治中"治肝实热，目痛胸满，气急塞，泻肝前胡汤"。这种对于以脏腑为纲的脏腑干预模式，则可针对脏腑病机的调理治疗该脏腑相关的多种疾病。

《外台秘要》为唐代王焘所著。王焘执掌弘文馆（当时的国家图书馆）20 余年，整理晋唐以来大量的文献而著成此书。全书 40 卷，收录了秦至唐中期 56 位医家方论，约 6 000 多首方剂。该书按疾病分类，共 1 104 门，每一门类先引《诸病源候论》《备急千金要方》等医家论述，后附方剂及各种其他疗法。从记录的方药干预模式可见，该书记载时间跨度内的各类医家医书的干预模式可以《伤寒杂病论》及《千金方》中的模式为代表。值得一提的是，《诸病源候论》对疾病的病因、发生发展、分型以及疾病下不同的症状群（候）进行了系统论述，发展了疾病理论，为"疾病 + 候 - 方剂"提供了理论基础。

（三）医药学的突出成就与医家的创新

公元 960—1368 年（宋～元），宋代政治发展了文官统治，知识分子社会地位得以提高，京师设有国子学、太学，还有医学等专业学校。一部分文士涉足医学领域，范仲淹曾说："不为良相，当为良医"。在这种历史条件下，宋代开始有了儒医，较大程度提高了医学队伍的文化水平，促使宋金元医学走向繁荣。金元时期学术争鸣，开创了中医学派形成的新局面。河间学派、易水学派、攻邪学派、丹溪学派均大放异彩。

张元素在《医学启源》中记载了制方"当归拈痛汤"，该方的干预模式为"病机＋症状－方剂"，如"治湿热为病。支节烦疼，肩背沉重，胸膈不利，遍身疼，下注于胫，肿痛不可忍"。李东垣在《脾胃论》中制方补中益气汤，该方干预模式为"病因＋病机＋症状－方剂"，如"苟饮食失节，寒温不适，则脾胃乃伤；喜怒忧恐，劳役过度，而损耗元气……阴火得以乘其土位。故脾胃之证，始得之气高而喘，身热而烦，其脉洪大，而头痛，或渴不止，皮肤不任风寒，而生寒热……今立补中益气汤"。朱丹溪在《丹溪心法》中风一篇中载一方的模式为："体质＋疾病＋症状－方剂"，如"肥人中风，口喁，手足麻木，左右俱作痰治。贝母瓜蒌南星……"。各个学派多从《黄帝内经》出发，论述适宜那个年代医家所在地区的气候、社会、环境的医学理论，在理论指导下创制方剂，干预模式更强调病机特点。

（四）医药学在实践和理论上的新发展

公元 1368—1840 年（明～清），明清时期是中国医学史上的重要时期之一。《本草纲目》成为中国药学史上的里程碑著作，温病学派的成就更是举足轻重，王清任的《医林改错》则颇具革新精神，更有政府命令纂修之医学教科书《医宗金鉴》。

明代末年，多次瘟疫流行以伤寒之法治疗罔效，又受到河间学派影响，经过吴有性、余霖、叶天士、薛雪、吴鞠通、王士雄的传承发展，卫气营血、三焦体系的温病学派形成。到吴鞠通的《温病条辨》，温病学派的理论与治疗趋于完善，已成系统。温病学派对于外感热病这一疾病的认识更加深刻，首先辨别伤寒与温病，对于温病又分为风温、温热、瘟疫、温毒、暑温、伏暑、秋燥、冬温、温疟九种，每一温病的亚型又有卫气营血、上中下焦的疾病阶段程度病机的不同。《温病条辨》的干预模式与《伤寒论》相似。

其中较有启发意义的是"多种疾病 + 阶段病机 + 症状 - 方剂"模式，如："太阴风温，温热，瘟疫，冬温，初起恶风寒者，桂枝汤主之；但热不恶寒而渴者，辛凉平剂银翘散主之。温毒，暑温，湿温，温疟，不在此例"。温病又分九种类型是因为九种类型的温病的传变发展规律各不相同，病因与预后也不尽相同，但虽然是不同疾病，但在疾病发展的某一阶段，具有相同病机与症状的阶段，可以用相同的方剂，这种干预模式的理论基础是卫气营血与三焦治疗体系。但需要注意的是，这种干预模式也存在并不适合的疾病，即虽然可以异病同治，但异病亦有范围。

王清任之《医林改错》中所创的方剂在临床使用多有效果，其干预模式"血瘀 + 病位 + 疾病 / 症状 - 方剂"，如"血府逐瘀汤治胸中血府血瘀之症……头发脱落、眼疼白珠红、糟鼻子、耳聋年久、白癜风……"。这种干预模式的启发在于：相同病位的相同病机可用同一方剂，但不同病位需要调整用方。王清任所创通窍活血汤治头面四肢、周身血管血瘀，血府逐瘀汤治胸中血府血瘀，膈下逐瘀汤治肚腹血瘀。

《医宗金鉴》为清政府命令编修之医学丛书，对 18 世纪初以前历代中药医学著作进行校订、删补、编辑。全书 90 卷，分 15 门，包括医学理论、诊断、各科治疗、方剂、针灸、运气等内容，自 1749 年起被清太医院规定为医学生教科书。该书编纂的杂病心法要诀，以七言歌诀的形式进行论述，每一疾病先论述疾病的基本情况，其后方药的干预模式为根据疾病下不同的阶段、程度、病机进行方药干预。如对于中风的论述，先描述中风总括与中风死候，其后即为对痰涎壅盛、实中络、虚中络、中经气实、虚经络、气实风中腑、风邪中脏、经络闭证、脏腑闭证等分别对应症状体征与干预方药。这种干预模式已经对某一疾病的发展规律把握十分明确，疾病的哪一阶段何种病机什么表现对应什么方药治疗十分清楚。

（五）近百年的中国医学与新中国的医学发展

公元 1840—1949 年（鸦片战争 ~ 中华人民共和国成立）及中华人民共和国成立后。19 世纪 40 年代，中国封建制度走入衰落，成为西方资本主义国家侵略的对象。中国社会发生急剧变化，西方文化与医学广泛传播，冲击了中医的理论体系，形成了中西混杂并存之势，经历了旧学与新学、中学与西学之争，出现了中西医汇通派与中医科学化思潮。西医解剖生理病理的知识传入以及用科学化手段改造中医的思想，对中医方药干预模式的影响较大。中医方药针对西医疾病病理、指标的干预模式得到了发展，随之而来的中药现代药理作用、中药靶点、中药提纯、中药成分单体得以研究与转化。中华人民共和国成立后，在团结中西医的卫生工作方针以及组织号召西医学习中医的背景下，中医药院校组织编写教材的需要下，疾病＋辨证分型－方剂的干预模式应运而生，即在西医疾病诊断明确后，通过症状、体征、实验室检查等信息，对疾病进一步分型，从而论治。这种干预模式易学易用，沟通中西医内容，中西医都可以使用。因此，这种模式逐渐成为干预模式的主流，以致目前中医内科学教材亦是使用此模式，被现代理论家概括为病证结合模式。现代一些学者提出证候要素的概念，可根据临床表现辨出证候要素及证候要素的组合，并用证候要素及组合对应方药及方药组合，这种干预模式可以概括为证候要素－方药模式。

二、干预模式的基本分类及理论

通过梳理各时期古籍的干预理念、模式与层次，结合历代方论著作中的方剂理论，进一步总结方药干预模式的分类与相关理论。

（一）干预模式的基本元素与分类

总结历代古籍中的方药干预模式，诸多模式的基本元素主要包括：体质、疾病、病因、病机、病位、症状、西医病理、西医指标。汇总干预模式。若归纳总结，可将干预模式大致分为围绕疾病、围绕病机、围绕症状这三类。

从《黄帝内经》对疾病的论述就已经有疾病的分型，疾病发生发展规律，危重症辨识等内容，到《诸病源候论》则系统论述了疾病的病因、发生发展、分型以及疾病下不同的症状群（候），使疾病的概念具有了时间（发展进展阶段）与空间（分型、症状群）的二维属性，把握疾病的发生发展规律是干预疾病的关键。根据临床实际需要，围绕疾病的干预模式并不单一。对于一些病机简单的疾病或一些需要救命的急性疾病，"疾病－方剂"干预模式得以使用，如《五十二病方》《千金要方》《肘后备急方》即多有此类干预模式。另外，有些疾病的治疗需要进一步辨析横向分型，纵向阶段，危重程度等，使疾病干预更加精细才能取效。"疾病＋病因＋病机＋症状－方剂""疾病＋病因＋症状－方剂""疾病＋病机＋症状－方剂""疾病＋症状－方剂""疾病＋体质＋症状－方剂"这几类模式更体现个体化治疗，相同疾病不同病因则干预不同，相同疾病病机存在细微差别则干预不同，相同疾病表现的症状群不同则干预不同，相同疾病不同体质的人群则干预不同。干预模式的不同是因为疾病情况的不同，干预模式的调整或增加元素是为了进一步提高临床疗效。

中医方药除了可以调整体质与干预疾病以外，还可以针对病机进行干预。在疾病尚未发生时针对病机进行预防的治未病，在多种疾病多重症状并存的复杂情况抓住核心病机的化繁为简干预，都能体现这种干预模式的优势。"病机＋症状－方剂""病因＋病机＋症状－方剂"及"病机＋病位－方剂"的干预模式内涵丰富。《备急千金要方》中的"病机＋症状－方剂"模式，病机使用了脏腑这一层面，至今对中医临床实践仍影响极大。《医林改错》中的"病机＋病位－方剂"模式则进一步认识到方剂走势与病位相关的重要性，脏腑层面定位已经明确，而对于阴阳、气血津液的失调失常，有时仍需要考虑病位问题。

从《黄帝内经》便有了"急则治其标、缓则治其本"的干预原则，临床中症状体征的改善对于患者的疾患感受意义重大。虽然《黄帝内经》中提到"大小便不利"需要急治标，但目前部分患者因症状体征而产生的担心、焦虑甚至恐惧，有时亦使症状体征成为需要急治标的情况。因此，针对症状的干预模式亦十分重要。一种情况是需要急则治标的症状，干预方法一致；另一种情况是部分症状亦可用相同干预方法。经仔细分析比较，围绕疾病、病机、症状的干预模式虽在各自合适的情况下均可取效，但与患者状态的贴合程度不同，可以预见各种干预模式的临床疗效可能存在差别。

（二）干预层次与拓展运用

中医方药干预的层次是基于对人体生理的认识。《黄帝内经》从阴阳、气血津液、脏腑、经络、筋脉肉皮骨髓等角度论述人体生理。方药的干预除了考虑干预模式，还需要考虑层次。比如，对于咳嗽的治疗，围绕症状的干预模式下仅针对肺气上逆的肺络层次，可考虑使用《伤寒杂病论》治咳核心组合"姜、细辛、半夏、五味子"调整肺络止咳；围绕病机的干预模式下，则存在"五脏六腑皆令人咳，非独肺也"的脏腑经络层次，衍生出培土生金、补肾纳气、调肝理肺等方法，以及朱丹溪"痰夹瘀血碍气"的气血津液层次，则有化痰通络行气的方法；围绕疾病的干预模式下，则存在分型阶段程度的问题，在区分肺痈、肺痿、肺癌之后，要根据病史分清外感咳嗽与内伤咳嗽，外感咳嗽初期阶段宜宣肺，有润敛之禁忌，发展至咳嗽痰多则宜化痰降逆，发展至干咳少痰、宜润肺化痰，至后期久咳不止、声哑无力则需润肺收敛。可见，对于咳嗽疾病的治疗则更考虑发生发展规律，干预理念则更加立体。另外，缓则治其本，在咳嗽缓解期，围绕体质的干预则可起到预防咳嗽发作的作用，所谓桂枝体质患者可以调理阴阳营卫，嘱患者适量运动，预防感冒的发生；而对于素食肥甘厚腻痰热患者则需健脾化湿，嘱患者逐步调整饮食结构；对于所谓大黄体质患者则需要清畅胃肠；对于所谓柴胡体质则需要调理肝气，开导情志，等等。

中医的方药自创制便历经长期实践，除了用于方药的原著记录的适应证外，往往还会被后人不断尝试用于新的适应证，并且部分亦有效。可见，根据原方使用条文的干预模式及层次可以进行升阶或拓展使用。需要明确的一点是，并不是所有方剂都可以扩大适应证范围，方剂本身就存在适应证范围宽窄之区别。在围绕病机干预模式的方药中，可以根据原著记载的病机进行升阶运用，以扩大适应证范围。如《伤寒论》中桂枝汤，本为治疗太阳病中风营卫不和以及内伤营卫不和之自汗，营卫为人体在表之阴阳，升阶至阴阳层次扩大适应证范围，至目前伤寒论讲义及方剂学教材，桂枝汤的适应证范围已经扩展到内、外、妇、儿各科疾病的治疗，外调营卫，内调阴阳，不枉《医宗金鉴》赋予其"仲景群方之冠"的美称。在围绕症状的干预模式方法中，可以根据症状进行拓展。如《伤寒论》条文中未提及六经病名的方药，是否可以考虑从症状层次拓展使用。如"喘家，作桂枝汤加厚朴杏子，佳""干呕，吐涎沫，头痛者，吴茱萸汤主之"等。

（三）方剂分类与适应证范围

在上述干预模式及干预层次理论的基础上，探讨方剂理论，明确方剂的适应证范围对于证候方药研发的理论基础亦十分关键。方剂理论可从方论类书籍入手研究。方论不同于医方，这类书籍详细分析方剂适应证的病因病机、方剂功效特点、药物作用、配伍关系、方剂适应证、用方注意事项等。明清的方剂学得到了空前的发展，《医方考》《成方切用》《医方集解》均颇具价值。根据这些方论，以下对具有代表性的方剂按照适应证范围进行分类梳理，以进一步总结方剂适应证范围的规律。

对《医方集解》涉及的方剂进行初步筛选，大致分为 4 类：适应证较为广泛的方剂、干预脏腑病机的方剂、疾病针对性强的方剂以及症状针对性强的方剂。不难发现，适应证之所以广泛是因为干预层次较宽泛。干预层次在阴阳寒热、气血津液层面，且干预不局限于某一脏腑经络的方剂，适应证多较广泛。如阴阳寒热层次的六味地黄丸、还少丹、黄连解毒汤；气血津液层次的四君子汤、四物汤、二陈汤。另外，防风通圣散与藿香正气散因通治外感内伤，其适应证范围亦较广。针对脏腑病机的方剂，这类方剂根据脏腑生理病理特点，以调整脏腑病机为主，一般可治疗某一脏腑病机导致的多种疾病、多种症状，其适应证范围亦相对较广泛。

疾病针对性强的方剂：基本只治疗这种疾病，不治疗其他疾病。如咳血方（咳血）、琼玉膏（咳嗽）、天王补心丹（怔忡健忘）、瓜蒌薤白白酒汤（胸痹）、温胆汤（失眠）、承气汤类（便秘）、木香槟榔丸（痢疾）、芍药汤（痢疾）、白头翁汤（痢疾）、枳实导滞丸（泄泻）、四神丸（泄泻）、中满分消丸（鼓胀）、通幽汤（噎膈）、槐花散（便血）、小续命汤（中风）、地黄饮子（风痱）、清空膏（头痛）、蠲痹汤（痹证）、独活寄生汤（痹证）、天台乌药散（疝气）、越婢汤（风水）、肾着（腰痛）、疏凿饮子（阳水）、实脾饮（阴水）、八正散（淋证）、小蓟饮子（血淋）、消渴方（消渴）、地黄饮子（消渴）、真人养脏汤（脱肛）、牡蛎散（汗证）、金锁固精丸（遗精）、使君子丸（虫积）、拨云退翳丸（障翳）等。

症状针对性强的方剂：以缓解症状为主。如七宝美髯丹（须发早白）、虎潜丸（筋骨痿弱）、孔圣枕中丹（读书善忘）、妙香散（遗精惊悸）、益气聪明汤（目昏、耳聋耳鸣）、肾热汤（耳聋）、栀子豉汤（虚烦）、芍药甘草汤（腹痛）、桂枝甘草汤（心悸）、丁香柿蒂汤（呃逆）、橘皮竹茹汤（呕逆）、牵正散（口眼歪斜）、当归拈痛汤（疼痛）、清胃散（牙痛）、苍耳散（鼻渊）、葛花解酲汤（酒积）、赤石脂禹余粮汤（泄泻）等。

疾病针对性强与症状针对性强的方剂，这两类方剂的适应证范围就相对较窄。以上论治再次说明中医历代的方剂的适应证范围是存在差别的，在针对某种干预模式与层次研发新药，选方组方时不可一概而论。

三、证候方药理论基础

1. **病证结合模式的优势与问题**　病证结合干预模式，即在西医疾病及中医疾病诊断明确的情况下，根据临床表现分证型论治，或者辨证论治。此处分型论治与辨证论治的概念需要厘清。据考证，"辨证论治"一词首见于刊刻于 1763 年的《证治要义》。回顾其源流，宋代《三因极一病证方论》"因病以辨证，随证以施治"；明代《周慎斋遗书》中列了"辨证施治"一节，认为在疾病诊断方面仍需进一步明确"证之所以然"；清代《医门棒喝》中提到"辨证论治"一词；20 世纪 50 年代，任应秋先生对辨证论治体系进行了全面阐述，规范了其内涵，使之成为一个中医名词概念。目前，辨证论治的概念是：分析综合四诊所采集的信息，辨清疾病的原因、性质、部位、邪正关系，概括判断为某种性质的证，并根据辨证的结果确定相应的治疗方法。证候是疾病发展某一阶段的病理概括。因此，辨证论治与围绕疾病干预模式的理念是统一的，这种病证结合模式是在明确疾病诊断后，判断疾病阶段程度的病理概括，据此进行干预。而分型论治则是疾病的分型，比如《金匮要略·水气病脉证并治》一篇中将水气病分为风水、皮水、正水、石水、黄汗五种类型，再分型论治。目前中医内科学的干预模式主要是病证结合模式。黄疸分阳黄与阴黄，水肿分阳水与阴水，这是分型论治。而辨证论治思想在目前的中医内科学体系内则需要进一步挖掘。

对于胸痹心痛这个疾病的论治，可以运用典型的病证结合模式进行干预。内科学讲先辨别真心痛与厥心痛，真心痛与胃痛，然后进行分证论治，将证候平行地分为：心血瘀阻、痰浊内阻、阴寒凝滞、气阴两虚、心肾阴虚、心肾阳虚，但这几个证候并不是平行的关系。就胸痹心痛对应西医的冠心病而言，心血瘀阻是胸痹心痛这个疾病的基本病机，即所有胸痹心痛患者在任何阶段都存在病机，即活血化瘀的干预是基础；受寒后发作心绞痛急性发作属于阴寒凝滞证，气候湿热太过，或饮食肥甘厚味后心绞痛急性发作属于痰浊闭阻证，分别使用瓜蒌薤白白酒汤或中成药苏合香丸与瓜蒌薤白半夏汤或黄连温胆汤治疗心绞痛发作是可以接受的。但对于气阴两虚、心肾阴虚、心肾阳虚，是缓则治其本而言，在心绞痛发作时因有腰膝酸软、潮热盗汗等阴虚表现就辨为心肾阴虚就只用左归饮是不能接受的。因此，在把握疾病本质与发生发展规律的情况下进行辨证论治才是中医内科学病证结合模式的精髓。

对于中风这个疾病的论治，可以考虑在病证结合模式基础上融合证候要素干预模式。中风是脑脉瘀阻或血溢脉外的一种疾病。对于中风这个疾病，年龄、家族史、高血压、糖尿病、高脂血症、吸烟等是明确的危险因素，并有眩晕、耳鸣、头痛、一过性言语不利、一过性视物昏花、反复发作刻板动作等先兆症状。中风疾病需要和口僻（周围性面瘫）、痿病（肌无力）、瘤卒中（脑瘤、癌症脑转移）、痫病（癫痫发作）、痉证（破伤风）、真头痛（蛛网膜下腔出血）相鉴别。中医分中经络和中脏腑两型。静态起病，突然发生，进展较缓，无神志昏蒙为中经络（对应脑脉瘀阻的缺血性病变）；动态起病，突然发生，即刻达疾病高峰，存在神志昏蒙、头痛症状，为中脏腑（对应血溢脉外的出血性病变）。同时，中经络与中脏腑可相互转化，因此，在疾病进展过程中神志与瞳孔日常查体至关重要。中风可出现五大主症，神志昏蒙包括神思恍惚、淡漠、嗜睡、昏睡、昏迷、谵妄、躁扰不宁；半身不遂包括肢体力弱（肌力减弱）、肢体强直拘急（肌张力增高）、肢体松懈瘫软（肌张力降低）；口舌歪斜为伸舌偏向患侧，伴口角下垂、流涎（中枢性面瘫），但脑干梗死亦可表现为口眼歪斜（周围性面瘫）；言语问题，表现为言语迟缓、吐字不清（舌肌问题的构音障碍、言语障碍），以及找词困难之运动性失语、不能理解之感觉性失语、忘记名字之命名性失语（影响大脑皮质语言中枢的语言障碍）；偏身麻木，疼痛、烧灼感、蚁走感等肢体感觉障碍。中风分期主要分发病2周内的急性期，2周至6个月的恢复期，在疾病进展过程中还可出现闭证和脱证的危重症。在充分认识中风的分型分期、急危重症识别的基础上，中医干预则使用"疾病＋分型＋分期＋证候－方剂"模式，中风病中经络在急性期多为风火痰瘀之证（天麻钩藤饮、化痰通络汤），40%～50%的患者在发病一周内还会出现痰热腑实证（星蒌承气汤），恢复期多为气阴两虚证（补阳还五汤、镇肝熄风汤、育阴通络汤），痰瘀为基本病机，贯穿疾病始终；中风病中脏腑则容易出现闭证（阳闭用温病三宝与阴闭用涤痰汤合苏合香丸）与脱证（参附汤），中脏腑患者还容易出现变证，如呕逆、呕血（应激性溃疡）、抽搐（继发癫痫）、高热（中枢热）等。同时，还可根据证候要素组合用方。中风的证候特征主要有风、火、痰、虚、瘀。肢体抽动、颈项强直为风；面红、躁扰不宁、口臭、大便干燥为火；表情淡漠、反应迟钝、头昏沉为痰；头痛、肢体疼痛、口唇紫黯为瘀；偏身汗出、手足肿胀、肢体瘫软为虚。此五种证候要素在疾病不同分型分期可以组合方式出现，因此，亦可根据证候要素的组合进行方药组合干预。

病证结合模式与患者状态的贴合程度较高，在疾病发生发展规律较为明确的情况下优势明显，但对于新型疾病（新出现的疾病或古籍中未记载的疾病）、复杂疾病、合并疾病、老年疾病，考虑其他干预模式或可提高临床疗效。

2. **证候方药研发的核心理论** 以证候为主治的中药新药，自提出以来便备受学术界的争议与质疑。学者普遍认为，脱离疾病治疗证候是不可行的，证候方药若无明确限定则主治范围太广，疗效无法保证，等等。在此背景下，证候方药研发的理论基础研究则尤为重要。通过证候方药研发的理论基础研究，至少需要解决两个关键问题。第一，可行性。即在什么临床情况下，运用何种干预模式，干预什么层次时，运用证候方药是可行的？针对某一证候的众多方药如何选择最优，若没有针对目标证候的方药又该如何组方？第二，临床价值。证候方药区别于其他干预模式（如病证结合模式）的临床优势何在？

第一个问题可以从本文上述中医方药干预理论入手探讨。当前中医方药的干预模式主要包括：针对体质进行调理，围绕疾病进行干预，围绕病机进行调整，针对症状进行缓解，针对病理指标进行改善。其中，针对体质的调理、不同疾病某一阶段相同病机的干预、病机的干预均可以考虑使用证候方药。中医方药干预的层次主要包括阴阳、气血、脏腑、经络以及局部（筋脉肉皮骨髓、目舌口鼻耳等）。其中，干预阴阳、气血、脏腑、经络层次的均可以考虑使用证候方药。干预模式与干预层次决定证候方药的适应证范围。而证候方药的选择则需考虑使证候方药的功能主治范围特点与干预模式层次相对应。具体而言，选择出的拟研发的证候方药需要在正治反治的原则、功用的缓急、寒热温凉的总体性质、作用的位置（上、下、内、外）、作用的趋势（开合散敛、升降）、润燥软坚动静的特质这些方面与干预的情况相吻合。

在从理论上证明证候方药的可行性后，第二个问题就是证候方药在什么情况下具有优势，也就是在什么情况下运用证候方药比运用其他干预模式（病证结合模式、症状模式、病理指标模式）的临床疗效要更好。如果针对疾病的干预，病证结合模式的临床疗效比较满意，那么这种情况下研发证候方药则失去临床价值，没有临床价值的新药其市场价值也必定较低。针对体质的调理研发普适性较强的证候方药，其特色与优势是明显的。而对于不同疾病某一阶段相同病机的干预、病机的干预这两种模式的证候方药，则需要具体问题具体分析。

有些患者合并多种疾病，或者疾病十分复杂，临床表现更是繁杂，此时运用病证结合模式有时无从下手，因为很多疾病交织在一起，疾病发展规律并不清晰，病证结合模式选择以哪一个疾病为主进行治疗有时无法确定，而老年病以及经过长期各种方法治疗的患者多见此种状态。此时，两种选择，第一，以危重疾病为主进行治疗，急则治其标；第二，可选择不以疾病基本发展规律与基本病机为主，而是以干预阴阳、气血津液、脏腑的本质为主进行治疗，所谓治病求本。针对复杂疾病，不选择面面俱到的散点式治疗，而是越复杂的病情运用越简单的思路与单纯的干预，反而可以起效。此时，证候方药的优势便凸显出来。选择干预层面存在基本原则，即疾病复杂的时候，思考脏腑病机；若脏腑病机亦复杂的时候，可从脾胃或肾入手治疗（脾胃学说与温补学派分别善于从脾胃与命门肾入手治疗多方面疾病），或从气血津液病机考虑；气血津液病机复杂的时候，可从阴阳提纲挈领。

在患者明确疾病的情况下，选择病证结合模式还是病机模式进行干预，哪种模式疗效更好需要根据具体何种疾病进一步厘定。比如，对于合并高血压、冠心病、心律失常（阵发性房颤）患者，刻下症见心慌频发，难以入睡，气短乏力，纳呆便溏等，辨证为心脾两虚、气血两虚，若使用针对复杂疾病的证候方药，则选用归脾汤治疗，但此时患者的主要矛盾在于阵发性房颤，使用归脾汤补益心脾在短期内较难改善房颤问题，而阵发性房颤有其基本发展规律与基本病机，若在桂枝甘草龙骨牡蛎汤的基础上进行治疗则能更好地解决患者当下的问题。可见，对于病证结合和病机干预模式的选择，需要从临床实际出发进行一一鉴别斟酌。

进而，为何针对病机使用证候方药在一些情况下会具有优势？不同于疾病模式，证候是中医学对人体状态特有的认知形式。在象思维的哲学基础上，医者通过望、闻、问、切感受到患者异常表现的象，从象提取出反映病机的证，证随时空而变化形成候，对候的规律总结为疾病。王永炎院士在《中医学证候体系的哲学基础》一文中提及："以象为素，以素为候，以候为证，以象筑境，境以蓄意，境以扬神。得神者昌，失神者亡。"这种通过象思维的方法认识人体状态，以证候为切入点，可以较好地通过外在表现把握人体内部功能状态异常的本质，治疗则更接近"道"的境界。在这种对于证候的认识下，运用证候方药则更显中医理论的特色，在一些情况下可以凸显其优势。

对于证候方药的研发，理论基础决定上层建筑。根据以上中医方药干预模式层次的研究以及证候方药理论基础的研究，针对证候方药的研究可有三点启示。第一，在研发之初，深入临床与市场调研，明确病证结合模式疗效不满意的临床情况，以临床需求为研发的出发点，明确拟研发的证候方药的临床定位（要解决什么临床问题）。第二，充分论证拟研发的证候方药的理论基础，包括针对拟解决的临床问题的证候方药干预模式、层次以及方剂理论是否可行以及是否具有临床优势，对可以干预拟解决的临床问题的同类方药进行比较，从方剂理论选择一个或两个最佳（理论上可行）。第三，进行目的明确的临床试验，针对临床痛点设计疗效评价指标，并以病证结合模式的方药作为对照，至少要做非劣效性试验，甚至优效性试验，如此才能证明证候方药的优势及临床价值（实践中有效）。

以上文献研究提示，除了病证结合、证候方药模式以外，体质干预模式、疾病干预模式与症状干预模式在中成药研发中亦可以充分利用。第一，对于体质的调理，可以考虑研发普适性强的体质方药，对于大幅度改善中国人民体质的意义是十分重大的。第二，对于一些基本病机明确，发展阶段清楚，中药确有优势的疾病，可以考虑研发无需辨证的以治疗疾病为主的方药（干预中医疾病发展或改善西医病理指标），这种方法更有利于西医，甚至全民简便合理使用。第三，对于存在普适性病机、且有普适性方药治疗的症状，可以考虑研发以缓解症状为主的方药，进一步发挥中医药简便验廉的优势，扩大中医药的服务能力。值得注意的是，对于任何干预模式，个体化的中医干预（中医处方）从理论上会比中成药的干预更贴合患者情况。而中成药研发的意义在于研发普适性强且疗效不比高质量个体化治疗差太多的药物。其工艺质量的控制，疗效的稳定，日常使用的方便程度，均可成为其优势及应用价值。

天然药物的国际市场是巨大的。2005年的数据统计，欧盟是世界最大的天然药物的市场，德国的天然药物品种最多，市售药品200种单方制剂，2 000种复方制剂，法国、英国分别是欧盟第二大、第三大天然药物市场。

美国 2000 年报告天然药物年销售额达 41 亿美元。日本 15 万临床医师中，69% 使用汉方制剂，35% 的患者接受天然药物治疗。新加坡、马来西亚、越南、泰国等东南亚国家亦有较大的天然药物市场。据 2016 年统计，日本汉方占据了全世界 90% 的中药市场销售份额。这除了与日本药品质量监管严格，汉方药疗效安全稳定，服用便捷，口感良好密不可分以外，其汉方药物研发的经方方证对应干预模式的理论基础是关键。日本当前普遍使用的 210 个处方，大多来源于《伤寒杂病论》的原方。日本 80 所医科大学及综合大学的医学部均在临床教学中开设汉方医学，主要涉及汉方理论、诊断方法、方剂运用等贴合临床实际的内容。同时，汉方医药公司也定期为药店的药剂师讲授如何使用汉方药。面对竞争力较强的国际市场，证候方药若定位准确，疗效稳定，方便实用，其国内外的目标市场前景必定广阔，惠及人民群众，且体现中国的原创力，增强中国的文化自信。

中医方药干预"三维 N 阶"理论除了为新药研发的目标适应证确定与方剂选择提供理论基础以外，还可在中医的诊断标准、疗效评价的研究，中医方剂学、中医内科学的教育，中医内科的临床思维等方面发挥作用。中医疾病、证候的诊断标准的研究，其确立的标准，决定对应方药的理论适应证范围与根据诊断标准判断的实际适应证范围的贴合程度。因此，中医的诊断标准至关重要。"三维 N 阶"理论对于诊断标准的启发如下：第一，对于中医证候诊断标准的研究，要区分病证结合干预模式与病机干预模式，疾病下的证候诊断标准与某一病机的证候诊断标准的研究相差甚远；第二，从古至今，明确诊断的目的是更好地治疗，若以选择何种治疗方法为目的的证候诊断，可以考虑从方药角度反向研究证候诊断，如"冠心病血瘀证 - 冠心 2 号方诊断标准"（区别于其他活血化瘀方药）、"气滞血瘀证 - 血府逐瘀汤诊断标准"（区别于其他逐瘀汤）。疗效评价是为了证明中医有效，使中医走进主流医学，走向世界医学。但首先要明确方药疗效的定位，"包打天下"的疗效评价是不可取的。从疗效评价的 6 个维度中，可根据"三维 N 阶"理论初步确立方药的疗效定位。对于方剂学的学习，"三维 N 阶"理论提示如下：第一，中医方剂的干预模式是多样的，干预层次是多阶的，适用于各种多样的临床情况；第二，中医方剂的适应证范围有宽窄之分；第三，不同模式层次下的方剂的疗效的程度从理论上是不同的。如此，对每一个方剂的学习则更加立体，更便于临床使用。对于中医内科学的学习，不同于仅将中医基础理论、中医诊断学、中药学、方剂学串起来，认识中医疾病的发生发展规律及对应的治疗是中医内科学的关键。"三维 N 阶"理论提示如下：第一，病证结合模式的核心在于把握疾病分型、发展阶段程度下的治疗方法；第二，中医内科学中的辨证分型并不是平行关系，病证结合模式的干预层次是不同的，有标本缓急的区别；第三，复杂疾病的病机与实际的治法有时并非对应关系，在疾病复杂的情况，存在治疗策略的问题，即治疗的先后主次的问题。

若能通过中医方药干预的"三维 N 阶"理论，帮助初学者了解中医的大致脉络，帮助临床医生认识如何明确中医在临床中的定位，启发中医研究者认识中医究竟需要研究什么，帮助患者及广大群众理解认识中医，则真正发挥了其微薄的作用。目前而言，中医药在发挥重大疾病的协同作用方面，疾病的既病防变、疾病中医分型的启示、改善症状、改善病理、指标，预防干预西医治疗带来的毒副作用，体质的调理均为其优势；在治未病中的主导作用及疾病康复中发挥核心作用对于人民健康的保持与恢复，社会活力的保障则意义非凡。

| 第二节 |

证候类中药新药研发流程与方法

国家药品监督管理局根据药品注册相关法规制定《证候类中药新药临床研究技术指导原则》，旨在为证候类中药新药临床试验的开展和有效性、安全性评价提供基础性指导。因此，证候类中药新药研发首先应严格参照《指导原则》的相关要求，其次在证候诊断、临床试验设计、有效性评价等方面可以有进一步丰富和发展。《中药新药指导原则（2002 年版）》可以为证候类中药新药临床试验设计提供一定的方法学支持。

一、证候类中药新药的处方来源及基本要求

证候类中药新药的处方应来源于临床实践，符合中医药理论，体现理、法、方、药相一致的原则。证候类中药新药申请临床试验应有充分的人用历

史证明性文献材料，包括处方来源、组方合理性、临床应用情况（包括提供临床实践完善处方的演变过程）、功能主治、用法用量等相关内容。如拟开发的证候类中药新药是来源于中医临床经验的积累，针对临床常见基本证候的，应提供相关证明；如是源于医案中对比分析研究所发现的相对成熟有效的处方，应提供典型医案和系列医案；如具有一定临床研究基础且有相应数据证明的成熟有效的处方，应提供相关临床研究总结报告，该总结报告应明确具体中医证候、疗效特点和安全性信息；如是源于国家科技立项的临床研究成果，应提供临床研究部分的总结资料及相关的成果鉴定材料。证候类中药新药立项开发时，应注意评估与已上市同类药品的临床价值差异，以明确其是否具备临床开发价值。

二、证候类中药新药的临床定位

证候类中药新药临床应定位于消除、改善或控制具有内在关联性的一组疾病的主要临床症状、体征等，也可定位于通过证候改善达到疾病治疗等目的。

三、证候类中药新药的证候诊断

拟开发新药的中医证候确定应有与之相关的临床实践基础，并应遵循中医药理论。中医证候诊断标准可以参照有关国家标准、行业标准或团体标准等进行制定，如无适用的诊断标准，可自行制定并经专家论证达成共识。证候诊断构成要素可采用定性或半定量方式，或主次症的方法，鼓励制定具有中医特色的证候诊断量表，并可根据具体研究内容辅以客观诊断指标。

四、证候类中药新药的基本研究思路及试验设计

1. **基本研究思路** 证候类中药新药临床研究可有多种模式，如单纯中医证候研究模式、中医病证结合研究模式或中医证统西医病的研究模式，无论何种研究模式，证候类中药新药研究均应对所研究证候的动态变化规律及相关西医疾病所处特定阶段要有明确的界定。

（1）单纯中医证候研究：选择符合某个中医证候诊断标准的适应人群进行研究，观察药物对该中医证候所涉及的症状、体征以及相关指标的改善情况。

（2）中医病证研究：在符合某一中医疾病诊断标准的基础上，选取该病的某一证候进行研究，观察药物对该证候所涉及的症状、体征以及相关指标的改善情况。

（3）证病结合研究：在中医"异病同治""以证统病"诊治思维模式的指导下，基于不同疾病发生发展过程中的某个阶段出现有相同病机特点、相似证候要素的，可以在同一证候下选择至少3个不同西医疾病来进行研究，突出以证候为中心的设计理念，观察药物对中医证候疗效以及西医疾病的疗效。

2. 设计考虑

（1）纳入标准：纳入标准的制定，应考虑到临床试验目的以及实施过程，包括应符合相关诊断标准的规定，受试者在病情、病程等基线一致性方面的规定。建议纳入基础治疗和证候表现基本稳定的患者，对基础治疗处于动态调整阶段的患者不宜纳入。纳入西医疾病时应注意把握证候与西医治疗之间的关系。试验设计者可根据试验的需要制定合理的纳入标准。受试者应在充分知情同意的情况下自愿参加临床试验。

（2）排除标准：应排除兼夹影响目标证候诊断或证候疗效判断的其他证候的人群。应基于受试者安全性的角度考虑排除标准，应排除通过改善症状可能导致掩盖病情进展的情形，排除服药后会发生严重后果或加速疾病进程的特定人群。

（3）试验设计：探索性研究可以根据试验目的采用多种试验设计。确证性研究应遵循随机、双盲、对照、重复的原则，并基于探索性研究的初步结果去估算样本量。如采用加载设计，须事先规定好基础治疗，如基础治疗的用药指征、用药种类、用药剂量、用药方法、用药时间等。

（4）对照药：对照药宜首选安慰剂。如果已有用于该证候的中成药上市，可选择业内所公认的中成药进行阳性对照，但该药的有效性须经过安慰剂对照确证。

安慰剂应在剂型、外观、气味、口感、质感等特征上与试验药物尽量接近，确保临床研究者和受试者在盲态下开展研究。如采用阳性药对照且剂型不一致时，需通过双盲双模拟技术保证盲态实施。

临床研究如果涉及多个西医疾病，应结合所纳入的疾病情况，采用分层随机，以保证组间基线具有可比，以免影响药物的疗效评价。

五、疗程及随访

应根据药物特点和前期研究信息合理设置观测时点及疗程，并根据研究目的的不同，科学设计随访的方式、时点、内容等。

六、有效性评价

证候类中药新药应采用科学公认的中医证候疗效评价标准，根据研究目的确定好主要疗效指标和次要疗效指标，应重视证候疗效的临床价值评估。疗效指标选择如下：

1. 以改善目标症状或体征为目的者，应以目标症状或体征消失率／复常率，或临床控制率为疗效评价指标，但同时应注意观察目标症状或体征痊愈时间和／或起效时间的评价。

2. 建议引入患者报告结局指标，将患者"自评"与医生"他评"相结合。

3. 鼓励采用能够反映证候疗效的客观应答指标进行评价。证候疗效的客观指标，包括西医学中的理化指标、生物标志物等。临床试验期间需观察评估中医证候疗效的起效时间、缓解时间或消失时间。

4. 基于生存质量或生活能力、适应能力改善等方面的考虑，推荐采用公认具有普适性或特异性的生存质量或生活能力、适应能力等量表进行疗效评价。也可采用基于科学原则所开发的中医证候疗效评价工具进行疗效评价。

5. 鼓励采用反映疾病的结局指标或替代指标进行疗效评价。

七、安全性评价

安全性评价可以结合受试者疾病相关检查去评估，如某些能够反映疾病病情进展的理化检查指标；安全性评价必须通过与安慰剂或阳性药的平行对照去反映试验药物的安全性。临床试验期间，研究者需关注中医证候的变化情况以及疾病进展情况，及时评估可能存在的用药风险。

八、试验质量控制与数据管理

1. **信息采集** 中医四诊信息采集是现代中医证候研究的必需手段，中医数据的信息化采集有利于临床试验质量的控制。建议中医四诊信息采集应参照最新的"中医四诊操作规范（中华中医药学会中医诊断分会）"制定，研究者应据此制定"四诊信息采集标准操作规程（SOP）"并严格执行。临床试验前，应对各临床研究中心进行四诊信息采集规范化培训，并对各临床研究中心研究者的四诊信息采集进行一致性评价。

四诊信息采集应遵循客观化原则。其信息采集工具可以是纸质版采集表，或基于计算机软件的图文采集系统，乃至未来中医人工智能和云计算的应用。四诊信息采集表/系统，可以是普适性也可以是特异性，并以量化评定的形式呈现。鼓励引入经国家批准上市、较为成熟的四诊信息采集仪如舌诊仪、脉诊仪等配合使用，该仪器应具有实时显示、存储和复读功能，有利于临床试验数据可溯源。

2. **数据管理**　申办方和研究者应加强数据管理工作，建议证候类中药新药临床研究项目须成立独立的数据监察委员会，鼓励研究者应通过电子数据采集系统采集数据以确保研究数据的真实性和可靠性。另外，临床研究项目应制定临床试验风险控制计划及措施、临床试验数据管理计划与报告、数据核查计划与报告、统计分析计划与报告等，以促进证候类中药新药临床试验整体质量控制水平的提升。

3. **研究人员**　主要研究者必须是具备中医专业或中西医结合专业的正高级技术职称及其以上的人员。研究者必须是具备中医专业或中西医结合专业的副高级技术职称的人员。

九、说明书撰写原则

证候类中药新药的说明书【功能主治】项的内容应符合中医术语表述，【临床试验】项的内容会就支持该药上市的临床试验情况进行简要概述。说明书其余内容可参照《药品说明书和标签管理规定》和中药相关指导原则执行。

| 第三节 |
证候类中药新药研发举例

证候类中药新药临床研究可有多种模式，如单纯中医证候研究模式、中医病证结合研究模式或中医证统西医病的研究模式。《证候类中药新药临床研究技术指导原则》提出针对 3 种模式的基本研究思路。第一，针对"单纯中医证候研究"模式，选择符合某个中医证候诊断标准的适应人群进行研究，观察药物对该中医证候所涉及的症状、体征以及相关指标的改善情况。第二，针对"中医病证研究"，在符合某一中医疾病诊断标准的基础上，选取该病的某一证候进行研究，观察药物对该证候所涉及的症状、体征以及相关指标的改善情况。第三，针对"证病结合研究"，在中医"异病同治""以证统病"诊治思维模式的指导下，基于不同疾病发生发展过程中的某个阶段出现有相同病机特点、相似证候要素的，可以在同一证候下选择至少 3 个不同西医疾病来进行研究，突出以证候为中心的设计理念，观察药物对中医证候疗效以及西医疾病的疗效。笔者团队依托国家中医药管理局中医药行业科研专项"证候类中药新药疗效评价方法研究（No.201207009）"，重点开展以"单纯中医证候研究"模式为核心，以临床最常见证候——气滞血瘀证为主要内容的用药规律、诊断标准、疗效评价、临床试验等系列研究。

一、气滞血瘀证候类方药的理论基础

根据中医干预模式 - 层次 - 方剂"三维 N 阶"理论模式，证候方药从干预模式方面适合体质、病机、不同疾病某一阶段相同病机的模式，干预层次方面适合针对阴阳、气血、脏腑、经络，在方剂选择方面需要考虑适应证较为广泛的方剂或者干预脏腑病机的方剂。气血是构成人体的基本物质，也是维持人体生命活动和功能的重要物质。气血互生，既可单一致病，也可相互为病。其中，气滞血瘀证是气血同病的常见类型。气滞血瘀证具有气滞证和血瘀证两种证候。气滞血瘀证涉及临床病种广泛，文献研究显示，气滞血瘀证涉及痛经、冠心病心绞痛、慢性前列腺炎、盆腔炎、颈椎病等 76 种疾病。气滞血瘀证，其干预模式在病机，干预层次在气血，因此，气滞血瘀证可以作为主治为证候的中药复方制剂研发的目标适应证。而在针对气滞血瘀证的方剂选择方面,《中华医典》收录的 1 156 部中医书籍中明确记载为治疗气滞血瘀证的方药共 28 个。根据方剂所在原文中的描述,通过中医干预模式 - 层次 - 方剂"三维 N 阶"理论模式对 28 个方药进行分析,在干预模式方面,针对病机的方药有:血府逐瘀汤、三甲散加减、怀牛膝、木贼、续随子,其余均为疾病 + 病机的干预模式;在干预层次方面,血府逐瘀汤、怀牛膝、木贼针对气血,三甲散加减、无名方 2 针对经络脏腑,舒筋活血定痛散、独圣散、通气散、妇科万应膏针对局部,其余均针对脏腑;在方剂适应证类型方面,适应证较为广泛的方剂有血府逐瘀汤(胸中血府血瘀),干预脏腑病机的方剂有三甲散加减(厥阴经气滞血瘀),疾病针对性强的方剂有乌药散(经闭)、通瘀煎(经闭)、无名方 1(难下)、四物汤加减(痛经)、桃红四物汤(后期经行)、乐脉颗粒(动脉硬化)、结肠宁(结肠炎)、心可舒片(心绞痛)、柴胡舒肝丸(乳腺疾病)、快胃片(胃病)、醋制香附丸(月经不调)、九制香附丸(月经后期)、乌金丸(痛经)、痛经宁糖浆(痛经)、痛经丸(痛经)、田七痛经胶囊(痛经)、妇科万应膏(痛经),症状针对性强的方剂有舒筋活血定痛散(跌打损伤)、无名方 2(少腹两胁疼痛)、独圣散(跌打肿痛)、通气散(跌打损伤)、延胡止痛片(各类内科疼痛)。疾病针对性强及症状针对性强的方剂不适合作为证候方药,在适应证范围较广及针对脏腑病机干预的方剂中,三甲散加减更适合温病类的治疗,而血府逐瘀汤适合作为治疗气滞血瘀证的内科方面的证候方药。

目前上市的血府逐瘀丸、血府逐瘀胶囊均为在病证结合模式下研发的中成药,适应证为心绞痛、脑卒中后遗症等疾病诊断下的气滞血瘀证。溯源方剂,血府逐瘀汤出自清代王清任的《医林改错》,全书首先论述了对人体脏腑气血的认识,其后方叙通窍活血汤、血府逐瘀汤、膈下逐瘀汤,其后为疾病论叙通经逐瘀汤、会厌逐瘀汤、少腹逐瘀汤、身痛逐瘀汤等方。在方叙中,通窍活血汤治疗头面四肢、周身血管血瘀,所治症目有头发脱落、耳聋、白癜风等 13 项,为表里通经第一方;血府逐瘀汤治疗胸中血府血瘀,所治症目有头痛、胸痛、急躁等 19 项;膈下逐瘀汤治疗肚腹血瘀,所治症目有积块、痛不移处、久泻等 6 项。在疾病论叙中,"论痘非胎毒"中介绍通经逐瘀汤、会厌逐瘀汤,前者治疗痘疹瘀血凝滞于血管,后者治疗出痘五六天后出现饮水即呛。其后,作者单列"少腹逐瘀汤说",论述少腹逐瘀汤可以治疗少腹积块疼痛,又可种子,安胎,为种子安胎第一方。最后,"瘀症有瘀血说"中治疗肩痛、臂痛、腰痛、腿痛、周身疼痛之痹症，古方不效用身痛逐瘀汤。从作者论述顺序揣测方义，先列通窍活血汤、血府逐瘀汤、膈下逐瘀汤于方叙，干预层次为身体某位置的血瘀，且所治症目较多，此三方适应证较广；后列疾病论叙，通经逐瘀汤、会厌逐瘀汤干预模式针对疾病，适应证范围疾病针对性强；而少腹逐瘀汤可祛疾、种子、安胎，具有特色，在腹部肿块、种子安胎方面针对性强，故而单列一节；最后论述身痛逐瘀汤，症状针对性较强，且为古方不效可用，故而最后论述。可见，作者在论述各类逐瘀汤时层次分明，主次清楚，方剂的适应证范围特点与针对性一目了然。因此，从血府逐瘀汤出处的论述分析，血府逐瘀汤不仅可以在病证结合模式下使用，也具有作为证候类中药新药的研发潜力。

二、气滞血瘀证候类方药的处方研究

1. **资料与方法**

（1）古代文献：通过东汉至近代古籍，检索关于治疗气滞血瘀证方药的文献，包括《伤寒论》《金匮要略》《仙授理伤续断秘方》《太平惠民和剂局方》《普济本事方》《素问病机气宜保命集》《丹溪心法附余》《万氏女科》《寿世保元》《医林改错》等，共筛选出包括桃核承气汤、清气活血汤、血府逐瘀汤等31个方剂，总结出古代文献中记载的治疗气滞血瘀证的常用中药，为研究气滞血瘀证提供古代文献基础。

（2）中成药书籍：通过中药成方制剂、中成药的合理使用等相关书籍，检索关于治疗气滞血瘀证的中成药，共筛选出50种中成药，总结出治疗气滞血瘀证的常用中成药，分析其药物组成，为研究气滞血瘀证提供应用基础。

（3）国家专利数据库：通过国家专利数据库网页，检索关于"气滞血瘀"的相关专利，共检索出从1992年6月15日至2013年8月2日现存专利497项，排除第一公布级、第二公布级、第三公布级重合项目后，其中口服中药290项，总结国家专利数据库中记载的治疗气滞血瘀证的常用中药，为研究气滞血瘀证提供研究基础。

2. **结果**

（1）古代文献中药分布情况：31个方剂中治疗气滞血瘀证方药包括单味中药共计100种，其中出现频数最高的30味药物分别为，当归、红花、桃仁、甘草、赤芍、川芎、枳壳、香附、木香、柴胡、大黄、生地黄、延胡索、没药、乳香、陈皮、牡丹皮、官桂、白芍、桂枝、五灵脂、莪术、半夏、槟榔、丹参、桔梗、牛膝、青皮、人参、麝香。31首方剂中出现频数最高的5组对药分别为，桃仁-红花，当归-川芎，当归-白芍，乳香-没药，三棱-莪术。31首方剂中出现频数最高的2组角药分别为，川芎-当归-芍药，当归-香附-红花。

对筛选出的古代文献中治疗气滞血瘀证的方剂进行组方规律分析，支持度个数设为6，置信度设为0.6，按照药物组合出现的频次高低进行排序，得到古代文献中气滞血瘀方剂中出现频次较高的对药组合为：红花-当归，红花-桃仁，红花-赤芍，甘草-当归，桃仁-甘草，桃仁-当归，红花-甘草，赤芍-当归，赤芍-桃仁，红花-柴胡，桃仁-柴胡等，出现频次较高的角药组合为：红花-桃仁-当归，红花-甘草-当归，桃仁-甘草-当归，红花-桃仁-甘草，红花-赤芍-桃仁，红花-赤芍-当归，红花-桃仁-柴胡等。

以改进的互信息法分析结果为基础，按相关系数与惩罚系数的约束（相关系数为8，惩罚系数为2），将古代医籍中涉及气滞血瘀证的方剂，基于复杂系统熵聚类，演化出3~4味药的核心组合，共计20个，分别为桃仁-赤芍-枳壳；桃仁-当归-牛膝；桃仁-牛膝-穿山甲；桃仁-柴胡-穿山甲；赤芍-生地黄-连翘；赤芍-红花-枳壳；五灵脂-没药-小茴香；当归-红花-枳壳；当归-红花-牛膝；当归-红花-柴胡；当归-延胡索-茜草；红花-牛膝-穿山甲；红花-柴胡-穿山甲；木香-紫苏-丁香皮；木香-紫苏-厚朴；木香-紫苏-白术；木香-紫苏-木通；木香-紫苏-大腹皮；桃仁-当归-甘草-枳壳；桃仁-当归-甘草-柴胡等组合。

关于古代气滞血瘀证治疗方剂，在以上核心组合的基础上，使用系统的"提取组合"功能，通过无监督的熵层次聚类算法，提取用于新方聚类的核心组合4个，分别为：桃仁-当归-牛膝；木香-紫苏-丁香皮；桃仁-当归-甘草-枳壳；木香-紫苏-厚朴等（表8-1）。

表8-1 治疗气滞血瘀证新方聚类的核心组合

编号	药物组合1	药物组合2
1	桃仁,当归,牛膝	桃仁,当归,甘草,枳壳
2	木香,紫苏,丁香皮	木香,紫苏,厚朴

基于熵层次聚类，表 8-1 中的 4 个核心组合，可进一步演化，形成治疗气滞血瘀证的 2 个新处方，处方一：桃仁、当归、牛膝、甘草、枳壳；处方二：木香、紫苏、丁香、厚朴（图 8-1）。

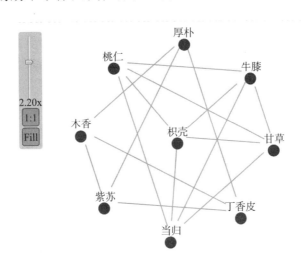

图 8-1 古代文献中治疗气滞血瘀证新方组合

（2）中成药书籍中药分布情况：在检索的文献当中共检索出治疗气滞血瘀证常用的中成药有 50 种，主要包括血府逐瘀丸、元胡止痛胶囊、精制冠心片、冠心丹参片、速效救心丸、复方丹参滴丸、黄杨宁片、利脑心胶囊、乐脉颗粒、可达灵片、抗栓保心片、心可舒片、冠脉宁片、冠心安口服液、心脉通片、得生丸、养血调经膏、痛经口服液、田七痛经胶囊、痛经宝颗粒、乳块消片、九气拈痛丸、茵莲清肝合剂、心宁片、心舒丸、冠心康颗粒、冠心丸、冠脉康片、心无忧片、保心宁片（胶囊）、丹七片、心安口服液、复心片、益心酮片、心痛康胶囊、脉络通保心包、朴沉化郁丸、金佛酒、血滞通胶囊、泌石通胶囊、狗皮膏、一枝蒿伤湿祛痛膏、乳疮丸、通脉宝膏、醋制香附丸、益母丸、舒肝保坤丸、调经化瘀丸、痛经宁糖浆。将这些中成药中包含的中药进行频次统计，出现频数在前 50 的中药依次是，丹参、川芎、三七、木香、檀香、降香、陈皮、青木香、枳实、沉香、川楝子、乌药、香附、佛手、薤白、延胡索、郁金、乳香、没药、五灵脂、红花、桃仁、泽兰、益母草、牛膝、鸡血藤、莪术、三棱、当归、生地、熟地、赤芍、桔梗、甘草、葛根、地龙、远志、甘松、泽泻、柴胡、枳壳、山楂、白芷、酸枣仁、枸杞、何首乌、白芍、苏合香、冰片。经过统计分析后同时得到气滞血瘀证治疗中常用的药对有：桃仁-红花、丹参-川芎、川芎-三七、乳香-没药、延胡索-郁金、丹参-三七、三七-降香、三七-木香。

（3）国家专利数据库中药分布情况：290项专利中涉及中药600余种，将中药进行频数统计，出现频数在前50的中药依次：当归、丹参、川芎、元胡、红花、赤芍、香附、黄芪、甘草、桃仁、白芍、柴胡、三七、莪术、郁金、茯苓、三棱、益母草、木香、鸡血藤、没药、枳壳、山楂、熟地、白术、桂枝、牛膝、乳香、五灵脂、夏枯草、葛根、地龙、党参、蒲公英、乌药、牡丹皮、皂角刺、冰片、陈皮、金银花、炙甘草、大黄、枸杞、山药、菟丝子、泽泻、海藻、昆布、王不留行、川牛膝。

根据国家专利数据库中治疗气滞血瘀证方剂的数量、结合经验判断和不同参数提取出数据的预读，选择相关系数为8，惩罚系数为2进行聚类分析，得到国家专利数据库中治疗气滞血瘀证方剂中389味中药两两之间的关联度，提取其中关联系数大于0.182 5的37个药对。菟丝子-山药、菟丝子-白芍、独活-牛膝、独活-没药、独活-透骨草、菟丝子-沙苑子、杜仲-骨碎补、当归-没药、独活-全蝎、独活-威灵仙、杜仲-远志、茯苓-远志、骨碎补-牛膝、菟丝子-山茱萸、牛膝-海桐皮、牛膝-狗脊、杜仲-当归、骨碎补-没药、杜仲-鳖甲、杜仲-茯苓、牛膝-桔梗、巴戟天-鹿茸、独活-制草乌、独活-制川乌、独活-狗脊、蜈蚣-牛膝、菟丝子-鳖甲、菟丝子-大枣、柴胡-白芍、杜仲-桑寄生、桑寄生-肉桂、巴戟天-鹿角霜、巴戟天-覆盆子、巴戟天-海桐皮。关于国家专利数据库中治疗气滞血瘀证的方剂，在以上核心组合的基础上，通过无监督的熵层次聚类算法，提取用于新方聚类的核心组合15个，红参-虻虫-朱砂、厚朴-干姜-肉豆蔻、皂角刺-金银花-蒲公英、皂角刺-王不留行-橘叶、巴戟天-续断-熟地黄、木香-沉香-神曲、蜈蚣-全蝎-狗脊、川芎-延胡索-香附、金银花-紫花地丁-没药、金荞麦-大血藤-紫珠、淫羊藿-女贞子-核桃仁、桂枝-藏红花-白豆蔻、独活-桑寄生-地龙、海藻-昆布-夏枯草、杜仲-续断-牛膝。根据聚类分析的核心组合，进行网络可视化展示，药物不同组合之间的关系（图8-2）。

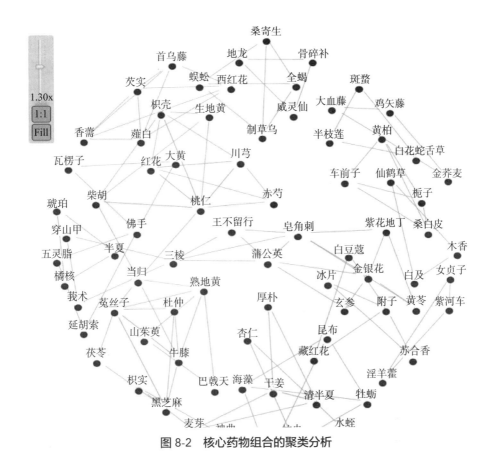

图 8-2　核心药物组合的聚类分析

气滞血瘀证方药组方规律研究分析为气滞血瘀证候类药物研发带来新的启发，如关键药物选择，药对、角药使用，核心处方拟定等，在今后的研究中可以进一步挖掘。同时，研究发现理气活血是气滞血瘀证基本治法，经典名方血府逐瘀汤为重要方剂，血府逐瘀汤是王清任《医林改错》中的经典方剂，可用于多种疾病气滞血瘀证的治疗。血府逐瘀汤以活血药配开胸行气的枳壳、桔梗、柴胡以及引血下行的牛膝，以活血化瘀而不伤血、疏肝解郁而不耗气为特点，主治胸中瘀阻之证。该方具有证候类中药新药的特点，可以作为气滞血瘀证候类中药新药研发的目标方剂，通过进一步开展Ⅱ、Ⅲ期临床试验以验证其治疗作用和安全性，评价利益与风险关系。

三、气滞血瘀证诊断标准研究

证候诊断的规范影响证候类中药新药的研发与使用。气滞血瘀证是临床常见证候，但目前尚缺乏可用于临床实践的气滞血瘀证诊断标准。因此，亟须研制气滞血瘀证诊断量表，以提高临床诊疗水平以及促进气滞血瘀证候类中药新药的研发。

1. **资料与方法**　利用《中华医典》对气滞血瘀证相关古典文献进行梳理，以"气滞""血瘀""血瘀气滞""气滞血瘀"等为检索词对题录、关键字及全文予以检索，一共参考了101部古典文献，对气滞证、血瘀证、气滞血瘀证相关病因病机、症状及治法进行梳理。

以中国知识资源总库《中国学术期刊（网络版）》作为统计源，检索时间限定为1974—2016年，检索篇名含有"气滞血瘀"或"气滞血瘀证"的相关文献。纳入篇名中明确提到气滞血瘀证的文献，排除重复文献、征订启示、错误信息等无统计意义的项目。根据两部分文献研究结果，归纳气滞血瘀证相关症状体征，构建专家咨询调查问卷。

设计封闭式结合开放式调查问卷，问卷内容包括专家基本信息、气滞血瘀证的症状及体征、对气滞血瘀证诊断规范的建议。于2015年10月24日，针对参加"2015年中华中医药学会心血管病分会学术年会"的包括高级职称医师及研究员进行问卷调查，了解气滞血瘀证诊断标准研制的形式及内容，为开展气滞血瘀证临床研究提供意见。

根据文献研究与专家咨询结果，初步确立了气滞血瘀证诊断量表条目池，并以此条目池设计半封闭型《气滞血瘀证患者临床研究调查表》。明确研究人员资质、调查对象的纳入及排除标准，规范调查问卷填写的方式，以控制临床信息采集的质量。于2016年4月至2016年11月在中国中医科学院广安门医院收集住院及门诊病例共计1 076例，采集患者年龄、性别、出生地、病程等一般情况，生活习惯，症状与体征，血常规及凝血四项实验室指标。在诊断气滞血瘀证时参照《指导原则》《中医证候鉴别诊断学》并结合研究人员的临床经验，综合判断患者是否属于气滞血瘀证。根据临床数据，采用统计学分析结合专家咨询的方法对初步形成的诊断条目池进行筛选及判定，并通过界值与赋权形成诊断量表。其中统计学分析主要运用SPSS20.0软件及R软件中频数分析，聚类分析，相关性分析，因子分析，主成分分析，区分度，相关系数，logistic逐步回归，受试者工作特征曲线等方法进行分析。

2. **初始条目池的形成**　古典文献研究显示，引起气滞血瘀证的病因是多方面的。常见病因包括外伤、情志不遂、寒邪、过于安逸、误治或误食药物、房事不当以及产后失调，其中以情志不遂、外伤较为多见。气滞血瘀证所表现的病症是复杂的。痛症是气滞血瘀证常见症状，可见心痛、胃痛、腹痛、身痛、胸胁痛等。同时，也可见癥瘕积聚、瘿瘤等肿块，以及咳喘、呕吐、痈肿等症状，其表现具有气滞证和血瘀证的症状。气滞血瘀证的治法是多元的。行气活血是气滞血瘀证的基本治法，注重对于调气药和活血药的使用，把握气血互生的理论并适当运用补法。同时，由于其病因多端，病症复杂，在诊治过程中审症求因的基础上，辨证施治，或以清热，或以温中，或以化痰，随其变而通之。

现代文献计量分析显示：纳入的 1 121 篇气滞血瘀文献中，共有 841 篇与疾病有关，主要涉及 76 种病种，并主要集中在妇科、外科、骨科、心血管疾病及消化疾病等，可认为气滞血瘀证是中医常见证候；气滞血瘀证相关证候的诊断标准研究内容较少，且常存在不一样的诊断标准，这在一定程度上影响了疗效的评价，开展气滞血瘀证诊断标准具有重要的现实意义。

根据两部分文献研究结果，归纳气滞血瘀证相关症状体征，共有胀痛或（兼）刺痛、肿块或包块、爪甲青紫、肌肤瘀斑或瘀点、舌质紫黯、脉涩等27 条被选定为诊断量表的初始条目池。

3. **初始条目池的优化**　采用专家咨询方式优化条目池。专家主要来自13 个省及直辖市，其中来自山东省有 7 位、河南省有 7 位、北京市有 6 位。专家工作性质以临床居多，占到总数的 75.57%；从是否参加诊断规范研究方面统计，其中共有 29 名专家参加过诊断规范研究，占 64.44%；问卷调查共涉及 27 个症状和体征，其中选中频率前 6 位的有胀痛或刺痛、舌质紫或黯、脉弦涩、口唇青紫、痛处固定、舌上瘀点瘀斑。专家建议补充麻木、头痛、胃痛、腹痛、泛酸、烧心、腰痛、脉沉、心慌、夜间加重、肢体关节疼痛等为气滞血瘀证症状。专家建议气滞血瘀证诊断标准参照中医内科学及诊断学教材；症状、脉象、舌象作为诊断核心内容；主次症、量化等作为诊断的呈现形式。综合专家意见结合前期研究，形成气滞血瘀证患者临床调查表条目池，共 42 条条目，包括疼痛、性情急躁易怒、肿块或包块、胸闷、肌肤瘀斑瘀点、胃脘胀满、情绪抑郁、舌质紫黯、脉涩、脉弦等。

4. 通过病例研究形成量表 1 076 例临床病例一般情况，其中男性 467 人，占 43.40%，女性 609 人，占 56.60%，年龄最大 89 岁，最小 18 岁，平均年龄 57.44 岁；出生地共涉及 21 个省及直辖市，患者的地域分布以华北地区为主，其中北京市 751 例、河北省 94 例、内蒙古自治区 32 例，病程最短为 1 个月，病程最长的有 57 年，平均病程 6.6 年；共涉及中西医疾病 120 种，中医疾病主要涉及 60 种。在 1 076 位患者中，共包括 146 个症状，其中频次较高的症状有疼痛（871 次）、性情急躁（671 次）、头晕（419 次）、乏力（393 次）、胸闷（389 次）、口干（356 次）等；共涉及舌象 20 个，包括黯红（476 次）、薄白（399 次）、薄白腻（210 次）等；共涉及脉象 12 个，包括脉细（414 次）、弦（290 次）、沉（187 次）、涩（149 次）等。

对条目池进行归类与降维，症状归类：1 076 位患者聚类分析可分为 4 类，其中代表典型的为第 4 类（疼痛）；因子分析及主成分分析可分为 9 类因子，根据变量特点，可将疼痛、性情急躁、痛经、月经色黯、腹痛、胸闷、胸痛、胃痛、泛酸、烧心、尿痛等视为气滞血瘀证的潜在因素；脉象归类：1 076 位患者脉象聚类可分为 3 类，其中代表典型的为第 3 类（沉、涩）；因子分析及主成分分析可分为 3 类因子，其中脉沉、脉涩可视为气滞血瘀证的潜在因素；舌象归类：1 076 位患者舌象聚类可分为 3 类，舌紫黯、舌上瘀点或瘀斑以及舌淡紫为一类；对 667 位气滞血瘀证患者的舌象进行因子分析及主成分分析，其中舌紫黯被视为气滞血瘀证的潜在因素。

筛选条目池，结合专家咨询、区分度及相关系数法，将采集到的 198 个临床信息进行筛选与判定，同时满足专家意见、相关系数以及区分度法的有疼痛、性情急躁、腰痛、胃痛、腹痛、局部活动受限、性情抑郁、胀痛、舌质紫黯共 9 个条目。同时满足相关系数及区分度法的有疼痛、性情急躁易怒、口干、泛酸、烧心、尿频、腰痛、胃痛等共 26 个条目。

除参照专家意见、相关系数以及区分度外，还参考了古典文献和《指导原则》，综合上述 5 个标准对条目进行综合筛选，当待选条目满足以上 5 个筛选标准中的 2 个时，即可进入 Logistic 逐步回归模型构建，结果符合的条目共 44 个，包括疼痛固定、性情急躁易怒、疼痛、胀痛等。另外，将妇科代表性的行经伴血块、月经色黯条目排除，将腹痛、肢体疼痛、痛经、背痛、腰痛、胃痛、头痛、关节疼痛以及乳房胀痛具有疼痛的性质合并为疼痛，将性情急躁易怒与情绪抑郁合并为情志不遂。最终进入 Logistic 逐步回归模型构建的条目共 33 个。

确定界值与赋权，运用 logistic 逐步回归构建模型，气滞血瘀证 logistic 诊断模型为 Y= － 2.726+1.555× 疼痛 +2.177× 情志不遂 +0.33× 胀痛 +1.081× 窜痛 +0.051× 胸闷 +1.257× 肿块或包块 +0.700× 舌上瘀斑或瘀点 +0.207× 舌紫 +0.630× 脉涩 +0.318× 脉沉（表 8-2）。使用该模型诊断所产生的数据与医生判断的数据绘制气滞血瘀证的 ROC 曲线，其 ROC 曲线下的面积 0.851。

表 8-2　气滞血瘀证临床信息的 logistic 逐步回归系数

条目	系数	条目	系数
疼痛	1.555	肿块或包块	1.257
情志不遂	2.637	舌上瘀斑或瘀点	0.700
胀痛	0.330	舌质紫黯	0.207
窜痛	1.081	脉涩	0.630
胸闷	0.051	脉沉	0.318

据该 ROC 曲线来确定诊断模型的诊断界值，并根据实际使用情况将诊断模型的判别系数权重和诊断阈值予以调整，作为气滞血瘀证诊断量表条目的最终权重和阈值。约登指数（Youden index）又称为正确指数，是敏感度和特异度两者最大时的界值所对应的指数，是找出最佳诊断点的一种方法。该模型的约登指数值 0.63，相应的敏感度 79.9%，特异度 83.1%。依据界值以及 logistic 回归形成的模型，可理解为当方程 Y= － 2.726+1.555× 疼痛 + 2.177× 情志不遂 +0.33× 胀痛 +1.081× 窜痛 +0.051× 胸闷 +1.257× 肿块或包块 +0.700× 舌上瘀斑或瘀点 +0.207× 舌紫 +0.630× 脉涩 +0.318× 脉沉，计算后结果 >0.63 时，气滞血瘀证诊断成立，进一步表述为 1.555× 疼痛 +2.177× 情志不遂 +0.33× 胀痛 +1.081× 窜痛 +0.051× 胸闷 +1.257× 肿块或包块 +0.700× 舌上瘀斑或瘀点 +0.207 舌紫 +0.630× 脉涩 +0.318× 脉沉 >3.356。

依据气滞血瘀证诊断模型 ROC 曲线分析的诊断界值对应数据，计算每一个诊断界值对应的约登指数，选取其指数最大时的诊断临界值作为气滞血瘀证诊断成立的界值。为实际情况使用方便，将界值 3.356 设定为 20 分，即扩大了 5.959 倍，相应条目等比扩大 5.959 倍，原则上分数四舍五入，但考虑临床使用，对于得分 <1 分的取值均记为 1 分，结果该气滞血瘀证诊断量表最高诊断分值 51.5 分，诊断分值达到 20 分即可诊断气滞血瘀证（表8-3）。

表 8-3　气滞血瘀证的诊断量表

症状及体征	有	无	得分
疼痛	9	0	
情志不遂	16	0	
胀痛	2	0	
窜痛	6	0	
胸闷	0.5	0	
肿块或包块	7	0	
舌上瘀斑或瘀点	4	0	
舌质紫黯	1	0	
脉涩	4	0	
脉沉	2	0	

得分 ≥ 20 分即诊断为气滞血瘀证。得分：

注：疼痛可包括胃痛、腹痛、腰痛、痛经、乳房胀痛、肢体疼痛等常见疼痛；情志不遂可分为性情急躁、情绪抑郁。

构建量表并评价诊断性能，将临床采集的 1 076 位患者的临床信息回代到上述已构建的气滞血瘀证诊断量表，得到 1 份由该诊断量表判断的患者数据。将该量表的判断结果结合医生判断制成气滞血瘀证诊断量表诊断对比医生诊断的四格表，计算气滞血瘀证诊断量表的各项诊断学试验指标。该量表的敏感度为 80.35%，特异度为 81.91%，判断准确率为 80.94%，结果达到了预期目标。

5. **讨论证候**　诊断的规范化及标准化是中医临床研究长期关注的问题，也是中医药创新及现代化的重要前提。虽然业内已存在一些普遍认可的证候诊断标准，但此类标准以定性和半定量为主，尚缺少客观定量的证候诊断标准，在一定程度上限制了中医诊疗的客观性。气滞血瘀证是临床常见证候，引起气滞血瘀证的病因是多方面的，其中以情志不遂、外伤较为多见，其表现出的病证是复杂多样的，但以疼痛、性情急躁等较为常见，其涉及病种广泛，是临床研究的常见内容。本研究从气滞血瘀证入手，按照临床诊断量表的研制方法，通过古籍与现代文献回顾、专家咨询、临床调查、多统计学分析、确定界值及赋权，研制了敏感度、特异度和判断准确率均较为良好的气滞血瘀证诊断量表，通过简单的分值累加，即可作出诊断。在量表研制过程中，通过大样本收集不同病种的气滞血瘀证患者，减少了病种差异对证候诊断的影响，因此本量表是摆脱疾病束缚的中医普适性证候诊断量表，可为临床诊断气滞血瘀证提供参考依据。

四、气滞血瘀证疗效评价方法研究

中医临床疗效评价一直是中医发展的重大问题，美国替代医学研究中心也指出：传统／替代医学疗法的"有效性评价是一个关键和核心的问题"。中医临床疗效评价经历了很多阶段，如中医最早按医生经验的方式评价，其后引入西医评价疾病的方法，然而此类评价方法都无法完全反映中医的真实疗效。不同于传统的以医生经验或以实验室指标为主的疗效评价，基于患者报告结局指标（patient reported outcomes，PRO）量表注重患者主观感受的变化，更能体现现代"生物 - 心理 - 社会"医学模式的特点以及中医"以人为本"的临床治疗理念。《指导原则》指出"主治为中医证候的复方制剂"疗效评价应以中医证候为主。因此，为探索以中医证候为主的疗效评价方法，从气滞血瘀证入手，研制气滞血瘀证 PRO 量表。

1. **资料与方法**　设置专家指导组，确立中国中医科学院广安门医院临床专家 10 名，流行病学专家 1 名，心理学专家 1 名，统计学专家 1 名，量表研制专家 1 名，共 14 名专家组成气滞血瘀证 PRO 量表专家指导组。

构建量表理论框架，参照 PRO 概念、国际量表制定原则、气血辨证理论、七情内伤学说、形神一体观和天人相应学说，并结合气滞血瘀证临床特点，制定包括生理、心理、社会、独立性 4 个领域的气滞血瘀证 PRO 量表的结构模型，以及扩展出胀痛或刺痛、肢体麻木、痛处固定、疼痛拒按等气滞血瘀症状、积极感受和消极感受、生活能力和学习工作能力等 8 个方面的内容（图 8-3）。

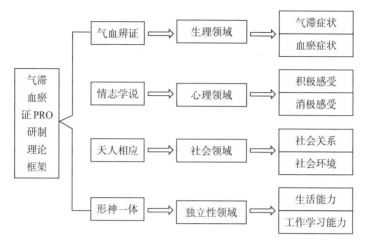

图 8-3　基于患者报告临床结局的气滞血瘀证评价量表理论框架

　　检索 1978—2014 年中国知识源总库《中国学术期刊（网络版）》《中医诊断学》《中医内科学》《指导原则》《中医病证诊断疗效标准》等关于气滞血瘀证的相关文献 764 篇，相关书籍 13 本，相关指导原则及标准 2 条，并根据纳入和排除标准，筛选出 102 篇符合条件的文献（纳入标准：含有气滞血瘀证症状特征、辨证治疗、疗效评价内容的文献；研究对象为临床确诊为气滞血瘀证的患者文献。排除标准：辨证、治则、方药等内容相同的重复报告文献；仅对某个症状进行研究的文献；资料来源不清，与临床实际不符者）。将筛选出的文献中包含气滞血瘀证的症状体征参照《中医临床诊疗术语》《中医病证分类与代码》进行归类、整理。

　　回顾 2012 年 3 月至 2013 年 9 月中国中医科学广安门医院心内科、呼吸科、肾内科、妇科、脾胃科、骨科、肿瘤科、风湿免疫科、内分泌科共 9 个科室 209 例由副高及以上职称医师辨证为气滞血瘀证的病例。基本情况：年龄最小 30 岁，最大 88 岁，平均 63.49 ± 14.30 岁，其中女性 138 人，占 66.03%；男性 71 人，占 33.97%。将病例中症状体征进行收集并参照《中医临床诊疗术语》《中医病证分类与代码》进行归类、整理。

　　2. **气滞血瘀证 PRO 条目池**　根据病例回顾、文献整理、国际量表的要求以及专家咨询讨论，形成气滞血瘀证 PRO 条目池。首先，通过 209 例病例回顾，共收集气滞血瘀证相关的 44 个词条，经专家指导组讨论：将早泄、视网膜充盈、舌脉等 7 条条目删除，咳嗽咳痰、神疲乏力分别拆分为咳嗽和痰多，乏力和易感疲劳，面色黧黑或晦暗和面色紫黯合并为面色异常等，得到 42 条条目。其次，通过 102 篇文献整理，共收集 48 个词条，将 42 条与病例回顾相同的条目保留，增加叹气、胸闷不舒，得到 44 个条目。其后，参照国际量表的内容要求得到条目 24 条，经专家指导组讨论：将对治疗疾病药物的依赖删除；将行动能力、学习能力等 6 条合并为疾病对工作学习和日常生活的影响；将对个人社会活动有影响和不得不放弃某些兴趣爱好合并为对个人社会活动有影响，得到 17 条条目。之后，根据专家指导组问卷调查以及讨论的结果：将大便干结、口渴、健忘、畏光流泪删除，增加口苦、胁肋部不适、尿刺痛、痛经，最终形成条目 61 条（表 8-4），其中生理领域 41 条，心理领域 11 条，独立性领域 1 条，社会领域 8 条。

表 8-4　基于气滞血瘀证患者报告的临床结局评价量表条目池

条目	条目	条目	条目
您的身体有胀痛或刺痛的感觉吗	您的白带颜色异常吗	您有耳鸣吗	您对自己的身体状况满意吗
您觉得在活动、咳嗽、情绪激动或夜间时疼痛会加剧吗	您的月经血量少吗	您皮肤干燥吗	您会长时间忧虑自己的疾病吗
您身体疼痛的位置是固定的吗	您的月经夹有血块吗	您有口干但不想喝水的情况吗	您的疾病会使您精神痛苦吗
如果按压疼痛部位，您的疼痛会加剧吗	您痛经吗	您的眼睛无神、不明亮吗	您担心疾病发作或突然死亡吗
您身体有肿块或包块吗	您月经不调吗	您有精神恍惚吗	您的症状对工作学习和日常生活有影响吗
您身体局部有青紫肿胀的情况吗	您有出血的情况吗	您有心慌吗	您的症状对恋爱婚姻有影响吗
您有皮肤青筋暴露的情况吗	您的饭量比一般人小吗	您有胁肋部不适吗	您觉得自己是朋友或家庭的负担吗
您口唇青紫吗	您有气从胃中往上冲的感觉吗	您胸闷吗	您对周围人的帮助满意吗
您皮肤有瘀斑吗	您有身体局部活动不利、受限制的情况吗	您口苦吗	您的疾病对家庭经济有影响吗
您最近两周觉得腹胀吗	您有肢体麻木的情况吗	您性急易怒吗	您能获得医疗保健吗

续表

条目	条目	条目	条目
您最近两周有咳嗽吗	您觉得口淡无味吗	您平时抑郁吗	您对养病环境或看病的交通满意吗
您觉得自己有痰多的情况吗	您有头晕目眩吗	您经常叹气吗	您对主治医师的治疗信任吗
您最近两周有气短吗	您有夜寐不安吗	您觉得生活有乐趣吗	您的症状对个人社会活动有影响吗
您觉得自己的面色有异常吗	您有尿刺痛吗	您对将来的生活有信心吗	
您最近觉得乏力、容易感到疲劳吗	您有性欲减退吗	您有战胜疾病的信心吗	
您的白带量多吗	您最近两周有视力下降吗	您可以集中注意力吗	

　　基于原始条目池，通过小样本量的临床调查结合访谈，形成初选量表。对来自中国中医科学院广安门医院的气滞血瘀证患者 17 人，非气滞血瘀证患者 12 人，健康人 8 人进行调查，主要调查条目池中不能理解或不能接受的条目（气滞血瘀证患者纳入标准：符合《中药新药临床指导原则》气滞血瘀证诊断标准：主症：胸胁胀闷、走窜疼痛、胸前刺痛；次症：心烦不安。舌象：舌质黯或紫黯或有瘀斑瘀点，苔薄白。脉象：脉沉涩，以上主症必备一项，符合舌象、脉象即可诊断；年龄在 18～80 岁；知情同意，自愿参加调查。排除标准：具有听说读写能力和理解能力障碍者；酗酒、精神疾患不能配合调查者；医生认为不宜参与调查的其他原因。健康人纳入标准：当前无身体不适症状，不需要吃药和/或到医院就诊者或既往无急、慢性病史，或有急、慢性病经治疗已经痊愈者）。其后，从调查对象中随机选择气滞血瘀证患者 12 名进行访谈，主要访谈对条目池的修订意见。综合调查与访谈结果，对条目池进行优化与修改，形成气滞血瘀证 PRO 初选量表。

　　对气滞血瘀证 PRO 初选量表进行扩大样本量临床问卷调查，进一步筛选条目，形成气滞血瘀证 PRO 终选量表。根据气滞血瘀证 PRO 初选量表中的条目数量进行问卷调查的样本量估算。初选量表包括条目 61 条，根据样本量至少是量表条目数目的 5～10 倍的估算原则，计算得到最小样本量为 305 例，考虑无效问卷，计划对 340 例患者进行问卷调查（气滞血瘀证患者纳入排除标准同上）。实际收回来自中国中医科学院广安门医院门诊和住院气滞血瘀证患者共 338 例，无效问卷 2 份，涉及心内科、呼吸科、妇科、脾胃科、骨科、肿瘤科、内分泌科、皮肤科共 8 个科室疾病。通过分布考察法、离散趋势法、因子分析法、克朗巴赫系数法、分辨力系数法、t 检验法和逐步回归法 7 种统计学方法以及专家调查法分别从集中趋势、敏感性、代表性、内部一致性、区分度、独立性、影响力、分辨力、重要性、确定性等角度对条目进行综合评价和筛选。运用条目分布考察法，删除条目选择率 >80% 条目。拟删除条目：带下量多、白带颜色异常、精神恍惚等 7 条；运用离散趋势法，删除标准差 <1.0 的条目。拟删除：胀痛或刺痛、带下量多、您的症状对恋爱婚姻有影响吗、您对周围人的帮助满意吗等 11 条；运用因子分析法，删除对 2 个或以上因子有大于 0.4 载荷的条目。拟删除：胀痛或刺痛、您对周围人的帮助满意吗、您对养病环境或看病的交通情况满意吗等 19 条；运用克朗巴赫系数法，删除 α 系数 <0.7 的条目。拟删除：咳嗽、痰多、气短等 15 条；运用分辨力系数法，删除系数 <0.3 的条目。拟删除：腹胀、痰多、带下量多等 27 条；运用 t 检验法，删除 $P>0.05$ 的条目。拟删除：皮肤瘀斑、腹胀、痰多等 28 条；运用逐步回归法，删除 $P>0.05$ 的条目。拟删除：局部有青紫肿胀、皮肤青筋暴露、口唇青紫等 22 条；运用专家调查法，确定删除临床出现频率较低的"活动、咳嗽、情绪激动或夜间痛甚"条目，保留频率较高的"痛经""月经不调"条目。保留综合评价得分 >4 分的条目，共得到 37 条条目，形成气滞血瘀证 PRO 终选量表，其中包括生理领域 22 条，心理领域 9 条，独立性领域 1 条，社会领域 5 条。

3. **气滞血瘀证 PRO 量表** 最终形成的气滞血瘀证 PRO 量表（表 8-5），共包含 37 个问题，其中生理领域 22 个，心理领域 9 个，独立性领域 1 个，社会领域 5 个。具体使用方法为：以下每个问题选项中，从"没有"至"总是"分别给予 1～5 分的赋分。其中第 36 项为反向，其赋分为 5～1 分。根据量表框架结构，本量表可以得到 4 个领域的评分。四大项的原始得分相加，领域得分为其所属领域得分相加。因为各领域包含条目数不同，领域最高分不等，所以简单累积领域总分，不利于领域间得分比较，故量表计分方法，采取计算领域标准分的方法，即将每一领域实际得分总和（原始分），除以该领域各条目的总分（满分），乘以 100，计算得该领域的标准分，如生理领域标准分为：各项实际得分总和 / 各条目满分 ×100，即 S1+S2+…S22/（22×5）×100。

表 8-5　气滞血瘀证 PRO 量表

领域及条目

一、生理领域

1. 您的身体有胀痛或刺痛的感觉吗？
□没有□偶尔□有时(一般)□经常□总是

2. 您身体的疼痛位置是固定的吗？
□不是□偶尔是□有时是(一般)□经常是□总是

3. 如果按压疼痛部位,您的疼痛会加剧吗？
□不会□偶尔□有时(一般)□经常□总是

4. 您身体有肿块或包块吗？
□没有□偶尔□有时(一般)□经常□总是

5. 您的皮肤有青筋暴露的情况吗？
□没有□偶尔□有时(一般)□经常□总是

6. 您觉得自己有口唇青紫的情况吗？
□没有□偶尔□有时(一般)□经常□总是

7. 您皮肤有瘀斑吗？
□没有□偶尔□有时(一般)□经常□总是

8. 您最近两周觉得腹胀吗？
□没有□偶尔□有时(一般)□经常□总是

9. 您最近两周有气短吗？
□没有□偶尔□有时(一般)□经常□总是

10. 您觉得自己的面色有异常吗？
□没有□偶尔□有时(一般)□经常□总是

11. 您痛经吗？
□没有□偶尔□有时(一般)□经常□总是

12. 您月经不调吗？
□没有□偶尔□有时(一般)□经常□总是

13. 您有出血的情况吗？
□没有□偶尔□有时(一般)□经常□总是

14. 您的饭量比一般人小吗？
□没有□偶尔□有时(一般)□经常□总是

15. 您有气从胃中往上冲的感觉吗？
□没有□偶尔□有时(一般)□经常□总是

16. 您有头晕目眩吗？
□没有□偶尔□有时(一般)□经常□总是

17. 您皮肤干燥、粗糙、有鳞屑吗？
□没有□偶尔□有时(一般)□经常□总是

18. 您有口干但不想喝水的情况吗？（口干不欲饮）
□没有□偶尔□有时(一般)□经常□总是

19. 您的眼睛无神、不明亮吗？
□没有□偶尔□有时(一般)□经常□总是

领域及条目

20. 您有胁肋部不适吗？
□没有□偶尔□有时(一般)□经常□总是

21. 您胸闷吗？
□没有□偶尔□有时(一般)□经常□总是

22. 您口苦吗？
□没有□偶尔□有时(一般)□经常□总是

二、心理领域

23. 您性急易怒吗？
□没有□偶尔□有时(一般)□经常□总是

24. 您平时抑郁吗？
□没有□偶尔□有时(一般)□经常□总是

25. 您经常叹气吗？
□没有□偶尔□有时(一般)□经常□总是

26. 您觉得生活有乐趣吗？
□没有□偶尔□有时(一般)□经常□总是

27. 您对将来的生活有信心吗？（未来）
□没有信心□偶尔有□有时有(一般)□经常有□总是有信心

28. 您有战胜疾病的信心吗？（病痛）
□没有信心□偶尔有□有时有(一般)□经常有□总是有信心

29. 您可以集中注意力吗？
□不可以□偶尔可以□有时可以(一般)□经常可以□总是可以

30. 您对自己的身体状况满意吗？
□不满意□偶尔满意□有时满意(一般)□经常满意□总是很满意

31. 您的疾病会使您精神痛苦吗？（病痛）
□不会□偶尔会□有时会(一般)□经常会□总是会

三、独立性领域

32. 您的症状对工作学习和日常生活有影响吗？
□没有□偶尔□有时(一般)□经常□总是

四、社会领域

33. 您觉得自己是朋友或家庭的负担吗？
□不是□偶尔是□有时是(一般)□经常是□总是

34. 您的疾病对家庭经济有影响吗？
□没有□偶尔□有时(一般)□经常□总是

35. 您对养病环境或看病的交通满意吗？
□不满意□偶尔满意□有时满意(一般)□经常满意□总是很满意

36. 您对主治医师的治疗信任吗？
□不信任□偶尔信任□有时信任(一般)□经常信任□总是很信任

37. 您的症状对个人社会活动有影响吗？
□没有□偶尔□有时(一般)□经常□总是

4. **量表的科学性考评** 通过临床问卷调查，对气滞血瘀证 PRO 终选量表进行科学性考评。对来自中国中医科学院广安门医院门诊和住院气滞血瘀证患者 213 例、非气滞血瘀证患者 100 例进行问卷调查（气滞血瘀证患者纳入排除标准同上）。根据问卷调查结果，对终选量表从可实行性、信度（一致性信度、分半信度）、效度（结构效度、内容效度）、区分度方面进行评估。

本量表生理领域、心理领域和总量表的克朗巴哈系数法（Cronbach's α）是 0.716 和分半信度（split-half reliability）是 0.666 均大于 0.5，表明其具有较好的一致性和可信度。本量表 64.70% 的变量能被因子分析法提取的公因子所解释，表明量表结构效度符合研制标准；除独立性领域外，其余条目与其所属领域的相关系数均大于 0.2，且 $P<0.01$，表明量表所包含的条目与各自领域具有显著的相关性。t 检验结果显示：本量表的生理领域、心理领域、独立化领域、社会领域和总量表的 P 值均小于 0.01，表明气滞血瘀证中医 PRO 量表具有较好的区分度。

5. **小结** 目前，中医尚未形成统一的疗效评价标准，评价体系缺乏，评价形式多样，评价指标差异较大，都严重限制了中医临床疗效评价的科学性与客观性。现有的中医临床疗效评价研究多是在病证结合模式下进行，是以与西医疾病相关的症状体征为主要评价内容，缺乏针对单纯证候的疗效评价研究。本研究按照国际量表研制规范，通过建立量表理论框架、形成条目池、筛选和优化条目以及量表科学性考评，最终研制了具有较好可实行性、信度、效度、区分度的气滞血瘀证 PRO 量表。中医疗效评价量表是目前用来评价临床疗效的主要手段，也是提高临床疗效评价客观性的主要方法。基于患者报告的临床结局评价是以患者对治疗前后病情变化主观感受的评价，在一定程度上克服了以医生经验为主的传统疗效评价主观性较强的问题，和以疾病指标为主的现代疗效评价与病情好转不统一的问题，同时又体现了现代"生物 - 心理 - 社会"医学模式注重"人的社会性"的特点，与中医"以人为本"的临床治疗理念不谋而合。根据基于患者报告的临床结局评价量表的研制规范，结合中医基础理论及临床诊治特点，构建理论模型，研制特色量表，为证候类中药新药的临床疗效评价的提供思路。

五、血府逐瘀胶囊干预气滞血瘀证前瞻性多中心随机对照试验

为进一步评价血府逐瘀胶囊作为证候类新药干预气滞血瘀证的有效性及

安全性，本研究根据《药物临床试验质量管理规范》及相关伦理原则设计前瞻性、安慰剂平行对照、中心分层区组随机、双盲、多中心临床试验，根据Standard Protocol Items for Clinical Trials（SPIRIT）形成试验方案，依照CONSORT声明进行报告。

1. **临床资料**

（1）诊断标准：参考气滞血瘀证诊断量表，总分≥ 20 分即可诊断。

（2）纳入标准：符合气滞血瘀证诊断标准；年龄在 18～65 岁之间；自愿签署知情同意书；认知能力足以独立完成基于患者报告的疗效评价量表。

（3）排除标准：急性心肌梗死、主动脉夹层、脑梗死急性期等危重症者；高血压控制不良收缩压≥ 160mmHg 或舒张压≥ 100mmHg、重度心肺功能不全、重度心律失常（快速房颤、房扑、阵发性室速、Ⅱ度Ⅱ型以上房室传导阻滞，完全性束支传导阻滞）者；合并心、脑、肝、肾、造血系统等严重原发性疾病，肝功能丙氨酸转氨酶（alanine aminotransferase，ALT）或天冬氨酸转氨酶（aspartate aminotransferase，AST）值＞正常值上限的 1.5 倍者，肾功能异常者；抑郁症或焦虑症患者；妊娠或哺乳期妇女者；合并有神经、精神疾患而无法合作或不愿合作者；近 4 周内手术病史者；有出血倾向，或凝血因子检测（活化部分凝血活酶时间，血浆凝血酶原时间）异常，或抗凝物质检测（血浆抗凝血酶活性）异常，或纤溶活性检测（血浆纤维蛋白降解产物，血浆 D 二聚体）异常，或国际标准化比值（international normalized ratio，INR）值异常或低血小板症者；近 1 个月内参加其他临床试验者；过敏体质或对试验药物成分有过敏史者。

（4）受试者招募：于 2017 年 7 月至 2018 年 6 月期间进行受试者招募，样本含量为 120 例，设有三个分中心，分别为：中国中医科学院广安门医院60 例；中国中医科学院望京医院 30 例；北京中医药大学附属护国寺中医医院 30 例。临床试验的招募形式包括：广告招募，分中心单位患者信息栏中张贴以及微信公众号推送临床试验招募广告，招募广告符合知情同意信息准确且理解无误的要求，且不包含误导性或诱导性信息，有意者与研究者或研究助理联系，进行受试者筛选；诊疗过程招募，分中心研究者在门诊诊疗过程中进行预期受试者筛选，合理进行研究者与受试者信息交换的知情同意过程，有意者联系研究助理进行进一步的受试者筛选。

（5）剔除标准：随机分组后发现不符合纳入标准，或存在排除标准的情况；违反方案合并用药的规定；纳入后未曾服用试验用药。

（6）中止标准：出现由试验用药导致的严重不良反应；出现对试验用药的高度敏感性，如服用试验用药后出现的异常口渴、咽痛、眼睛干涩、头痛、胃痛、腹泻等不适。

（7）脱落标准：自行退出或失访患者。

2. **方法**

（1）样本量估算：按照优效性检验的样本估算公式，α 取 0.05，β 取 0.1，两组样本含量相同，预试验干预 7 周时主要结局指标疗效治疗前后两组间相差 4，标准差为 6.7，计算出每组样本量为 48，考虑 20% 脱落率，则需要总样本量为 115 人，考虑分中心 2：1：1 的分配比例，本研究样本含量定为 120 例。

（2）随机分组与随机隐藏：采用中央随机系统实现分层区组随机分组与随机隐藏。按照分中心进行分层，区组段长为 4，按 1：1 比例随机分为试验组与对照组。使用 R 软件（V3.3.3）三轮循环随机语句生成随机序列，列出流水号为 001 ~ 120 所对应的随机编码表，产生 120 例受试者的治疗分配。此随机过程以网络版中央随机系统实现，研究者在中央随机系统上录入预期受试者的筛选信息，获得受试者编号，符合受试者标准且签署知情同意书后点击随机分组，产生随机号，受试者与研究者无法预见受试者的分组信息，随机号及中央随机系统由中国中医科学院临床评价中心进行系统管理。

（3）盲法设计与揭盲规定：采用双盲设计，对受试者、研究者、结局评价者、统计人员设盲。采用两级设盲法，第一级为随机号对应的干预组代号（1 组 /2 组），第二级为干预组代号对应的干预方式（治疗组 / 对照组）。全部药品编码为中央随机系统产生受试者随机号对应的药物编号，编码过程由中国中医科学院临床评价中心（第三方）完成，盲底由中国中医科学院临床评价中心（第三方）保存，受试者出现严重不良事件、死亡、需紧急抢救时，由分中心的研究者报告主要研究者及伦理委员会，决定是否需拆开应急信件，应急信件一旦被拆阅，该受试者将退出试验，研究者将揭盲原因记录在病例报告表中。盲底泄露或应急信件拆阅率超过样本含量的 20% 时，此项临床试验将终止，结果被视为无效。在锁定数据库以及缺失值处理后进行两级揭盲，先对第一级盲底进行揭盲，明确受试者编号对应的干预组代号进行统计分析，然后再对第二级盲底进行揭盲，明确干预组代号对应的干预方式。

（4）治疗方案

1）试验组：血府逐瘀胶囊（0.4g×12粒，天津宏仁堂药业有限公司生产，生产批号：F03054），药物组成：麸炒枳壳、当归、川芎、柴胡、赤芍、炒桃仁、红花、牛膝、地黄、桔梗、甘草，成品检验报告书显示：该品按《中国药典》2015年版一、四部检验，符合规定。每次6粒，每日2次，温水送服。

2）对照组：血府逐瘀胶囊模拟剂（0.4g×12粒，天津宏仁堂药业有限公司生产，生产批号：20170301），成分及比例：淀粉、糊精、食用色素（2：1：0.006），模拟剂颜色、外观、包装均与血府逐瘀胶囊一致。每次6粒，每日2次，温水送服。

两组导入期为1周，停服其他治疗气滞血瘀证的中药。两组疗程均为7周。研究者根据中央随机系统给出的受试者药物编号发放具有对应编号的药物，在治疗前期治疗第2、4、6周分次提供给每位患者试验药品，并在中央随机系统及时进行药品发放登记。每次随访时，研究者记录受试者接受、服用和归还的药品数量，用以判断受试者服药的依从性，并及时记录。

（5）观察指标与方法

1）主要结局指标：气滞血瘀证的证候疗效。分别于治疗前及治疗2、4、6、7周采用包括生理、心理、社会、独立化等4个领域，共37个条目且具有较好的信度、效度和区分度的气滞血瘀证PRO量表进行评价。计算各组患者治疗前后量表评分的变化值、减分率，变化值 = 治疗前积分 - 治疗后积分，减分率 = 变化值 / 治疗前积分 ×100%，减分率≥95% 为临床控制、70%≤减分率 <95% 为显效、30%≤减分率 <70% 为有效、减分率 <30% 无效。

2）次要结局指标：次要结局指标是气滞血瘀证相关的症状体征疗效。包括疼痛、急躁易怒、肿块包块、胸闷、心慌、胁胀、腹胀、善太息、失眠、头晕、麻木、面色晦暗、口唇紫黯、舌质紫黯、舌边尖瘀点瘀斑、脉涩、脉弦、脉沉，治疗前与治疗7周进行采集。疼痛使用视觉模拟（VAS）评分评价，VAS评分降低≥30% 记为有效，其余症状分"无""轻度""中度""重度"进行记录，分别赋予0分、1分、2分、3分，在治疗后症状体征的严重程度降低记为有效，程度不变或升高记为无效。

（6）安全性评价：患者治疗前后进行血常规，尿常规，便常规＋隐血，心电图检查，观察肝功能（ALT、AST、γ-GT、TbII、ALP），肾功能

（BUN，Cr，NAG 酶），凝血功能（凝血四项）。试验全程监控不良事件，及时填写"不良事件报告表"，受试者发生紧急情况时主要研究者拆阅应急信件，需在病例报告表上记录破盲的理由、日期、处理情况及结果。

（7）质量控制

1）标准操作流程：所有参加临床试验的人员参加统一培训，熟悉本试验的标准操作流程（standard operation standard，SOP），掌握受试者筛选、中央随机系统的使用、试验用药的发放与记录、病例报告表填写、联系受试者随访、不良事件的处理等方法。研究者应按照统一的病例报告表要求，如实填写记录表中内容，以保证病例报告表内容的真实、可靠。各分中心研究者将在受试者随访窗口期前 3 天、1 天进行电话通知并预约随访时间，以提高试验受试者依从性。

2）实施监查：在临床试验过程中，设置临床监查员定期在分中心进行监查，并对原始资料进行检查以确保与病例报告表上的内容保持一致，核对纳入受试者是否符合纳排标准的要求，检查纳入受试者的知情同意书签字情况，检查药物发放、保存与记录情况等，以保证各分中心的实施严格遵守研究方案的要求。

（8）数据管理：根据 GCP 对临床试验数据真实、完整、准确的要求，以及数据可归因性、易读性、同时性、原始性、准确性、完整性、一致性、持久性、可获得性的准则，本试验要求研究者及时准确如实地将受试者的原始记录内容填写到病例报告表。病例报告表经过监查员检查后，送交临床试验数据管理员，数据管理员再次对病例报告表进行目视精查，发现问题则要求研究者作出回答。如若修改，需保持原有记录清晰可见，改正处需经研究者签名并注明日期。本试验在方案制定时，研究者与数据管理员已经根据临床方案及病例报告表内容，讨论并确定变量情况及相应的编码情况，并使用 EpiData（V3.1）软件建立数据库。数据录入采用双人独立录入，并核对数据录入的一致性。数据录入核对无误后，管理员应与主要研究者按病例报告表中各指标数值的范围和相互关系进行逻辑核查。盲态审核会议对知情同意书的签署、盲态保持情况、紧急揭盲情况等做出审核，并对试验完成情况（含脱落受试者清单）、数据完整性检查、数据逻辑一致性检查、离群数据检查中存在的问题作出决议。盲态审核后进行数据库锁定。

（9）统计方法：根据 intention-to-treat（ITT）原则，统计分析按全分析数据集（full analysis set，FAS）进行，包括经过随机化分组后的所有受试者。缺失值用末次填补方法（last observation carry forward，LOCF）。统计分析采用 R（V3.5.3）软件实现。符合正态分布的计量资料采用均值 ± 标准差表示，采用两独立样本 t 检验与协方差分析；不符合正态分布者采用中位数与四分位数表示，Bootstrap 法计算 95% 置信区间（为重复抽样迭代 1 000 次的结果），采用非参数 Mann–Whitney-Wilcoxon 秩和检验以及非参数 Kolmogorov–Smirnov 检验。计数资料采用百分比表示，组间治疗前后的变化采用卡方分析或者 Fisher 确切检验。等级资料中，单项有序资料使用 Cochran-Mantel-Haenezel（CMH）卡方，双向有序资料使用 CMH 卡方或者 Spearman 相关，重复测量的等级资料使用分层的 CMH 卡方的非零相关检验。安全性分析采用 Kappa 分析比较指标变化情况；采用 Poisson regression model 分析比较各组不良事件发生率。所有的统计检验均采用双侧检验，$P<0.05$ 被认为假设检验的原假设为小概率事件。

3. **试验完成情况** 本临床试验从 2017 年 6 月至 2018 年 8 月期间共纳入受试者 120 例（CONSORT 条目 14a：试验完成时间），2018 年 10 月因完成最后一位受试者的随访而试验终止（CONSORT 条目 14b：试验终止情况），2018 年 12 月锁定数据库并进行分析。试验组受试者 7 周随访完成率为 91.66%，对照组受试者 7 周随访完成率为 78.33%，试验脱落率为 15%，符合试验方案要求，试验有效。

4. **一般资料** 120 例受试者在随机分组前一般资料和疾病用药情况比较差异无统计学意义（$P>0.05$），具有可比性。

5. **两组患者主要结局指标比较** 120 例受试者主要疗效指标气滞血瘀 PRO 量表评分变化值 K-S 正态性检验示，两组 2、4、6、7 周气滞血瘀证 PRO 量表变化值均不符合正态分布。治疗 2、4 周，两组气滞血瘀证 PRO 量表变化值经 Mann-Whitney 检验与 Kolmogorov–Smirnov 检验，差异均无统计学意义（$P>0.05$）；治疗 6 周，Mann-Whitney 检验（$P>0.05$）与 Kolmogorov–Smirnov 检验（$P<0.05$）结果不一致；治疗 7 周，经 Mann-Whitney 检验与 Kolmogorov–Smirnov 检验结果均显示，试验组气滞血瘀证 PRO 量表评分变化值显著高于对照组（$P<0.05$），且 95% 的把握推断试验组气滞血瘀证 PRO 量表评分在治疗 7 周后下降的中位数至少为 5.5 分，优于安慰剂组。故得出结论，认为血府逐瘀胶囊干预 7 周改善气滞血瘀证候优于安慰剂。

随着干预时间的延长，试验组到第 6 周时 CMH 卡方中的行变量治疗实践与列变量有效率等级的非零相关检验出现统计学意义，而对照组干预非零相关检验均未出现统计学意义。提示血府逐瘀胶囊干预气滞血瘀证的证候尼莫地平法疗效具有随着干预时间延长而升高的趋势。

6. **两组患者次要结局指标比较** 治疗前试验组与对照组各 59 例患者存在疼痛症状，治疗后试验组有效率为 64.4%（38 例），对照组有效率为 30.5%（18 例），Pearson 卡方检验示，两组疼痛有效率差异具有统计学意义（$P=0.000\ 02$）。提示血府逐瘀胶囊在改善气滞血瘀证的疼痛症状方面优于安慰剂。两组患者治疗后急躁易怒、肿块包块症状体征改善差异无统计学意义（$P>0.05$）。试验组患者胸闷、心悸、胁胀、腹胀、善太息、失眠、头晕、麻木、面色晦暗、口唇紫黯、舌质紫黯、舌边尖瘀点瘀斑、脉涩、脉弦、脉沉改善优于对照组（$P<0.05$），提示血府逐瘀胶囊在改善相关症状体征疗效优于安慰剂。

试验组 $P=0.200>0.05$，对照组 $P=0.060>0.05$，两组均符合正态性分布，Levene 方差齐性检验 $P=0.437>0.05$，两组方差齐，使用两独立样本 t 检验，$P=0.630>0.05$，组间差异无统计学意义，两组在气滞血瘀证 PRO 量表方面在治疗前具有可比性。

7. **安全性分析** 安全性指标治疗前后 Kappa 检验结果显示，试验组除便常规指标在治疗前后 Kappa 值提示异质性较强（$Kappa=0.06$，$P=0.384$），差异具有统计学意义外，血常规（$Kappa=0.755$，$P=0.000$）、肝肾功能（$Kappa=0.592$，$P=0.000$），凝血功能（$Kappa=0.381$，$P=0.001$），尿常规（$Kappa=0.690$，$P=0.000$），尿生化（$Kappa=0.463$，$P=0.000$），心电图检查（$Kappa=0.643$，$P=0.000$）治疗前后比较 Kappa 检验均提示同质性。

本试验 13 例患者出现气滞血瘀证诊断与疗效评价以外的不良事件共 25 例次，试验组（14 例次）与对照组（11 例次）不良事件比较，差异无统计学意义（$P=0.769$）。不良事件主要为牙痛、胸闷、头晕、皮疹、皮下出血、口疮、发热、眼干、失眠、凝血功能出现"异常有意义"结果、肝功能指标出现"异常有意义"结果等。试验组 1 例因试验用药导致的肢体皮肤丘疹的过敏反应而中止试验；对照组 1 例因严重影响生活质量的眩晕的不良事件而退出试验，因不良事件导致的受试者脱落在组间差异尚无统计学意义（$P=0.752$）。

8. **小结** 本研究结果提示，试验组治疗 7 周气滞血瘀证 PRO 量表评分变化值明显高于对照组，且血府逐瘀胶囊改善气滞血瘀证的证候疗效具有随着时间延长疗效提高的趋势。血府逐瘀胶囊在改善疼痛、胸闷、心悸、胁胀、腹胀、善太息、失眠、头晕、麻木、面色晦暗、口唇紫黯、舌象、脉象方面均优于安慰剂组。本试验共报道了 13 例患者 25 例次的不良事件，试验组对照组间差异无统计学意义，提示血府逐瘀胶囊作为证候类新药可能是干预气滞血瘀证相对安全。值得注意的是，试验组治疗后出现凝血功能检查"异常有意义"2 例，肝功能指标"异常有意义"1 例，提示未来血府逐瘀胶囊作为证候类新药干预气滞血瘀证的确证性Ⅲ期临床试验需要特别关注凝血功能及肝功能指标的安全性问题。在探索证候类新药研发过程中临床试验的方法学方面，根据《指导原则》，本试验临床定位在"证候改善"的"单纯中医证候研究"模式，纳入标准中使用了量化的证候诊断量表，并以证候疗效为主要结局指标，引入患者报告的结局指标。本试验设计与结果对证候类新药研发的启发：第一，以临床需求为导向设计拟研发的目标适应证候，诊断标准应考虑证候类新药的目标适应证人群范围，疗效评价应考虑证候类新药的临床定位与优势，即回答"待研发的证候类新药要针对具有什么特征的人群进行干预，干预能发挥什么特色优势"的问题；第二，考虑到证候与疾病之间的相互作用关系以及证候类新药与基础西药之间可能的相互作用关系，证候类新药研发也应考虑疾病因素，需要明确证候类新药拟解决的临床问题定位在于没有疾病发生的亚健康阶段的证候改善，还是任何系统疾病的证候改善，还是某些系统疾病的证候改善等，可以通过Ⅱ期临床试验进行亚组分析初步确定疾病因素，在Ⅲ期临床试验时设计分层，以解决"异病同证"使用同一中成药干预疗效差异的问题。

本临床试验存在一定的局限性。第一，随访时间不足以评价疗效的持续性。考虑预试验 85% 以上的受试者具有平时服用中药汤剂或中成药改善证候的用药习惯，很难要求受试者在疗程结束后不服用改善证候的中药制剂，故无法客观评价本研究治疗的远期效果。第二，主要结局指标数据为非正态分布，限制了检验效能与统计推断，是证候类新药区别于传统病证结合模式新药在疗效评价方面的挑战。第三，安慰剂对照组的脱落率较试验组高，一定程度上影响了 FAS 数据集的统计结果。本试验的受试者多为基础西医用药不能满足改善证候的需求而寻求中药治疗，而在安慰剂对于受试者证候的改善不明显的情况下，受试者迫于改善证候的需要，决定退出试验而服用其他改善证候的中药制剂，这提示证候类新药的目标适应证人群对证候改善具有明确且急迫的需求，这对安慰剂对照试验的脱落率控制提出了挑战。

总之，血府逐瘀胶囊能有效改善气滞血瘀证候，可以作为干预气滞血瘀证的证候方药。此结论需要更大样本量、长期随访的确证性临床试验进一步评价其临床推广性。

主要参考文献

[1] 国家药品监督管理局.中药注册管理补充规定 [J].中医药管理杂志,2008,16(3):239-241.

[2] CHENG C W, WU T X, SHANG H C, et al. CONSORT-CHM Formulas 2017 Group. CONSORT extension for Chinese herbal medicine formulas 2017: recommendations, explanation, and elaboration [J]. Annals of Internal Medicine, 2017, 167(2): W21-W34.

[3] 陈光,王阶.证候类中药新药研发的中医理论基础探讨——基于古代文献的中医方药干预模式研究 [J].中国中药杂志,2020,45(3):704-708.

[4] 王阶,高嘉良,陈光,等.气滞血瘀证诊断量表的研制 [J].中国实验方剂学杂志,2018,24(15):16-20.

[5] 王阶,安宇,何庆勇,等.基于患者报告结局的气滞血瘀证评价量表研制 [J].中国实验方剂学杂志,2018,24(15):21-28.

[6] 陈光,何浩强,胡坤,等.血府逐瘀胶囊干预气滞血瘀证患者前瞻性多中心随机对照试验 [J].中医杂志,2019,60(17):1476-1482.

[7] 安宇,王阶,何庆勇,等.气滞血瘀证患者报告结局量表条目优化研究 [J].中国中医药信息杂志,2015,22(3):24-26.

[8] 安宇,王阶,何庆勇,等.气滞血瘀证患者报告临床结局量表理论结构模型的构建 [J].中医杂志,2015,56(5):381-383.

[9] 安宇,王阶,何庆勇,等.气滞血瘀证患者报告结局量表条目优化研究 [J].中国中医药信息杂志,2015,22(3):24-26.